科学出版社"十三五"普通高等教育本科规划教材

中药提取工艺学

案例版

主　编　狄留庆　李小芳

副主编　关　枫　颜继忠　马　林　徐应淑

编　者　（按姓氏笔画排序）

马　林（西南科技大学）

尹德明（梧州学院）

卢海啸（玉林师范学院）

关　枫（黑龙江中医药大学）

孙彦君（河南中医药大学）

李小芳（成都中医药大学）

狄留庆（南京中医药大学）

费洪荣［山东第一医科大学（山东省医学科学院）］

徐应淑（遵义医科大学）

程建明（南京中医药大学）

谢　辉（南京中医药大学）

颜继忠（浙江工业大学）

科学出版社

北　京

U0283041

内 容 简 介

　　本教材系统介绍了在中医药理论指导下，根据中药活性成分的性质，科学设计中药提取物制备工艺的方法。教材注重中医药理论对中药提取工艺设计工作的指导，注重理论与实践相结合、工艺学与工程学相结合。选取典型案例，融基本思路、方法技能于案例分析中，强化中药提取工艺设计方法与关键点，力求系统地阐明中药提取过程的中药品质形成与决定要素，便于教师讲授和学生自主学习。

　　本教材可供高等院校制药工程、中药制药、中药资源与开发等专业本科生使用，为后续中药制剂工艺设计与生产奠定基础，也可供生产、研究技术人员阅读和参考。

图书在版编目（CIP）数据

中药提取工艺学：案例版 / 狄留庆，李小芳主编. —北京：科学出版社，2021.1
科学出版社"十三五"普通高等教育本科规划教材

ISBN 978-7-03-067840-9

Ⅰ. ①中… Ⅱ. ①狄… ②李… Ⅲ. ①中药化学成分－提取－高等学校－教材 Ⅳ. ①R284.2

中国版本图书馆 CIP 数据核字（2020）第 265715 号

责任编辑：王 超 / 责任校对：郑金红
责任印制：赵 博 / 封面设计：陈 敬

科 学 出 版 社 出版
北京东黄城根北街 16 号
邮政编码：100717
http://www.sciencep.com

北京市金木堂数码科技有限公司印刷
科学出版社发行 各地新华书店经销
*
2021 年 1 月第 一 版 开本：787×1092 1/16
2024 年 1 月第四次印刷 印张：16
字数：404 000
定价：65.00 元
（如有印装质量问题，我社负责调换）

前　言

为了深入贯彻落实教育部高等教育改革精神，满足新时期培养具有创新精神和创新能力的制药工程人才的需要，科学出版社组织编写了《中药提取工艺学》。

中药提取工艺学是在中医药理论指导下，系统研究中药提取物的制备工艺路线、制备方法与设备选择、制备工艺参数优化以及制备工艺验证的一门学科。本教材在调研、学习国内外相关教材的基础上，对教材的内容进行了优化，系统编写如何在分析研究中药活性成分及其性质基础上，科学设计提取工艺路线、选择恰当提取方法、优化提取工艺参数、进行提取工艺验证。本教材可供高等院校制药工程、中药制药、中药资源与开发等专业本科生使用，为后续中药制剂工艺设计与生产奠定基础，也可供生产、研究技术人员阅读和参考。

本教材注重中医药理论对中药提取工艺设计工作的指导，注重理论与实践相结合、工艺学与工程学相结合。选取典型案例，融基本思路、方法技能于案例分析中，强化中药提取工艺设计方法与关键点，力求系统地阐明中药提取过程的中药品质形成与决定要素，便于教师讲授和学生自主学习。

本教材由全国高等医药相关院校从事中药提取工艺教学和科研工作的骨干教师共同编写，编写工作得到各编委所在院校的大力支持，在此一并表示感谢。由于编者水平有限，书中难免存在疏漏，恳请读者批评指正。

编　者

2019 年 12 月

目　　录

第一章 绪 论

📚 学习目标

学习目的

本章概述中药提取工艺学的性质与任务,对中药提取物制备相关单元操作及中药提取生产相关规范进行简要介绍。通过学习,使学生明确本课程的学习内容及学习意义。

学习要求

掌握中药提取工艺学的性质与任务。

熟悉中药提取物的类型;中药提取物制备相关单元操作;中药提取生产相关规范。

了解中药提取技术的发展。

第一节 概 述

一、中药提取工艺学的性质与任务

中药提取工艺学是在中医药理论指导下,系统研究中药制剂用原料的制备工艺、制备方法、设备选择与参数优化及制备工艺验证的一门学科。

中药制剂用原料系从单味中药或复方中药中提取分离加工制得的药效相对明确、质量标准可控的中药制剂用中间物料,简称为中药提取物。中药提取工艺系在分析了解中药有效物质基础理化性质基础上,设计恰当的提取分离工艺,选择适宜的提取分离方法与设备,优化提取分离工艺参数,形成符合工业化生产要求、满足中药制剂要求的提取分离工艺。中药提取工艺研究的目的是为中药制剂提供有效安全的物质基础,因此,中药提取工艺学所表述的提取工艺不仅包括中药提取,也包括中药提取物的分离与纯化、精制、浓缩、干燥等工艺过程。

中药提取工艺学的基本任务主要包括中药制剂用原料的制备工艺设计与合理性评价、中药制剂用原料的制备方法及其工艺参数优化、中药提取物制备新技术与新设备应用以及中药提取物制备智能化与过程质量控制等。

二、中药制剂相关原料

(一)中药饮片

中药饮片系指中药材经过炮制后可直接用于中医临床或制剂生产的药品。中药炮制是按照中医药理论,根据调剂、制剂和临床应用的需要,对药材采取的特殊制药技术。药材凡经净制、切制或炮炙(如炒、炙、煨、煅、蒸、煮、烫、炖、水飞等)处理后,均称为饮片。

（二）中药提取物

中药提取物系指以中药饮片为原料，按照特定的提取工艺路线，在建立符合中药特点和制剂处方配伍规律的质量评价体系基础上，选择适宜的提取溶剂和方法，优选适宜的工艺参数，按照制剂学要求进一步分离精制成的中药制剂用中间原料。中药提取物包括有效成分、有效部位、中药单方或复方总提取物等不同类型。

1. 有效成分 系从植物、动物、矿物等物质中提取分离精制得到的具有明确药理作用的天然单一化学成分，其单一成分的含量应当占总提取物的90%以上。单一成分可以用分子式和结构式表示，并具有一定物理常数，如熔点、沸点、旋光度、溶解度等。例如青蒿素是从中药青蒿中提取的一种抗疟有效成分。

中药有效成分按其结构特征不同，可分为生物碱类、蒽醌类、黄酮类、皂苷类、甾体化合物、萜类、香豆素类、多糖类、多肽类等。不同类型的化合物的提取分离纯化方法各异。

2. 有效部位 系从单一植物、动物、矿物等物质提取分离精制得到的大类成分组成的提取物，该提取物纯化的程度应经系统筛选研究确定，并有充分的安全性及有效性的依据。有效部位的活性成分组成相对明确，通常是一类化学成分组合物，如总黄酮、总皂苷、总生物碱、总有机酸、总多糖等，且可测成分含量一般大于总提取物的50%。

3. 中药单方或复方总提取物 系指从单味饮片或复方饮片中提取制成的各类成分的综合提取物。此类提取物通常制成流浸膏或浸膏，供进一步制备成相应制剂使用。流浸膏为液态，系饮片用适宜溶剂提取、浓缩至规定浓度而制成；除另有规定外，每 1ml 流浸膏相当于饮片1g。浸膏系饮片用适宜溶剂提取、浓缩或干燥而制成，根据性状分为稠浸膏与干浸膏两类；除另有规定外，每1g浸膏相当于饮片2～5g。

第二节　中药提取物制备相关单元操作

一、浸　　提

浸提亦称提取，系指将饮片中的可溶物转移到适宜溶剂中的过程。常用的浸提方法有煎煮法、浸渍法、渗漉法、回流法、水蒸气蒸馏法等。

（一）浸提过程

中药的浸提过程一般可分为浸润与渗透、解吸与溶解、扩散等几个相互联系的阶段。

1. 浸润与渗透 饮片与溶剂接触，溶剂首先附着于饮片表面使之润湿。溶剂能否使饮片表面润湿，与溶剂表面张力、饮片性质及表面积和其所附气膜有关。如果饮片与溶剂之间的附着力大于溶剂分子间的内聚力，则饮片易被润湿。饮片中通常有较多蛋白质、淀粉、果胶、糖类、纤维素等带极性基团的物质，所以在大多数情况下，能被水和低浓度乙醇溶液等极性较强的溶剂润湿。由于液体静压力和毛细管的作用，溶剂进入饮片空隙和裂缝中，渗透进细胞组织内，使干瘪细胞膨胀，恢复渗透性，溶剂进一步渗透入细胞内部。

2. 解吸与溶解 溶剂渗透进入细胞后，可溶性低分子成分逐渐溶解，高分子物质则逐渐胶溶。随着成分的溶解和胶溶，溶液的浓度逐渐增大，渗透压增高，溶剂继续向细胞内渗入，部分细胞壁膨胀破裂，为已溶解的成分向外扩散创造了有利条件。浸提溶剂通过毛细管和细胞间隙进入细胞组织后，已经解吸的各种成分就转入溶剂中。

3. 扩散 当浸出溶剂溶解大量药物成分后，细胞内药物溶液浓度显著增高，渗透压增大，细胞内外出现药物浓度差而产生扩散，即细胞外侧纯溶剂或稀溶液向细胞内渗透，细胞内高浓度溶液中的溶质就不断地向周围低浓度方向扩散，至内外浓度相等，渗透压平衡时，扩散终止。因此，浓度差是渗透或扩散的推动力。扩散速率可以 Fick 扩散定律来说明

$$J = \frac{dG}{A dt} = -D \frac{dc}{dx} \tag{1-1}$$

式中，J 为扩散速率，$kmol/(m^2 \cdot s)$；G 为扩散物的物质的量，$kmol$；A 为固液间界面积，m^2；t 为时间，s；dc/dx 为浓度梯度，表示物质浓度 c 在 x 方向上的变化率，$kmol/m^4$；D 为分子扩散系数，m^2/s；负号表示扩散趋向平衡时浓度降低。

扩散系数 D 是物质特性常数之一，可由下式求出

$$D = \frac{RT}{N} \cdot \frac{1}{6\pi\eta r} \tag{1-2}$$

式中，R 为气体常数；T 为绝对温度；N 为阿伏伽德罗常数；r 为扩散物质（溶质）分子半径；η 为溶剂黏度。

从以上二式可以看出，单位时间内物质扩散量，与扩散速率（dG/dt）与扩散面积（A）、浓度差（dc/dx）、温度（T）成正比；与扩散物质（溶质）分子半径（r）、液体的黏度（η）成反比。生产中最重要的是保持最大的浓度梯度（dc/dx）。加强搅拌、更换新溶剂和动态提取，都可使浸出溶剂或稀浸出液随时置换饮片周围的浓浸出液，使浸提继续进行。

（二）影响浸提的因素

1. 浸提溶剂与辅助剂 根据饮片中所含活性成分的性质（溶解性、热稳定性等），按照"相似相溶"原则选择适宜的浸提溶剂。

水为极性溶剂，溶解范围较广，适宜于浸提水溶性且热稳定的活性成分，如生物碱盐类、苷类、多糖等；由于增溶和助溶作用，还可溶出少量极性小的物质，如内酯、香豆素以及少量的挥发油等。但是水的浸提选择性差，提取液中杂质多，给后续分离与纯化带来困难，也易引起某些有效成分的水解，提取液不易贮存。

中等浓度的乙醇溶液有较宽的溶解范围，而高浓度乙醇溶液仅溶出少量极性小的苷元、香豆素和萜类等，同时也能浸出蜡、油脂等亲脂性杂质。乙醇含量达 40%时，能延缓许多药物，如酯类、苷类等成分的水解，增加制剂的稳定性；乙醇含量达 20%以上时具有防腐作用。

非极性有机溶剂多用于亲脂性活性成分的浸提，或用于浸提液脱脂，或应用于纯化精制。必须注意的是，提取溶剂应尽量避免选用一、二类有机溶剂。第一类溶剂是指已知可以致癌并被强烈怀疑对人和环境有害的溶剂，如苯、四氯化碳等；第二类溶剂是指无基因毒性但有动物致癌性的溶剂，如氯仿、正己烷、二氯甲烷、甲苯、二甲苯、甲醇、环己烷等。如果在研制治疗价值较大的药品时不可避免地使用了这类溶剂，应能证明其合理性，且残留量必须控制在规定的范围内。

为了改善有效成分的溶解度和稳定性、提高提取效率，必要时可于提取溶剂中加入适量的酸、碱、表面活性剂等浸提辅助剂。

2. 饮片成分 由扩散系数 D 可知，小分子的成分先溶解扩散。有效成分多属于小分子化

合物（相对分子质量＜1000），在最初部分的浸出液中占比例高。一般浸提次数为2～3次，浸提次数过多易造成高分子杂质溶出增多。

3. 浸提方法　应根据饮片中活性成分的性质，结合提取方法的特点，选择恰当的浸提方法与技术。积极应用动态提取、连续逆流提取、超声波提取、电磁振动提取、脉冲提取等强化浸提方法，增大浓度梯度，提高浸提效率。

4. 浸提工艺参数　主要包括饮片粒度、浸提溶剂用量、浸提温度、浸提时间、浸提压力等。在设计浸提工艺时可通过实验优化浸提工艺参数。

二、分离与纯化

分离与纯化是采用物理或化学方法，对中药浸提液进行精制纯化或成分分离以得到有效部位或单体化合物的过程。对中药提取液进行分离与纯化，除去杂质并尽可能保留有效物质，可改善中药提取物的稳定性、减少制剂服用量。中药成分的分离涉及多种方法与技术，常用的包括固-液分离技术、水醇处理技术、吸附澄清技术、膜分离技术，以及色谱法、盐析法、酸碱法、结晶法等方法。

■ （一）固-液分离

1. 沉降分离法　是由于固体微粒与液体分散介质间存在密度差，固体微粒借助重力在液体介质中自然下沉使之与液体分离的方法。该法适用于量大、黏度不高且含粗大固体微粒的提取液的粗分离。

影响微粒沉降的主要因素有：①微粒直径。重力沉降过程中，粗粒通常容易沉降。对于细小粒子，生产中有时可通过添加絮凝剂，促进料液中细粒絮凝，达到较好的沉降效果。②液体黏度。液体黏度越大，微粒沉降越慢。③微粒密度。当其余条件相同时，密度大的微粒沉降快。④微粒的体积分数。当微粒体积分数较高时，沉降速率减慢。

2. 离心分离法　系指通过离心使料液中固体与液体或两种不相混溶的液体产生大小不同的离心力而达到分离的方法。对于固-液密度差较小或颗粒细小的料液，重力沉降速率很慢，甚至无法分离，要使细小的粒子有较高的沉降速率，需要有"超重力场"。料液作高速圆周回旋运动产生的离心力场就是一种"超重力场"。

在离心机中离心力的大小与固体粒子的质量有关，且随离心机半径和旋转速率的大小而变化。离心机中物料所受离心力和重力的比值称为分离因数 α，α 越大，则离心机分离能力越强。通常，常速离心机的 $\alpha < 3000$，高速离心机的 α 介于 3000～5000，超高速离心机的 $\alpha > 5000$。

3. 滤过分离法　系指将混悬液通过多孔的介质，使固体微粒被截留，经介质孔道流出液体而达到固液分离的方法。根据操作压力，滤过分离法分为常压滤过法、减压滤过法、加压滤过法三类。常压滤过法的滤器常用漏斗，以滤纸或脱脂棉作滤过介质，一般适于少量药液的滤过。减压滤过法和加压滤过法滤过效率高于常压滤过法，多用于中、大量药液的滤过。

影响滤过速率的因素有：①滤渣层两侧的压力差越大，滤过效率越高。但压力差过大会导致因滤饼被压实而增加滤过阻力，降低滤速。②在滤过的初期，滤过速率与滤器的面积成正比。③滤速与滤材或滤饼中毛细管半径成正比。对可压缩性滤渣，常在料液中加入助滤剂，如硅藻土、滑石粉、活性炭等，以减小滤饼的阻力。④滤速与滤渣层毛细管长度成反比，因此常将料液经预过滤处理以减少滤渣层的厚度，另外动态滤过的效果较静态滤过好。⑤滤速与料液黏度成反比，因此常采用趁热滤过或保温滤过，或应先滤清液后滤稠液，或在料液中加助滤剂以降低黏度。

（二）纯化

中药浸提液经固-液分离后，常须进一步纯化以除去可溶性高分子杂质，常用的纯化方法有水醇法、吸附澄清法、大孔吸附树脂分离法等。关于不同纯化方法的影响因素，具体内容见第三章。

在分离与纯化的过程中，应依据被分离物的性质，结合各种分离与纯化技术的特点选择合适的方法进行操作。

三、浓 缩

浓缩是指通过加热或其他方法除去溶液中的溶剂而提高溶液浓度的操作。

（一）浓缩方法

按照浓缩原理不同，浓缩方法可分为平衡浓缩和非平衡浓缩。

平衡浓缩是利用两相在分配上的某种差异而获得溶质和溶剂分离的方法。蒸发浓缩和冷冻浓缩属于这种方法，其中，蒸发浓缩利用溶剂和溶质挥发性差异，获得一个有利的气液平衡条件而达到分离的目的；冷冻浓缩利用稀溶液与固态冰在凝固点下的平衡关系，即利用有利的液固平衡条件。以上两种浓缩方法都是通过热量的传递来完成的。不论蒸发浓缩还是冷冻浓缩，两相都是直接接触的，故称为平衡浓缩。

非平衡浓缩是利用固体半透膜来分离溶质与溶剂的过程，两相被膜隔开，分离不靠两相的直接接触，故称为非平衡浓缩，利用半透膜不但可以分离溶质和溶剂，还可以分离各种不同大小的溶质，膜浓缩过程是通过压力差或电位差来完成的。

（二）影响沸腾蒸发效率的因素

沸腾蒸发浓缩的效率常以蒸发器生产强度来衡量。蒸发器生产强度是指单位时间内、单位传热面积上所蒸发的溶剂量，单位为 kg/（m²·h）。

$$U = \frac{W}{S} \tag{1-3}$$

若将原药液预热至沸腾后进行蒸发，且不计损失，则蒸发器的热流量 $\varphi = Wr$，根据传热基本方程式可知 $\varphi = KS\Delta t$，故式（1-3）可表示为

$$U = \frac{\varphi}{Sr} = \frac{K\Delta t}{r} \tag{1-4}$$

式中，U 为蒸发器的生产强度，kg/（m²·h）；W 为蒸发量，kg/h；S 为蒸发器传热面积，m²；K 为蒸发器总传热系数，kJ/（m²·h·℃）；Δt 为加热蒸汽的饱和温度与溶液沸点之差，℃；r 为二次蒸汽的汽化潜能，kJ/kg。

由式（1-4）可知，蒸发器的生产强度与传热温度差及传热系数成正比，与二次蒸汽的汽化潜能成反比。

1. 传热温度差（Δt）的影响　传热温度差是加热蒸汽的温度与溶液的沸点之差，它是传热过程的推动力。提高加热蒸汽的压力或降低冷凝器中二次蒸汽的压力，都有利于提高传热温度差。

提高加热蒸汽的压力可以提高 Δt，但过高不经济，还会导致热敏性成分被破坏。降低冷凝器中二次蒸汽的压力可降低溶液的沸点，提高 Δt，同时减压可及时移去蒸发器中的二次蒸汽，有利于蒸发过程的顺利进行。但是，压力过低，不仅会增加能耗，而且会导致料液因沸点降低而黏度增加，传热系数下降。另外，随着蒸发不断进行，料液的沸点随其稠度的增加而逐渐升高，致使 Δt 逐渐变小。

2. 总传热系数（K）的影响　增大总传热系数是提高蒸发效率的主要途径。通常管壁热阻很小，管内溶液侧的垢层热阻是影响 K 的重要因素。减小垢层热阻的方法包括选择适宜的蒸发器类型、定期除垢、在蒸发浓缩过程中加强搅拌等。

四、干　　燥

干燥是指利用热能使物料中水分（或溶剂）汽化并除去，得到干燥物料的操作。

（一）干燥方法

1. 对流干燥　热空气与湿物料直接接触，依靠对流传热向物料供热，溶剂汽化后由气流带走的干燥方式。生产中应用最广，常用的有气流干燥、喷雾干燥、流化干燥等。

2. 传导干燥　湿物料与加热壁面直接接触，热量靠热传导由壁面传给湿物料，汽化的溶剂靠抽气装置排出，例如滚筒干燥、冷冻干燥、真空耙式干燥等。

3. 辐射干燥　热量以辐射传热方式投射到湿物料表面，被吸收后转化为热能，汽化的溶剂靠抽气装置排出，如红外线干燥。

4. 介电加热干燥　将湿物料置于高频电场内，依靠电能加热而使溶剂汽化，常用的有高频干燥、微波干燥。

在传导、辐射和介电加热这三类干燥方法中，物料受热与带走汽化溶剂的气流无关，必要时物料可不与空气接触。

（二）影响干燥速率的因素

干燥速率系指在单位时间内，被干燥物料单位干燥面积上汽化的水分量。

$$U = \frac{\mathrm{d}W}{S\mathrm{d}t} \tag{1-5}$$

式中，U 为干燥速率，$kg/(m^2 \cdot s)$；S 为干燥面积，m^2；W 为水分汽化量，kg；t 为时间，s。

干燥速率曲线系指物料干燥速率与物料湿含量之间的关系曲线。干燥过程是由被汽化的水分连续进行内部扩散及表面汽化的过程组成，因此干燥速率取决于水分在物料内部的扩散速率和在物料表面的汽化速率。在干燥介质状态恒定的条件下，以物料的湿含量 C 为横坐标，以干燥速率 U 为纵坐标，可绘制干燥速率曲线，见图 1-1。由图 1-1 可见，干燥过程可分成恒速阶段和降速阶段。

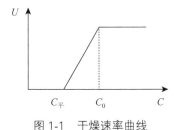

图 1-1 干燥速率曲线

在恒速阶段，干燥速率与物料湿含量无关。在降速阶段，干燥速率近似地与物料湿含量成正比。干燥速率曲线的拐点所示的物料湿含量是临界湿含量 C_0，曲线与横轴交点所示的物料湿含量即是平衡水分 $C_平$。因此，当物料湿含量大于 C_0 时，干燥过程属于恒速阶段；当物料湿含量小于 C_0 时，干燥过程属于降速阶段。

在干燥的初期，由于水分从物料内部扩散速率大于表面汽化速率。此时表面水分的蒸汽压恒定，表面汽化的推动力保持不变，所以出现恒速阶段。在此阶段干燥速率主要取决于水分表面汽化速率，凡能影响表面水分汽化速率的因素如干燥介质的温度、湿度、流动情况等，都可以影响恒速阶段的干燥速率。可通过提高空气温度、减小湿度、加大热空气流速、加大蒸发表面等方法加快干燥。

当干燥进行至物料湿含量小于 C_0 时，由于物料内部水分向物料表面的扩散速率小于表面汽化速率，物料表面没有足够的水分满足汽化的需要，所以干燥速率逐渐降低，出现降速阶段。在降速阶段，干燥速率主要与水分的内部扩散有关。物料结构、形态及与水结合的状态影响水分在物料内部扩散速率，从而影响降速阶段的干燥。物料干燥时，干燥温度宜采取逐渐升高，以免干燥温度过高、干燥速率过快造成表面水分过快蒸发而硬结，影响内部水分向表面扩散。

第三节 中药提取技术

中药提取技术包括传统提取技术和现代提取技术。

一、中药传统提取技术

中药传统提取技术与中药制剂技术密切相关。早在公元前 2140 年的夏禹时期已经能够酿酒，出现了用酒浸泡中药，据此可追踪到浸提技术的痕迹。随后出现的汤剂、药酒均是通过浸提而制得的。中药常用的提取技术包括煎煮、浸渍、渗漉、水蒸气蒸馏、升华、回流提取等。

1. 煎煮技术 煎煮提取技术可追溯到公元前 1766 年的商汤时期出现的汤剂，伊尹撰写了《汤液经》，这也是我国最早的制药技术专著。汉代是中药煎煮技术发展的重要时期，东汉末年张仲景的《伤寒杂病论》中明确了汤剂、浸膏剂及酒剂的制备方法，对煎药用水种类、煎煮加水量、煎药时间、煎药浓度、煎药次数都有明确规定。当时提到的煎药用水包括普通凉水、泉水、沸水、甘澜水、清浆水、酒、苦酒等多种不同的溶剂。唐代孙思邈的《备急千金要方》对中药煎煮用水、火候、加水量、煎药次数都有初步的规范。宋金元时期，煎煮原料和煎煮方法出现了较大的变革，出现了"煮散"，即饮片粉碎之后再煮；元代医学家危亦林在《世医得效方》中，根据方剂的不同药效，总结了不同的煎药时间和火候。到了明清时期，出现了中药饮片的煎煮，同时出现了饮片的专用切制刀具。明代李时珍提出煎药忌用铜铁器。清代的《医学源流论》把煎药方法提到很高的位置："煎药之法，最宜深讲，药之效不效，全在于此"。先秦时期到明清时期，中药煎煮技术不断改进和发展，逐渐形成了传统中药煎煮"七要素"：煎煮容器、加水量、火候、煎煮时间、煎药浓度、煎药次数、特殊煎煮方法，构成了约定俗成的古代原始煎煮规范。除了传统的直火煎煮外，还可采用蒸汽煎煮、加压煎煮等，对于热稳定性好的成分可提高煎煮的效率，促进成分的溶出。

2. 浸渍技术　浸渍是在室温或低温加热下采用一定量的溶剂浸泡提取中药成分的过程，起始于夏禹时期的药物浸制。当时浸渍所用的溶剂一般为酒，东汉时期的《神农本草经》记载"药性有宜水煎者，宜酒浸者，宜煎膏者"，明确了酒浸渍技术制药的方法。《五十二病方》中也记载了利用酒浸渍的技术。《本草经集注》记载"凡渍药酒，皆须细切，生绢袋盛之，乃入酒密封，随寒暑日数，视其浓烈，便可沥出，不必待至酒尽也"，对于浸渍提取的原料、浸提的器具有了具体要求。关于渍酒时长，孙思邈亦提出"春夏四五日，秋冬七八日"，"以味足为度"，对浸渍提取时间有了限定。浸渍技术仍是目前最常用的提取技术之一，所用溶剂可以是乙醇，也可以是其他溶剂，将中药置于密闭容器中室温下进行浸泡，适用于热不稳定成分的提取。

3. 渗漉技术　渗漉是利用溶剂自上而下流经被粉碎的饮片而提取中药成分的方法，该法可在一定程度上弥补浸渍法提取效率低且周期长，而煎煮法对极性小的成分提取率低的不足。渗漉技术可分为常规渗漉、梯度渗漉、循环加压渗漉、连续回流渗漉等，后两种方法可弥补常规渗漉法溶剂用量大的不足。

4. 水蒸气蒸馏技术　水蒸气蒸馏适用于具有挥发性、热稳定、难溶于水的成分的提取。《五十二病方》中记载了药物熏蒸疗法，实际上就是利用中药随水蒸气逸出的挥发性成分而达到治疗的目的，但当时尚未收集蒸出的馏分。水蒸气蒸馏最早用于植物中香料的提取，初期仅利用植物中原有的水分将精油蒸出。水蒸气蒸馏法目前广泛用于医药、化妆品、食品工业中，按操作方式不同分为水中蒸馏、水上蒸馏和通水蒸气蒸馏，可在常压或减压下操作。

5. 升华技术　升华法适用于具有升华特性的成分的提取，应用范围较窄。明代《本草纲目》中记载利用升华法提取得到樟脑。升华法仅适用于中药中的某些小分子香豆素、醌类及小分子生物碱的提取。最初的升华法仅通过加热使成分升华，凝结在器具内壁上而提取，现在也可以在反应设备中通入氮气，升华的成分随氮气逸出，经过冷凝器，氮气释放出成分。

6. 回流提取技术　回流提取是利用有机溶剂在加热的条件下提取中药成分的方法，该法节省溶剂、提取效率较高，可用于提取中等极性和小极性成分，是中药提取最常用的方法之一，可广泛用于提取中药中的苷类、黄酮类、苯丙素类、生物碱类等成分。回流提取可分为常压回流提取和减压回流提取，前者为常规回流提取，后者是在前者的基础上发展起来的，可降低回流提取的温度、提高提取效率，适用于热不稳定成分的提取。回流提取还可与超声提取、微波提取等技术联用，进一步提高提取效率。

二、中药现代提取技术

中药传统提取技术通常提取周期长、效率低，适合提取含量较高的成分。近年来，随着中药现代化的推进，发展起来的超声提取、微波提取、超临界流体萃取、半仿生提取等技术，与传统提取技术相辅相成，提高了提取效率，使中药资源得以充分利用。

1. 超声提取技术　超声波于1830年被发现，超声提取、超声清洗、超声灭菌、超声过滤、超声干燥等方法目前已广泛应用于食品、医疗卫生等领域。超声提取是利用超声波的空化作用、机械作用、热效应等以增大物质分子运动频率和速率，增加溶剂穿透力，从而促进中药成分溶出的提取方法，有提取时间短、提取效率高、应用范围广等优点。超声提取发展初期多为浴式提取，超声能量分布不均，后来改进为探针式提取，能量集中在饮片附近，空化效应更强。对超声提取参数的研究主要集中在声学参数和溶剂、温度、时间等工艺参数。超声提取目前一般用于单味中药的提取，如根和根茎类、果实种子类。在目前的超声提取技术中有两个问题亟待解决，一是超声提取过程中，温度不断升高的问题；二是超声能量在超声介质中会散射衰减的问题，所以今后应深入开展超声提取机制及动力学理论的研究。超声提取与微波提取、超临界流体萃取等方法联合使用可进一步提高提取效率。

2. 微波提取技术 微波是频率在 300MHz 至 300GHz 的电磁波，早在 1986 年用于从土壤中萃取有机化合物，之后用于植物药的提取。微波提取（microwave extraction）主要利用不同成分吸收微波能力的差异，使提取体系中的某些成分被选择性加热，使得被提取物质从体系中分离进入到介电常数较小、微波吸收能力相对较差的提取溶剂中，从而获得较高提取率的一种新型提取方法。该法具有选择性高、重现性好、省时节能、提取率高、被提取成分结构不易破坏、适用范围广等优点，广泛用于中药化学成分的提取。同超声提取一样，微波提取也存在提取过程中温度不断升高的问题，而且对溶剂的要求亦较高。今后应深入研究微波提取的传热、传质机制，保证微波辐射的能量均匀分布和辐射安全；加强研究和生产精密、安全的微波提取设备，加强与液相微萃取、水蒸气蒸馏等技术联用方面的研究。

3. 超临界流体萃取技术 早在 1897 年，就已经发现超临界状态的压缩气体对固体有特殊的溶解能力。超临界流体萃取技术（supercritical fluid extraction，SFE）广泛应用在精细化工、食品工业、植物香料和制药工业中。可以作为超临界流体的有 CO_2、N_2O、NH_3 等，其中 CO_2 应用最广泛。由于超临界 CO_2 流体为非极性，所以最初只用于非极性成分的提取。如用超临界 CO_2 从茶叶中提取咖啡因，不加水的超临界 CO_2 只能提取茶叶中的树脂、蜡等非极性组分，只有加入水的超临界 CO_2 才能提取出咖啡因，加入的水称之为"夹带剂"，可以用作夹带剂的还有乙醇、甲醇等溶剂，夹带剂的引入可以大大提高超临界 CO_2 萃取技术的应用范围。现在超临界 CO_2 萃取技术广泛用于黄酮类、生物碱类、香豆素类等中药化学成分的提取。

4. 半仿生提取技术 该技术是从生物药剂学的角度，将整体药物研究法与分子药物研究法相结合，模拟口服药物经胃肠道转运吸收的环境，进行提取分离的工艺技术。半仿生提取充分发挥混合物成分综合作用的特点，尤其适用于有效成分不明确而疗效确切的中药提取物制备。近年发展起来的有超声半仿生提取、微波半仿生提取、半仿生-酶法提取等技术。

5. 常温超高压提取技术 常温超高压提取技术（ultrahigh pressure extraction，UPE）是在超高压下，利用细胞壁、细胞膜、液泡等结构发生改变，细胞内容物和溶剂充分接触，从而快速、高效地促进成分溶出的提取方法。该法具有提取时间短、温度低、效率高、绿色环保等优点，已广泛应用于单味中药中生物碱、黄酮、苷类等成分的提取中。但是该技术设备昂贵，而且高压溶剂提取对成分稳定性影响的相关研究较少，今后应加强提取机制、工艺参数及设备优化等方面的研究，进一步扩大该技术的适用范围。

6. 组织破碎提取技术 组织破碎提取法的基本原理是在室温和适当溶剂条件下，将原料在几秒钟内破碎至细微颗粒，同时通过实现高速搅拌、振动、负压渗滤的最佳结合，使化学成分迅速达到细胞内外平衡，进行高效提取。该方法高效、快速、节能、环保，不破坏热敏成分，已经应用于萜类、皂苷、生物碱、黄酮、多酚等生物活性成分的提取。该项技术目前尚处于发展阶段，对于密度较小的花、叶、全草类饮片溶剂的加入量大，质地坚硬的饮片破碎困难，而且当用水作溶剂时还会产生乳化现象、过滤困难等，这些问题亟待解决。

第四节 中药提取生产相关规范

中药提取工艺的设计要在继承和发扬中医药传统优势和特色的基础上，充分利用现代科学技术，优化提取工艺参数和设备，制备出活性成分或活性混合物含量较高的提取物，同时降低无效或有毒成分的含量。同时要借鉴先进的管理方法，遵循药品生产的标准规范。

一、GMP 中的相关规范

GMP（good manufacturing practice，GMP）是药品生产企业管理生产和质量的基本准则，是从事药品生产的人员对设备、生产质量进行全面科学管理所必须遵循的规范，同时也是衡量制药企业全面管理水平的标志。美国于 1963 年颁布了世界上第一部 GMP，1975 年 11 月 WHO 正式颁布 GMP，1977 年第 28 届世界卫生大会上 WHO 再次向各成员国推行 GMP。我国卫生部于 1988 年颁布了我国第一部 GMP，中间经过 1992 年、1998 年和 2010 年 3 次大的修订，现行版 GMP 于 2011 年 3 月 1 日起施行。现行版 GMP 中对中药提取制定了相应的管理规范。

（一）GMP 中与中药提取工艺有关的规范

1. 原则 中药制剂的质量与中药饮片及其原料药材的品种产地、前处理有关，同时和中药提取工艺密切相关。应当对中药材和中药饮片的质量以及中药材前处理、中药提取工艺严格控制。在中药材前处理以及中药提取、贮存和运输过程中，应当采取措施控制微生物污染，防止变质。

2. 厂房设施 中药提取、浓缩等厂房应当与其生产工艺要求相适应，有良好的排风、水蒸气控制及防止污染和交叉污染等设施。

中药提取、浓缩、收膏工序宜采用密闭系统进行操作，并在线进行清洁，以防止污染和交叉污染。采用密闭系统生产的，其操作环境可在非洁净区；采用敞口方式生产的，其操作环境应当与其制剂配制操作区的洁净度级别相适应。

中药提取后的废渣如需暂存、处理时，应当有专用区域。

浸膏的配料、粉碎、过筛、混合等操作，其洁净度级别应当与其制剂配制操作区的洁净度级别一致。中药饮片经粉碎、过筛、混合后直接入药的，上述操作的厂房应当能够密闭，有良好的通风、除尘等设施，人员、物料进出及生产操作应当参照洁净区管理。

3. 文件管理 应当制定控制产品质量的生产工艺规程和其他标准文件：①制定每种中药材前处理、中药提取、中药制剂的生产工艺和工序操作规程，各关键工序的技术参数必须明确，如：标准投料量、提取、浓缩、精制、干燥、过筛、混合、贮存等要求，并明确相应的贮存条件及期限。②根据中药材和中药饮片质量、投料量等因素，制定每种中药提取物的收率限度范围。③制定每种经过前处理后的中药饮片、中药提取物、中间产品、中药制剂的质量标准和检验方法。

应当对从中药材的前处理到中药提取物整个生产过程中的生产、卫生和质量管理情况进行记录,当几个批号的中药材或中药饮片混合投料时,应当记录本次投料所用每批中药材或中药饮片的批号和数量。

中药提取各生产工序的操作至少应当有以下记录:①中药材和中药饮片名称、批号、投料量及监督投料记录;②提取工艺的设备编号、相关溶剂、浸泡时间、升温时间、提取时间、提取温度、提取次数、溶剂回收等记录;③浓缩和干燥工艺的设备编号、温度、浸膏干燥时间、浸膏数量记录;④精制工艺的设备编号、溶剂使用情况、精制条件、收率等记录;⑤其他工序的生产操作记录;⑥中药材和中药饮片废渣处理的记录。

4. 生产管理 中药材应当按照规定进行拣选、整理、剪切、洗涤、浸润或其他炮制加工。未经处理的中药材不得直接用于提取加工。

中药材洗涤、浸润、提取用水的质量标准不得低于饮用水标准,无菌制剂的提取用水应当采用纯化水。

中药提取用溶剂需回收使用的,应当制定回收操作规程。回收后溶剂的再使用不得对产品造成交叉污染,不得对产品的质量和安全性有不利影响。

5. 质量管理 中药提取、精制过程中使用有机溶剂的,如溶剂对产品质量和安全性有不利影响时,应当在中药提取物和中药制剂的质量标准中增加残留溶剂限度。

应当对回收溶剂制定与其预定用途相适应的质量标准。

应当根据中药材、中药饮片、中药提取物、中间产品的特性和包装方式以及稳定性考察结果,确定其贮存条件和贮存期限。

每批中药材或中药饮片应当留样,留样量至少能满足鉴别的需要,留样时间应当有规定;用于中药注射剂的中药材或中药饮片的留样,应当保存至使用该批中药材或中药饮片生产的最后一批制剂产品放行后一年。

（二）GMP 中与提取设备有关的规范

1. 原则 设备的设计、选型、安装、改造和维护必须符合预定用途,应当尽可能降低产生污染、交叉污染、混淆和差错的风险,便于操作、清洁、维护,以及必要时进行的消毒或灭菌。应当建立设备使用、清洁、维护和维修的操作规程,并保存相应的操作记录。应当建立并保存设备采购、安装、确认的文件和记录。

2. 设计和安装 生产设备不得对药品质量产生任何不利影响。与药品直接接触的生产设备表面应当平整、光洁、易清洗或消毒、耐腐蚀,不得与药品发生化学反应、吸附药品或向药品中释放物质。设备所用的润滑剂、冷却剂等不得对药品或容器造成污染,应当尽可能使用食用级或级别相当的润滑剂。

3. 维护和维修 设备的维护和维修不得影响产品质量。经改造或重大维修的设备应当进行再确认,符合要求后方可用于生产。

4. 使用和清洁 主要生产和检验设备都应当有明确的操作规程。生产设备应当在确认的参数范围内使用。已清洁的生产设备应当在清洁、干燥的条件下存放。

用于药品生产或检验的设备和仪器,应当有使用日志,记录内容包括使用、清洁、维护和维修情况以及日期、时间、所生产及检验的药品名称、规格和批号等。

生产设备应当有明显的状态标识,标明设备编号和内容物(如名称、规格、批号);没有内容物的应当标明清洁状态。主要固定管道应当标明内容物名称和流向。

不合格的设备如有可能应当搬出生产和质量控制区，未搬出前，应当有醒目的状态标识。

二、中药提取工艺的质量管理

中药提取是中药制剂的关键环节，是把原料转化为制剂的源头环节。提取过程中饮片粉碎度、溶剂用量、提取方法、温度、时间等均可影响提取物质量，进而影响中药制剂的质量。所以稳定单元操作中的操作参数、制定提取质量标准是得到稳定、安全中药制剂的重要保障。对于那些有效成分或有效部位不明的中药，更应该严格把控提取操作条件和参数，制定提取质量管理规范。2001 年天津天士力集团提出中药提取生产质量管理规范（good extracting practice，GEP），将中药提取标准化。GEP 过程涉及提取、分离、浓缩、萃取、结晶、干燥等环节，是衔接中药材生产质量管理规范（good agriculture practice，GAP）和 GMP 的重要桥梁和纽带，与 GAP 和 GMP 共同控制中药的质量。中药 GEP 重视现代质量管理技术，通过规范中药前处理和提取的各个环节，力求每个单元操作都有数字化的质量标准，确保提取物安全、有效和质量稳定。

（一）GEP 的主要内容

1. 原料管理　提倡中药材的基地种植，保护野生资源，将种植基地作为供应商管理，定期进行质量审计。规范中药材仓储管理，入库的药材均为经基地加工完毕的净药材。成立药材养护小组，定期对中药材进行检查养护监视测量。

2. 生产管理　为防止中药材粉尘污染生产区，将投料区与生产区隔离，药材投料通过封闭的管路直接进入提取罐。通过检测提取液中有效成分的含量评价提取质量。

3. 质量管理　实施指纹图谱控制，将药材、饮片、提取物及制剂成品指纹图谱相似度作为控制药材、饮片、提取物及成品质量的依据。

4. 成品管理　对提取物视同成品管理，执行成品放行审核，成品销售记录对每批成品进行可追溯性检索。成品浸膏仓库为低温库，采用嵌入式仓储模式。

5. 关注环境职业健康安全　倡导使用 GAP 基地种植药材以保护野生资源，同时对生产性资源采取科学方法进行节能降耗，在关注有价值输出同时，对无价值的输出实施影响及控制，如"三废"的排放和药渣的再利用。同时制定应急预案危险源识别等，关注职业健康安全。

（二）实施 GEP 的关键控制点

1. 把好原料质量关　原料药材中药效物质基础的含量受生态环境、种质和繁殖材料、栽培与养殖管理、采收与初加工等的影响，将直接影响提取物的质量。原料药材的选用是提取的源头工作，应加强原料的种属、产地的选择与考证，加强与 GAP 的衔接。

2. 制定合适的质量标准　要有效地实施 GEP，就必须根据原料的品种建立完善、规范的质量评价标准体系。药品生产企业应积极配合相关部门建立适宜的质量内控标准，从而确保相关单元标准操作规程（SOP）有的放矢。

3. 采用先进的科学技术与设备　先进的技术是实施中药 GEP 的重要保证，同时也是实现中药现代化的重要保证。

4. 严格把控有毒有害物质　生产企业要严格实施 GEP，就要贯穿"绿色"思想，既要尽可能降低中药本身含有的有毒有害物质，又要避免提取过程中引入外来的有毒有害物质。生产各环节严格按照行业标准规范，将有毒有害物质降低到最低限度，保证药品的安全性，为中药现代化奠定基础。

思 考 题

1. 中药提取工艺学的基本任务有哪些？
2. 加强高校和生产企业合作，实施中药提取的 GMP 和 GEP，在提取的基础研究中应注意哪些问题？

参 考 文 献

狄留庆，刘汉清，2011.中药药剂学.北京：化学工业出版社

李小芳，2014.中药提取工艺学.北京：人民卫生出版社

第二章 中药提取方法

学 习 目 的

通过学习提取原理及操作过程,掌握常用提取方法的特点及应用,能更好地提取目标成分,实现提取目标。

学 习 要 求

掌握各种提取方法的含义、特点及应用。

熟悉常用提取方法的原理、操作过程及主要工艺参数。

了解常用的提取设备及其构造。

中药的成分组成复杂,既含有有效成分、辅助成分,又含有无效成分。中药的提取旨在利用现代技术最大限度地提取有效成分,避免或减少杂质类成分的溶出,减少中药制剂的服用量,增加稳定性,并在一定程度上降低毒副作用,提高疗效,提高中药饮片的附加值。在选择提取方法时应综合考虑剂型的要求、处方中各味饮片的性质、溶剂的性质和生产实际等因素。常用的提取方法有煎煮法、浸渍法、渗漉法、回流法、水蒸气蒸馏法等,一些新技术如超临界流体萃取法,微波、超声等辅助提取法,超高压提取法等在中药提取中也逐渐被应用。

第一节 煎 煮 法

煎煮法(decoction)是以水为溶剂,将饮片加热煎煮一定时间,将有效成分提取出来的一种提取方法。该法适用于有效成分能溶于水,且对湿度、温度等因素较稳定的中药饮片的提取。汤剂制备皆采用煎煮法,同时这也是其他中药剂型制备时基本的提取方法之一。

一、基 本 原 理

煎煮法以水为溶剂,溶剂易得、价廉、方法简便、设备简单,浸提成分范围较广,经煎煮后,饮片中的多种成分可被提取出来,技术成熟,是中药制剂最常用的提取方法。煎煮过程中,当饮片与水接触后,水首先附着于饮片的表面,使之润湿,随着接触时间的延长,水通过毛细管和细胞间隙与组织细胞接触,渗透入细胞内部,使细胞膨胀,细胞膜恢复通透性,解除成分之间或成分与细胞壁之间的亲和力,通过加热促使某些成分溶解于水中;当溶剂溶解了大量的成分后,细胞内高浓度的药液不断地向外扩散,细胞外的水又向细胞内渗透,直至细胞内外药液浓度相等。

二、工 艺 流 程

煎煮法的一般工艺流程包括备料、浸泡、煎煮、过滤等工序，提取工艺流程见图 2-1。

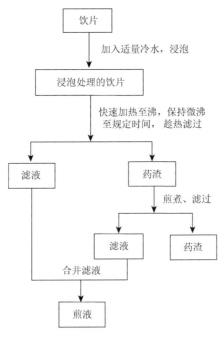

图 2-1　煎煮法工艺流程

三、操作方法与工艺参数

（一）操作方法

将饮片置于煎煮容器中，按要求加入冷水浸没饮片，浸泡至规定时间。浸泡时间以饮片被水完全浸透为宜。将浸泡后的饮片加热，先以武火加热至沸，然后用文火保持微沸状态至规定时间，将药液滤出后药渣可再次加水重复上述煎煮过程，最终将各次的煎液合并。

在工业生产中通常采用蒸汽加热，煎煮提取时以较高温度加热至沸腾，然后保持微沸至规定时间，煎煮时间每次 1～3h，煎煮 2～3 次。在煎煮过程中也可通过搅拌或强制循环加快扩散，以加速有效成分的浸出。

根据煎煮时加压与否，分为常压煎煮和加压煎煮，加压煎煮法适合用于成分在高温下不易被破坏，或在常温下不易被煎透的饮片。含挥发油的饮片常采用双提法，即煎煮过程中产生的水蒸气经过冷却器冷却后，进入油水分离器进行油水分离，达到同时提取挥发性成分和水溶性成分的目的。

（二）工艺参数

煎煮法提取效率受很多因素的影响，主要包括饮片的粒径、浸泡条件、煎煮条件（溶剂用量、时间、温度、压力、煎煮次数），甚至煎煮容器都会影响提取效果。

1. 饮片的粒径　粒径对提取过程中的渗透与扩散两个阶段均有较大的影响。粒径越小，比表面积越大，水越易于渗入饮片内部，利于有效成分的溶出。但如果粒径太小，吸附作用增强，不利于扩散；且可能导致饮片细胞大量破裂，造成大量高分子物质如树脂、黏液质等浸出，使药液黏度增大，扩散系数降低，浸出杂质增加，分离提纯困难。若饮片不经适度粉碎或粒径过大，煎煮时，水渗透进饮片内部困难，使得有效成分溶出过少或不完全，造成药效降低。因此饮片粒径要大小适中，才能使有效成分最大限度地溶出。

2. 浸泡温度及时间　饮片在煎煮前宜用适量的水浸泡，以改善煎煮效果。但苷类成分在冷水中性质不稳定，容易酶解而得不到原生苷，因而饮片浸泡的温度应考虑有效成分的性质及提取季节等。浸泡饮片的水温多在 20～30℃，温度太高饮片中的蛋白类成分受热凝固、淀粉类成分糊化，在外层形成致密包膜不利于有效成分的浸出。

一般浸泡时间根据饮片质地及所含成分的性质来确定，通常花、叶、茎类质地疏松的饮片浸泡时间约 20～30min，根、根茎、种子、果实类质地坚实的饮片浸泡约 60min，具体应以饮片泡透为准。为了避免饮片中苷类等成分酶解，这类饮片可直接进行煎煮。

3. 加水量　加水量直接影响提取效果。加水量太少通常不利于有效成分的溶出，加水量过多则煎煮液中有效成分的浓度低，增大后续浓缩工作量，消耗能源，增加生产成本。传统经验是，第一煎加水至液面高出饮片表面 3cm 左右，第二煎与第三煎液面要与饮片表面相平。工业生产上，第一煎的加水量一般为饮片重量的 10～12 倍，第二煎的加水量为饮片重量的6～8 倍。

实际工作中，煎煮提取的加水量应根据饮片的组织情况以及吸水性能，并结合温度及煎煮过程中水分蒸发损耗量而定。一般来说花、叶、全草的用水量稍多，矿物药、根茎类、贝壳类药物用水量较少，具体参数可通过实验考察后进行确定。

4. 煎煮温度、压力、时间、次数　根据浸提原理，渗透、溶解、扩散的能力随着温度升高而增大，浸出速率加快。但是温度过高可引起某些成分的分解或破坏，所以确定温度时要考虑提取成分的性质。同样，适当提高煎煮的压力可加速中药的浸润与渗透过程，也可使部分细胞壁破裂，有利于浸出成分的扩散。

中药成分的提取率开始时随着提取时间的延长而增加，但达到扩散平衡后，影响会迅速减弱。煎煮时间过短，会造成提取不完全。煎煮时间过长，不仅费时、耗能，还会导致无效成分的溶出量增加、某些不稳定的成分分解。在传统复方汤剂的制备中，对于一些质地坚硬或所含成分不易溶于水的饮片，煎煮时间应较长，通常采用先煎的方法。对于质地疏松、含挥发性或不稳定成分的饮片，煎煮时间应较短，通常采用后下的方法。根据扩散原理，煎煮时当饮片细胞内外溶液的浓度达到平衡时，成分不再继续溶出，须将药液滤出，药渣重新加水煎煮。通常饮片煎煮 2～3 次，即可提取总有效成分的 70%～80%。总之，实际工作中，煎煮的温度、压力、时间、次数与饮片的质地、目标成分的性质等密切相关，具体条件可通过实验优选而定。

此外，由于饮片中的某些成分可以与铁、铜、铝等发生反应，所以煎煮时禁用铁、铜、铝制器皿。传统煎煮器具多用砂制、陶制器皿，生产上采用不锈钢器具。

四、常　用　设　备

按照容器密闭程度，煎煮设备分为敞口式和密闭式两种。目前中药制剂生产中，敞口式煎煮设备应用非常局限，主要采用的是密闭式提取器。

1. 密闭煎煮罐 密闭煎煮罐是目前常用的煎煮提取设备，罐体为全封闭结构，可常压操作，见图 2-2。罐体主材为不锈钢，底盖开闭通过气动机构操纵。投料后可通过蒸汽进行直接加热，达到提取所需温度后，停止进气，改向罐体夹层通蒸汽，进行间接加热，使罐内维持微沸状态，罐内的搅拌桨同时工作，使饮片得以均匀煎煮，并可加速扩散，煎煮结束后可自动卸渣。

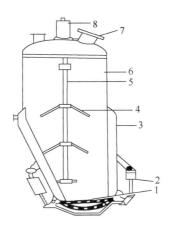

图 2-2 密闭煎煮罐

1.带有滤网的活动底盖；2.底盖气动机构；3.加热夹层；4.搅拌桨；5.上下移动轴；6.罐体；7.投料门；8.移动轴气动机构

在此基础上，经进一步改进，增加强制循环系统，如图 2-3 所示，使固液接触的界面不断更新，增加了传质的浓度差，缩短了提取时间，达到了动态搅拌式提取的效果。但对于含有较多黏性成分的物料不适用。

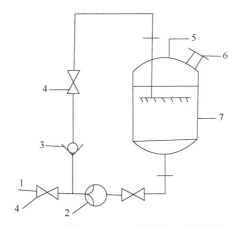

图 2-3 带强制循环系统的密闭煎煮罐

1.通往浓缩工段；2.循环泵；3.单向阀；4.阀门；5.通往分离排空工段；6.加料口；7.罐体

目前，在中药房中使用的中药煎药机，就是属于密闭煎煮罐的一种。将饮片装入无纺布袋内，放入煎药罐，设定加热温度、时间、压力，加水后自动煎煮，然后通过转动圆盘压榨药渣。中药煎煮机一般带有液体自动包装设备，对药液进行自动定量包装，实现自动化控制，可保证药液的卫生、剂量准确、携带方便。

2. 多功能提取罐 多功能提取罐是中药制剂生产中的关键提取设备，是一类可调节温度、压力的密闭间歇式回流提取或蒸馏设备，如图 2-4 所示。煎煮时将水和饮片装入提取罐，向罐内通入蒸汽加热，当温度达到提取温度后，停止向罐内通入蒸汽而改向夹层通蒸汽进行间接加热，维持罐内温度在规定范围内。维持时间根据饮片提取工艺而定，如密闭提取需给冷却水，使蒸汽冷却后回到提取罐内，保持循环和温度。

该设备的主要特点有：①具有全封闭的循环系统，既可用于常压提取，也可用于加压或减压提取；②适用范围广，可用于煎煮、回流、水蒸气蒸馏等提取操作；③采用气压自动排渣，操作方便，安全可靠；④提取时间短，生产效率高；⑤有集中控制台控制各项操作，大大减轻劳动强度，利于流水线生产。

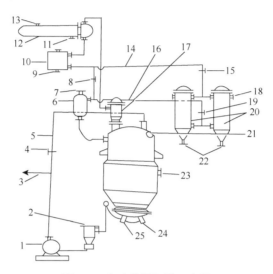

图 2-4　多功能提取罐示意图

1.水泵；2.管道过滤器；3.至浓缩工段；4.阀门；5.强制循环；6.气液分离器；7.排空；8.阀门；9.进水口；10.冷却器；11.进水口；12.热交换器；13.出水口；14.油水液管；15.阀门；16.芳香水回流；17.泡沫捕捉器；18.芳香油出口；19.阀门；20.油水分离器；21.加料口；22.放水阀；23.间接加热蒸汽进口；24.排液口；25.直接加热蒸汽进口

为了使多功能提取罐内各处的温度和浓度均匀，在提取过程中可采用一些强化手段。

（1）搅拌：在多功能提取罐内安装搅拌桨，如图 2-5，提取时，搅拌桨将饮片和提取液充分搅拌混合，同时罐壁上的药液不断更新，形成强制对流，强化了传质、传热效果，保证了罐内各处温度和药液浓度的均匀，一般搅拌转速控制在 30～80r/min。

（2）泵循环：利用提取罐的药液排出泵作为循环泵，如图 2-6。在泵的出口连接一个三通阀门，其中一个为药液排出口，一个为循环口，在该接口有一管道连到罐的顶部。提取时，将药液排出口阀门关闭，打开循环口阀门，启动循环泵，罐底部温度低的液体不断被泵输送至罐顶部，将药液送回罐内，整个形成一个循环，从而改善传质、传热效果。

（3）压力循环：在多功能提取罐的罐外加装与液体体积相当的缓冲容器，底部用管路通过控制电磁阀与多功能罐底部相连，容器底部始终通大气，并装有排空控制阀，如图 2-7。提取时，提取罐顶部排空阀关闭，罐内压力随夹套不断供热而增大，当上升到一定数值，通常为 0.05MPa 左右时，连通控制阀打开，由于两容器间存在压力差，提取罐内的药液会进入缓冲容器。待药液完全进入后，连通控制阀关闭，同时排空控制阀打开，提取罐内恢复常压，打开连通控制阀，缓冲罐内的药液在重力作用下，又自动流回提取罐内，关闭连通控制阀和排空阀，完成一次药液循环过程。起到搅拌混合的作用，药液不断与饮片和罐壁做相对运动，从而使罐内各处的温度和浓度趋于相同，利于饮片中有效成分的浸提。

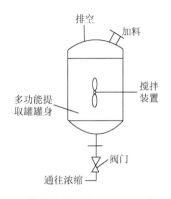

图 2-5　带搅拌桨的多功能提取罐示意图

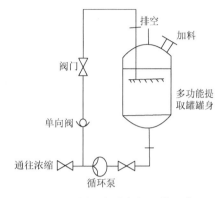

图 2-6　泵循环多功能提取罐示意图

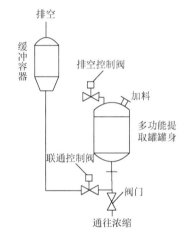

图 2-7　压力循环的多功能提取罐示意图

五、应 用 案 例

案例 2-1　　　　　　　　　**煎煮法提取牛膝水溶性多糖**

1. 案例摘要　牛膝具有补肝肾、强筋骨、逐瘀通经、引血下行的功能，临床上用于腰膝酸痛、筋骨无力、经闭癥瘕、肝阳眩晕及高血压的治疗。多糖是牛膝中的一类药效活性成分，具有抗炎、抗氧化、保护肝肾、调节血糖以及增强免疫等多种作用。采用煎煮法可有效地提取牛膝中水溶性多糖。

2. 案例问题

（1）如何优化煎煮工艺参数？

（2）在牛膝水煎液中除多糖外，还含有哪些活性成分？

（3）哪些辅助提取技术可用于牛膝多糖的提取？

3. 案例分析

（1）煎煮工艺中影响煎出效率的主要因素有加水量、煎煮时间、煎煮次数等，优化工艺参数时通常以这些为考察因素，以相应成分的提取率为评价指标，采用正交设计等方法优选工艺参数。

（2）牛膝水煎液中还含有皂苷、有机酸等活性成分。提取牛膝多糖时可采用水提醇沉法纯化多糖。

（3）超声波辅助提取、微波辅助提取等技术被广泛应用于多糖的提取工作中，实现了高效、节能，但也存在设备购置、维修等费用高的缺点，对于一般的实验室或大型生产还是沿用传统的煎煮法较多。

第二节　浸　渍　法

浸渍法（immersion）是将饮片用适当的浸出溶剂在常温或加热下浸泡一定时间，使其所含有效成分浸出的一种方法。此法操作简便、设备简单，广泛应用于酊剂、酒剂的生产，适用于黏性药物、无纤维组织结构的饮片、新鲜及易于膨胀的饮片、价格低廉的芳香性饮片的提取，不适用于贵重饮片、毒性饮片及制备高浓度的制剂。

一、基　本　原　理

药物成分一般存在于饮片细胞内部，溶剂浸提过程的机制可从热力学及动力学两个方面来解释。对热力学的研究来讲只需观察饮片成分自固相向液相（或相反）传质问题，向饮片中加入溶剂后，首先是溶剂分子向饮片固相内扩散，可以观察到干燥的饮片组织能够吸收一定量的溶剂，体积有较大的膨胀。进入饮片组织内的溶剂溶解了饮片成分，此后才是溶质自饮片内的溶液转移至饮片外部的溶剂相，这样的过程将不停地进行直到饮片内外溶质浓度达到动态平衡为止。

浸提传质过程由以下五个子过程构成：①溶剂通过饮片内部的毛细管向饮片细胞的细胞壁扩散；②溶剂分子穿过细胞壁进入细胞内部；③溶剂分子在细胞内将饮片成分的某些分子溶解并形成溶液，由于细胞壁内外溶液中该类成分的浓度差，溶剂分子继续向细胞内扩散，直到细胞壁被溶剂分子所胀破；④饮片某些成分的分子向固液两相界面扩散；⑤饮片中某些成分的分子由固-液相界面扩散至溶剂相主体。动力学研究表明，传质过程的各个子过程的分传质速率并不相等。当某一两个子过程的速率远远小于其他子过程时，这一两个子过程的分传质速率对过程的总速率起决定作用，称它们为控制子过程。在一个发生有多个串行的子过程的传质过程中，对于那些非控制作用的子过程，不论怎样去改善其子过程速率，对总过程速率是不会产生什么影响的；重要的是要去提高起控制作用的那些子过程的分传质速率，它们才是真正影响总传质速率的因素。例如第三个子过程中，细胞壁是否被胀破常常被认为是关键的，现代工业上应用的许多辅助提取手段如超声波辅助提取、微波辅助提取、酶解法辅助提取、对饮片的超微粉碎等都是在如何破坏饮片细胞壁上发挥作用。

二、工 艺 流 程

浸渍法工艺流程见图 2-8。

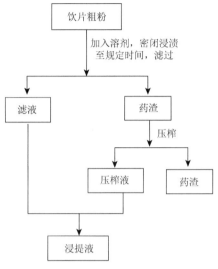

图 2-8 浸渍法工艺流程

三、操 作 方 法 与 工 艺 参 数

（一）操作方法

按照操作温度和次数的不同，浸渍法分为冷浸渍法、热浸渍法以及重浸渍法。

1. 冷浸渍法 冷浸渍法多在室温下进行，也称常温浸渍法，视饮片品种不同，一般浸渍 3～5 日，长的可达数月。开始应每日搅拌一次，以后每周搅拌一次。此法适用于浸提含挥发性、多糖、黏性物质及不耐热成分的饮片。生产酊剂、酒剂常用此法，所得的成品在室温下一般能保持较好的澄清度。

具体操作过程如下：将饮片适当粉碎，置于加盖容器内，加一定量溶剂密闭，于室温下浸泡 3～5 日（或至规定时间），适当加以振摇或搅拌，到规定时间后过滤浸出液，压榨残渣，将压榨液与滤液合并，静置 24h 后滤过，将浓度调至规定标准。压榨液中带有不溶性成分及细胞组织，故放置一定时间后再滤过。浸出液可进一步制备流浸膏、浸膏、片剂、颗粒剂等。

2. 热浸渍法 将饮片或粗粉置于特定的容器内，加定量溶剂，以水浴或蒸汽低温加热浸提，加热温度低于溶液沸点，该法亦称为温浸法。以乙醇溶液或酒类为溶剂时，浸渍温度多为 40～60℃；以水为溶剂时，浸渍温度多为 60～80℃，其余操作和冷浸法相同。水为溶剂的浸渍法在大生产中多采用先加热至沸腾，后停止加热，保温 2～3h 即可。热浸法可以大幅度缩短浸出时间，提高效率，但浸出液中杂质浸出量亦相应增加，冷却后有沉淀析出，导致药液澄清度不如冷浸渍法好。含热敏性成分的饮片不能采用此法浸提。

单次浸渍法的缺点是固液接触面更新较慢，即使加温或搅拌也不能使药渣中的吸附残液完全析出，导致固液接触的边界层难以有效更新，影响溶质的扩散。

3. 重浸渍法 重浸渍法的操作是：将全部浸提溶剂分为几份，先用第一份浸渍饮片后，药渣再用第二份溶剂浸渍，如此重复 2～3 次，最后将各份浸渍液合并处理，即得。该方法能有效地避免单次浸渍法的不足。每次浸渍后压榨出药渣中吸附的浸渍液，可使后续的浸渍操作获得更好的浓度差。

通过多次浸渍能大大减少浸出成分在药渣中的吸附损失，因药渣吸附所导致的浸出成分损失量可用公式（2-1）表示

$$r_m = x \left[\frac{a^m}{(n+a)(n+2a)^{m-1}} \right] \qquad （2-1）$$

式中，a 为药渣吸附的浸液量，m 为浸渍次数，r 为药渣吸附所导致的成分损失量（即留于 a 中的浸出成分的量），x 为饮片成分总浸出量，n 为首次分离出的浸液量。由该公式可知，r 值的减小与 a 值有关，与其在总浸液量中所占的比例的方次成反比地减小，而浸渍次数即是方次的级数，故浸渍的次数越多成分损失量就越小。欲使 r 值减小，关键在于减小 a 值和合理控制浸出次数。减小 a 值的方法可将药渣压榨。一般浸渍 2～3 次即可将 r 值减小到一定程度，但浸渍次数过多并无实际意义。

综上，三种浸渍方法的不同特点见表 2-1。

表 2-1　三种不同浸渍方法的比较

浸渍方法	操作条件	优点	缺点
冷浸渍法	室温浸渍	工艺简单，浸提液澄清度好	浸提时间长
热浸渍法	低温加热浸渍	缩短浸提时间	浸提液冷却后易出现浑浊
重浸渍	将提取溶剂分为 2～3 份，进行多次浸渍	减少因药渣吸附所致的药物成分损失	操作相对复杂

目前国内还有单罐循环浸渍方法，其原理类似于强制循环煎煮法，这种方法在一定程度上使溶剂的利用率得到提高，能持续地更新固液接触面，溶剂用量少，浸出物收率高，多用于冷浸法操作。

（二）工艺参数

1. 饮片粉碎度 根据溶剂性质可直接选用饮片浸渍，或将饮片粉碎成粗粉浸渍。

2. 浸渍溶剂 浸渍用溶剂需要根据饮片种类及成分性质选定，常用不同浓度的乙醇溶液为浸渍溶剂。采用冷浸渍法时浸提时间较长，若以水为溶剂，浸渍液很容易变质。浸渍结束后通常应压榨药渣。当溶剂量相对较少时，减少药渣中的残留浸出液对提高浸出量更为重要。

3. 浸渍温度与时间 升高浸渍温度可以缩短浸出时间，提高浸提效率，但浸出液中杂质量亦增加。浸渍时间应结合浸渍条件按浸出效能来决定，以充分浸取其有效成分并兼顾工效为原则，不宜简单化，可以通过一些方法测定浸出液浓度随时间变化的规律来掌握。

四、常用设备

浸渍法所用的主要设备为浸渍器和压榨器，前者为饮片浸渍的盛器，后者用于挤压药渣中残留的浸出液。

1. 浸渍器 中药生产中常用浸渍罐的材质有不锈钢、搪瓷、陶瓷等。专用的浸渍器，下部有出液口，为防止饮片残渣堵塞出口，承托饮片的假底板上应适当开设孔格，并铺设滤布，以起过滤作用。浸渍器上部有盖，以防止浸提溶剂挥发损失及异物污染。有时还在浸渍器上装设搅拌器以改善浸出效果。若容量较大，难以搅拌时，可在下端出口处装循环泵，将下部浸出液抽至浸渍器上端，起到搅拌作用，如图2-9、图2-10所示。为便于热浸操作，有时也在浸渍器内安装加热用蒸汽盘管。

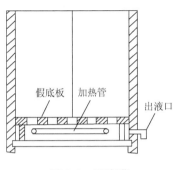

图 2-9　浸渍罐

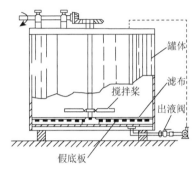

图 2-10　具有搅拌器的浸渍罐

2. 压榨器 浸渍操作中，药渣所吸附的药液浓度总是和浸出液相同，浸出液的浓度愈高，由药渣吸附浸出液所引起的成分损失愈大。压榨药渣不仅可以减少浸出成分的损失，而且在下一轮的浸渍中还可以明显改善固液接触状态，增强传质效果。少量生产时可用螺旋压榨机，见图2-11、图2-12。

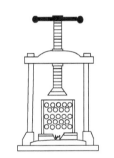

图 2-11　单螺旋压榨机

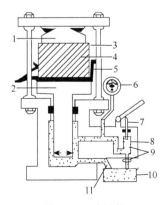

图 2-12　水压机

1.压头；2.大唧筒；3.金属桶；4.待压药渣；5.贮液罐；6.压力表；7.小唧筒；8.水；9.阀；10.水容器；11.出水口

五、应用案例

案例 2-2　　　　　　　　浸渍法制备舒筋活络酒

1. 案例摘要　舒筋活络酒是木瓜、玉竹、川牛膝、川芎等15味饮片以白酒为溶剂浸提制成的内服酒剂。舒筋活络酒为红棕色的澄清液体，具有祛风除湿、活血通络、养阴生津功能，用于治疗风湿阻络、血脉瘀阻兼有阴虚所致的痹病，症见关节疼痛，屈伸不利，四肢麻木。浸提方法可采用浸渍法、渗漉法等。

2. 案例问题　采用浸渍法制备酒剂时有哪些注意事项？

3. 案例分析　酒剂又称药酒，系指饮片用蒸馏酒浸提制成的澄清液体制剂，多供内服，少数作外用，也有兼供内服和外用。酒剂在我国应用已有数千年历史，酒有行血、易于发散和助长药效等特性，酒剂吸收迅速、剂量较小、组方灵活、制备简单、易于保存。但小儿，孕妇，高血压、心脏病患者不宜使用酒剂。采用浸渍法制备的酒剂澄清度较好。

浸渍法制备酒剂时应注意以下事项：①为了提高浸提效率，饮片浸渍前可粉碎成粗粉。②生产内服酒剂应以谷类酒为原料。③所用蒸馏酒的浓度和用量、浸渍温度和时间及成品含醇量等均因品种而异。④一般配制后的酒剂须静置澄清，滤过后分装于洁净的容器中。除另有规定外，酒剂应密封，置阴凉处储存，在储存期间允许有少量摇之即散的沉淀。

第三节　渗　漉　法

渗漉法（percolation）是将粉碎成粗粉的饮片置于渗漉筒中，从上部连续添加溶剂，溶剂渗过饮片层，在向下流动过程中浸出饮片中有效成分的方法，属于动态提取法。渗漉装置示意图见图 2-13。目前，渗漉法仍然是实验室以及中药生产中常用的提取方法之一。

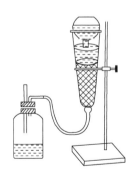

图 2-13　渗漉装置示意图

一、基　本　原　理

溶剂浸提过程实质上就是物料中的溶质从固相传递到液相的传质过程，即有效成分从浓度高的饮片组织中向浓度低的溶液中扩散，其推动力来源于液态溶剂和固态药粉组织内有效成分的浓度差，浓度差越大，扩散传质的推动力越大，浸出速率越大。要快速完全地提取出药粉中的有效成分，必须经常更新药粉与溶液之间的界面层，使药粉与溶液之间界面的有效成分浓度差保持在较高的水平。渗漉法就是一种基于上述溶剂浸提原理的动态提取方法。

渗漉时，从渗漉筒上端进口中不断添加提取溶剂，使其从上而下渗过渗漉筒中的药粉。在这个过程中，溶剂渗入饮片的细胞中溶解大量的可溶性物质后，再扩散至细胞外溶液中，使细胞组织外溶液的浓度增加，溶液密度增大，且随着溶剂的流动向下移动；其原来的位置被上层的提取溶剂或稀漉液所置换，造成细胞内外良好的浓度差，细胞内溶液的浓度总是大于细胞外溶液的浓度，使细胞内溶液中的成分不断地被动扩散至细胞外。渗漉法工作原理见图2-14。渗漉法的提取效率高于浸渍法，成分的提取也较完全，而且省去了分离提取液的操作过程，使提取过程连续不断地进行。

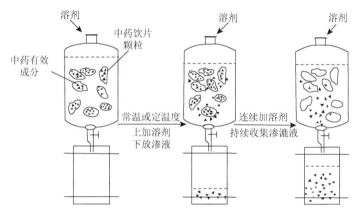

图 2-14　渗漉法工作原理示意图

在渗漉过程中，将初期、中期、末期收集的渗漉液分别称为初漉液、续漉液、尾漉液。在渗漉过程中，一般通过脉冲泵或恒流泵将溶剂加入到渗漉筒的上端，控制渗漉筒上端溶剂的平均加入速率与渗漉筒下端溶剂的平均流出速率基本相等，并保持溶剂始终浸没渗漉筒中药粉层，这样可以保持渗漉过程自然且连续地进行，节省人力。与其他中药提取方法相比，渗漉法具有以下特点：

（1）浸出效率高：随着溶剂自上而下渗过饮片层，溶剂中浸出成分浓度逐渐增加。因此，渗漉过程中，饮片组织细胞内外始终维持了良好的浓度差，浸出效率高。

（2）提取温度低：渗漉提取可以在较低的温度下进行，适合于提取热稳定性较差的有效成分。在提取时，可根据提取溶剂的特点、待提取成分的热稳定性以及溶解度等因素，选择适宜的温度。如需要加热，也是使提取溶剂温热，原则上不要使溶剂产生蒸汽而影响渗漉。

（3）节省工序：渗漉筒底部一般有过滤装置，渗漉液流出后，可不必再行滤过，节省工序。

（4）适用范围广：一般植物性饮片均可进行渗漉提取。由于提取效率高，该法对贵重饮片、毒性饮片的提取尤为适宜。但该法不适用于易膨胀饮片、无组织结构饮片的提取，如乳香、松香、芦荟等无组织结构饮片，遇溶剂软化而形成较大的团块，除了易堵塞渗漉筒外，溶剂也很难渗入至团块内部，不利于成分的溶出。

（5）渗漉时间长：渗漉法提取时间比较长。为了提高浸出效率，应控制渗漉液流出速率。一般饮片量大，渗漉液流出速率快；反之，流出速率慢。

二、工 艺 流 程

渗漉法操作流程见图 2-15。

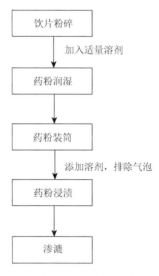

图 2-15　渗漉法操作流程

三、操作方法与工艺参数

（一）操作方法

随着科学技术的发展以及提取工作的需要，在最初的单渗漉法基础上，逐渐发展出重渗漉法、加压渗漉法和逆流渗漉法等渗漉提取方法。市场上也出现了与之相适应的多种渗漉设备，以适应不同生产的需要。

1. 单渗漉法　单渗漉法是指仅用一个渗漉筒的渗漉方法，按照所用渗漉溶剂的浓度变化分为一般渗漉法和梯度渗漉法。一般渗漉法是指在渗漉过程中使用单一溶剂或者一种比例恒定的混合溶剂进行渗漉。梯度渗漉法是指在渗漉过程中先后使用若干种比例不同的混合溶剂进行渗漉，如先使用 95%乙醇溶液进行渗漉，药渣再使用 50%乙醇溶液进行渗漉，然后将两次的渗漉液合并。单渗漉法的操作步骤如下：

（1）饮片粉碎：饮片一般粉碎成粗粉或中粉，以提高渗漉效率。

（2）药粉润湿：药粉应先用适量渗漉溶剂润湿，使之充分膨胀后再装筒，以免药粉在渗漉筒中膨胀挤压而造成堵塞，影响溶剂的渗过。一般加药粉 1 倍量的溶剂，拌匀后，根据饮片质地密闭放置 15min 至数小时，使药粉充分均匀润湿和膨胀。

（3）药粉装筒：渗漉筒底部装带孔筛板并铺垫适宜滤材，将已润湿膨胀的药粉分次装入渗漉筒，应松紧适宜，均匀压平，上部用滤纸或纱布覆盖，并加少量重物，以防加溶剂时药粉颗粒浮起。装得过松，溶剂很快流过药粉，浸出效果差；过紧又会影响溶剂的渗过和溶液的流动。渗漉筒中粉柱的高度和直径的比值一般大于 8。在一定的比值范围内，高径比越大，提取效率越高。

（4）气泡排除：装筒完毕后，打开渗漉筒底部出口的活塞或控制阀，从渗漉筒上端添加溶剂，至渗漉液从下端出口流出，关闭渗漉液出口，继续添加溶剂，至溶剂浸没药粉表面数厘米。加入溶剂时，应最大限度地排除药粉间隙中的空气，保持溶剂始终浸没药粉表面，否则药粉上部干涸开裂，再加溶剂后，溶剂易从裂隙间流过而影响浸出效果。当使用乙醇、甲醇或其他有机溶剂渗漉时，应注意渗滤筒上端端口的密封性，防止有机溶剂挥散。

（5）药粉浸渍：气泡排出后，将药粉浸渍放置24～48h，使溶剂充分渗透扩散到粉粒内部，解吸和溶解有关成分，以提高渗漉效率。

（6）渗漉：打开渗漉筒底端漉液出口，接收漉液，控制漉液流出速率。一般1kg饮片每分钟流出1～3ml渗漉液；大量生产时，每小时流出液应相当于渗漉容器被利用容积的1/48～1/24。渗漉过程中应不断补充溶剂，使溶剂始终浸没药粉。

2. 重渗漉法　重渗漉法是将多个渗漉筒串联排列，前一个渗漉筒中药粉的续漉液用作下一个渗漉筒中药粉的渗漉溶剂，漉液依次流过串联的多个渗漉筒，在末端渗漉筒的出口收集漉液，以获得高浓度漉液的方法。

重渗漉法与单渗漉法操作的不同之处在于以下两点：

（1）药粉的装筒：重渗漉法的渗漉装置中含有若干个串联排列的渗漉筒，药粉需要按一定的比例同时装入这些渗漉筒中；装入各渗漉筒中药粉的量可相等，也可以不等。不相等时，每个渗漉筒中的药粉量一般以从前向后的顺序按比例减少，例如待渗漉药粉1kg，可分为500g、300g、200g共三份，按先后顺序分别依次装于串联的3个渗漉筒内。

（2）渗漉液的收集：渗漉过程中，每个渗漉筒先分别收集一定量的初漉液另器储存；续漉液依次从前一个渗漉筒流入后一个渗漉筒。最后将每个筒的初漉液与最后一个筒的渗漉液合并即得提取液。例如在上一小节中采用重渗漉法提取1kg药粉，先接收串联的第一个装有500g药粉渗漉筒的初漉液200ml，另器储存；关闭第一个渗漉筒的出口阀，使其续漉液进入到第二个装有300g药粉的渗漉筒中。这时收集第二个渗漉筒的初漉液300ml，另器保存；再关闭第二个渗漉筒的出口阀，使其续漉液继续进入到第三个装有200g药粉的渗漉筒中，此时收集第三个渗漉筒的初漉液500ml。将这三份初漉液合并，即得到1∶1（1g饮片∶1ml药液）的浓提取液。

重渗漉法与单渗漉法相似，也是在常压下进行的，但不同于单渗漉法的简单合用。在重渗漉法中，从串联的第一个渗漉筒的入口到最后一个渗漉筒的出口，整个系统通路中都保持着良好的浓度差。而单渗漉法的简单合用则是将前一个渗漉筒的渗漉液收集在容器中，将此均一溶液作为渗漉溶剂加入到第二个单渗漉筒中。因此单渗漉法的简单合用效果不如重渗漉法好。重渗漉法溶剂利用率高，渗漉液体积小。渗漉液中有效成分浓度高，可不经浓缩直接使用，避免有效成分受热分解或挥发损失。但是重渗漉法占用容器多，操作较烦琐。

3. 加压渗漉法　加压渗漉法系通过加压泵给渗漉装置内部施加一定的压力，使溶剂及浸出液较快地渗过药粉层，从渗漉筒底端出口流出的一种快速渗漉方法。

加压渗漉是在加压渗漉设备中进行的，润湿后的药粉装入加压渗漉设备的渗漉罐中，压上带孔筛板，固定盖与罐体的卡箍，溶剂由溶剂罐经加压泵输入渗漉罐，排气，浸渍。渗漉时，打开药液出口阀，溶剂在一定的压力下渗过药粉层。

加压渗漉法具有以下特点：

（1）提取效率高，提取时间短：在渗漉过程中，溶剂在较大压力的作用下容易渗进饮片组织内而溶解其成分，这样组织细胞内溶液的浓度就比较大，向组织细胞外溶液中扩散的速率也比较快，使得提取时间大大地缩短。

（2）溶剂消耗少，渗漉液浓度大：在加压渗漉过程中，由于成分溶出效率高，提取时间比较短，因此消耗的溶剂量少，渗漉液体积较小，其中有效成分的浓度较大，有利于后续漉液的浓缩和制剂工作的进行。

4. 逆流渗漉法　逆流渗漉法是将饮片粉末与提取溶剂在提取管段中沿相反方向运动，连续充分地相互接触而进行提取的一种方法，属于动态逆流提取法。在药粉与溶剂逆向运动的过程中，饮片粉粒中溶出的成分迅速向溶剂中扩散，使扩散界面内外始终保持较高的浓度差，实现高效提取。

逆流渗漉法的一般操作过程为：饮片粉碎→药粉润湿→药粉进料→逆流渗漉→药渣排出，其中最关键的步骤是逆流渗漉。

逆流渗漉法是在逆流渗漉设备中进行的一种连续提取的方法，其提取管段中饮片与溶剂均做逆向运动。在前三种渗漉方法中，药粉在渗漉筒（罐）中是静止不动的，仅提取溶剂自上而下地进行渗透运动。而逆流渗漉过程中，药粉在管内螺旋输送器的机械力作用下从加料口向提取管段的另一端运动，从出渣口排出，管内提取溶剂的运动方向则相反。

逆流渗漉提取过程连续进行，提取能力强，处理饮片能力大，特别适合于规模化生产。此外，逆流提取全过程是密闭的，溶剂及成分挥散少，生产安全性提高，特别适合于各种易燃、易爆、毒性大等挥发性有机溶剂的提取。提取在逆流条件下进行，溶剂用量少，过滤、浓缩工作量小，生产成本低。

（二）工艺参数

1. 饮片粉碎度　饮片适度粉碎有利于加速其中成分的溶出。单渗漉法与重渗漉法操作中饮片一般粉碎成粗粉或最粗粉，药粉过细，易堵塞，导致渗漉困难；药粉过粗，不易压紧，药粉颗粒间空隙较大，药粉比表面积小，提取溶剂消耗量大，浸出效果差。

加压渗漉与逆流渗漉法操作中饮片可粉碎得更细一些，粉末细度可达 40 目。由于渗漉是在一定的压力或机械力的作用下进行的，因此，并不影响溶剂渗过药粉层的速率，不影响渗漉过程的进行。

2. 粉末润湿时间　润湿时间的长短可根据饮片质地及其所含有效成分的稳定性来确定。一般如果饮片质地致密，且成分在提取溶剂中比较稳定，可以将其湿润的时间延长一些，以使其颗粒充分膨胀，组织细胞内有效成分充分解吸、溶解，有利于提取过程中有效成分的扩散。

3. 渗漉温度　渗漉法通常在室温下进行，而加压渗漉设备可以带有加热或制冷功能，加热可提高提取效率。但提取温度不宜过高，否则溶剂容易产生蒸汽，形成气泡，不利于渗漉。对于热稳定性差的成分的提取，可以调低设备的提取温度，使渗漉过程在常温或低于常温的条件下进行，有利于不稳定性成分的提取。

4. 渗漉液流出速率　渗漉液流出速率太快，则有效成分来不及溶出和扩散，溶剂消耗量大，渗漉液浓度低，浓缩工作量大，耗能多，生产成本高；太慢则影响设备的利用率和产量。一般 1kg 饮片每分钟流出 1～3ml 渗漉液；大量生产时，每小时流出液应相当于渗漉容器被利用容积的 1/48～1/24。加压渗漉过程中渗漉液经流量计自动从出口阀进入储液罐，此时可用流量计的测定数据进行计算，控制流速，以达到最佳提取工艺要求。

5. 渗漉溶剂用量　渗漉溶剂用量太少则提取不完全，可根据渗漉液中已知成分的定性反应来判断是否提取完全，确定渗漉溶剂用量。

四、常用设备

1. 单渗漉设备　单渗漉法所用的设备相对简单。在实验室里，一个带有筛板的玻璃柱或者简单的玻璃柱底端加上纱布或棉花，都可以用于单渗漉法操作。中型或大型单渗漉设备一般由渗漉罐、溶剂罐、储液罐和加液泵等组成，如图 2-16 所示。其渗漉罐形状有圆柱形、正锥形和斜锥形等，渗漉罐上部有加料口和加液口，下部有出渣口和出液口，其底部有筛板、筛网等以支撑底层药粉；渗漉罐常带有夹层，可向夹层中通入热水（油）进行加热或冷冻盐水进行冷却，以达到提取所需的温度。单渗漉法是在常压下进行的。操作时，脉冲式或恒流式加液泵向渗漉罐中不断地输入溶剂。控制溶剂的加入量，使溶剂的加入量与漉液流出量基本一致，保持罐内溶剂始终浸没药粉。

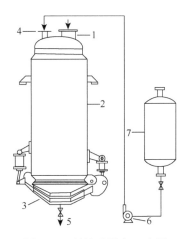

图 2-16　单渗漉设备示意图

1.药粉进口；2.渗漉罐；3.出渣口；4.溶剂进口；5.漉液出口；6.溶剂泵；7.溶剂罐

2. 重渗漉设备　重渗漉设备较单渗漉设备复杂。在实验室中，可将若干个进行单渗漉的渗漉筒串联起来，各渗漉筒依次从高往低排列，呈现一定的高度梯度，各筒底端出口都带有控制活塞。将一定量的饮片分别装入各渗漉筒，渗漉液从最高的第一个渗漉筒下端流出后，进入第二个渗漉筒上部，然后从其底部流出后，再进入第三个渗漉筒，依次类推，从最后一个渗漉筒的底端出口收集渗漉液。在实际操作过程中，每个渗漉筒常收集一定量的初漉液另器存放，再在最后一个渗漉筒的底端出口收集续漉液。

中型或大型重渗漉设备一般由 5～10 个渗漉罐、加热器、溶剂罐、贮液罐、加液泵等组成，如图 2-17 所示。对于单个渗漉罐来说，它与单渗漉设备中的渗漉罐类似，也有圆柱形、蘑菇形、正锥形和斜锥形之分；罐上部有加料口和加液口，下部有出渣口和出液口，其底部带有筛板、筛网等，以支撑罐内药粉；渗漉罐常有夹层，可通过蒸汽加热或冷冻盐水冷却，以达到提取所需的温度。与单渗漉设备不同之处在于，罐与罐之间既可串联，也可并联，主要通过控制管道和阀门来实现串联或并联。并联的结果，有利于每个渗漉罐初漉液的收集；串联的结果，有利于续漉液的再利用，使之从一个渗漉罐中流出，再作为溶剂进入下一个渗漉罐进行渗漉提取；甚至从最后一个渗漉罐收集到的续漉液可再输入到该装置的第一个渗漉罐中再用于渗漉，重新渗过整个渗漉系统，以提高续漉液的浓度，完成重渗漉提取。重渗漉设备由于实现了续漉液的再利用，最终收集到的漉液量较少，便于浓缩，生产成本低，适于大批量生产。

为提高生产效率，有些渗漉设备配套了压滤器、离心机、浓缩器、喷雾干燥器等，实现了从加入饮片和溶剂开始，最终直接获得干燥提取物的完整提取工序。

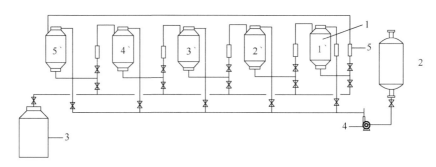

图 2-17　重渗漉设备示意图

1.渗漉罐；2.溶剂罐；3.贮液罐；4.加液泵；5.加热器

3. 加压渗漉设备　如图 2-18 所示，加压渗漉设备一般由渗漉罐、溶剂罐、储液罐和加压泵等组成。其渗漉罐上下两端的盖均带有卡箍，能固定和密封渗漉罐；加压泵在向渗漉罐加溶剂的同时，也造成渗漉罐内压力高于正常大气压，使溶剂和药粉均处于较大的压力下，实现加压渗漉。

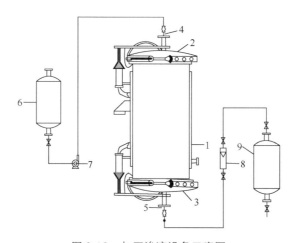

图 2-18　加压渗漉设备示意图

1.渗漉罐；2.上密封盖；3.下密封盖；4.溶剂进口；5.溶剂出口；6.溶剂罐；7.加压泵；8.过滤器；9.漉液罐

4. 逆流渗漉设备　逆流渗漉设备按其提取管段的形状可分为 U 形螺旋式逆流提取设备和直形螺旋式逆流提取设备，其加料和卸料均可自动连续进行，劳动强度低，且浸出效率高。

（1）U 形螺旋式逆流提取设备：U 形螺旋式逆流提取设备的主体设备为 U 形管道式提取设备，主要结构如图 2-19 所示，由进料管、水平管、出料管、螺旋输送器及贮液罐等组成，各管均具有蒸汽夹层，可通入蒸汽加热或冷冻盐水冷却。饮片从加料口进入进料管，在螺旋输送器的推动下，经水平管进入出料管，最后药渣从出料管的出料口排出；提取用溶剂则自溶剂进口进入出料管,在后续不断输入溶剂的压力下,逆着饮片运动的方向渗过饮片,将饮片有效成分浸出,渗漉液经水平管进入进料管,再从进料管的溶液出口流出,进入贮液罐。

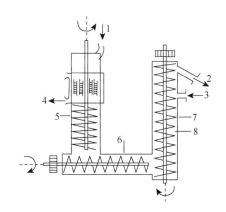

图 2-19　U 形螺旋式逆流提取设备示意图

1.进料口;2.出渣口;3.溶剂进口;4.溶剂出口;5.进料管;6.水平管;7.出料管;8.螺旋输送器

(2)直形螺旋式逆流提取设备:直形螺旋式逆流提取设备的主体为直形管道式提取设备,主要结构如图 2-20 所示,由进料器、提取管段、排渣装置、排液装置、贮液罐等组成,其中提取管段又由直形管和螺旋输送器构成,直形管具有蒸汽夹层,可通入蒸汽加热,或通入冷盐水降温,以达到提取所需的温度;排渣装置由药渣挤干机、烘干机、溶剂回收冷凝器和贮液罐、药渣输送机等组成。与 U 形螺旋式提取设备类似,饮片从进料器进入提取管段,在螺旋输送器的推动下经提取管段进入排渣装置,经挤压处理后,输出药渣;提取用溶剂则从另一端进口进入提取管段,逆着饮片运动的方向渗过饮片,将饮片有效成分浸出,流经提取管段后,进入排液装置,收集渗漉液。

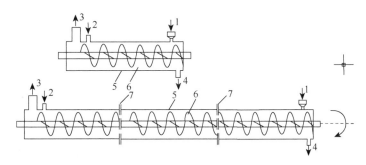

图 2-20　直形螺旋式逆流提取设备示意图

1.进料口;2.溶剂进口;3.出渣口;4.溶剂出口;5.提取管段;6.螺旋输送器;7.单元连接处

直形螺旋式逆流提取设备又分为单级和多级连续逆流提取设备。

1)单级连续逆流提取设备仅含有一个提取管段,在一个提取管段内完成提取,适用于一种单一或混合的提取溶剂在一个提取温度条件下进行的提取。

2)多级连续逆流提取设备,在二至多级提取管内完成。依据提取要求的不同,多级连续逆流提取设备中各提取管段有 2 种不同的连接形式:①适于不同溶剂的提取:经第一级提取管段提取后的药渣直接进入药渣处理系统,药渣中残存的有机溶剂被挤压干净后,药渣再进入第二级提取管段提取，依次类推；各级提取管段的提取药液分别进入独立的过滤、分离或浓缩系统，互不相混；②适于不同的温度提取：第一级提取管段提取后的药渣直接进入第二级提取，依次类推，第一级提取管段的提取温度最低，向后各级提取管段的提取温度依次增高。其提取药液的排出有两种形式：一是最后一级提取药液逆行进入上一级提取管中，依次类推，至从第一级提取管流出后进入过滤、分离或浓缩系统；二是各级提取药液分别进入独立的过滤、分离或浓缩系统，互不相混。

五、应 用 案 例

案例 2-3 　　　　　　　　　　**梯度渗漉法提取丹参有效成分**

1. 案例摘要　　中药丹参为唇形科植物丹参 *Salvia miltiorrhiza* Bge.的根及根茎，具有活血祛瘀、通经止痛、清心除烦、凉血消痈之功能。丹参在现有中成药处方中应用广泛，主要含丹参酚酸类和丹参酮类有效成分，两类成分极性差异较大，且其中丹参酚酸类成分热稳定性较差，因此可选用不同溶剂分别渗漉提取这两类成分。

2. 案例问题　　选用哪种溶剂才能尽可能将丹参中水溶性丹参酚酸类和脂溶性丹参酮类成分提取出来？

3. 案例分析　　根据丹参酚酸类和丹参酮类成分的极性差异，分别以含量较高的丹参酮II_A和丹酚酸B作为指标性成分，考察不同浓度乙醇溶液的渗漉提取效果，以筛选适宜的提取溶剂，并对渗漉工艺参数进行实验优化。

（1）最佳提取溶剂考察：取丹参饮片粗粉，分别用乙醇溶液、85%乙醇溶液和 75%乙醇溶液润湿溶胀后，装筒，浸渍，再分别用 12 倍量相应浓度的乙醇溶液进行渗漉，流速2ml/min，得渗漉液 1 和药渣。其中乙醇溶液渗漉后的药渣再分别用 60%乙醇溶液、50%乙醇溶液和 40%乙醇溶液渗漉，流速 2ml/min，得渗漉液 2。分别测定渗漉液 1 中丹参酮II_A和渗漉液 2 中丹酚酸 B 的含量，以及它们的干膏收率，计算指标成分的纯度，结果表明：95%乙醇溶液渗漉液中丹参酮II_A含量较高；药渣进行用 50%乙醇溶液再渗漉，获得的提取物中丹酚酸B含量较高。因此，选用 95%乙醇溶液渗漉先提取丹参饮片中的总丹参酮，药渣再用 50%乙醇溶液渗漉提取总丹参酚酸。

（2）梯度渗漉工艺考察

1）提取脂溶性丹参酮类成分渗漉条件考察：以丹参酮II_A的含量和干膏收率为指标，通过正交试验考察 95%乙醇溶液用量、溶胀时间和渗漉速率对提取的影响。经方差分析表明，渗漉速率、溶胀时间、溶剂用量对实验结果均有显著性影响，确定最佳醇提工艺条件为：丹参饮片粗粉用适量 95%乙醇溶液溶胀2h 后渗漉，渗漉速率为 4ml/min，渗漉溶剂用量为饮片的 10 倍量。

2）提取水溶性丹参酚酸类成分渗漉条件考察：上述实验后的药渣，用 50%乙醇溶液作溶剂继续渗漉提取。以丹酚酸B含量为评价指标，分别对溶剂用量、渗漉速率进行单因素考察，确定最佳渗漉条件为：药渣用 12 倍量 50%乙醇溶液，以 4ml/min 的速率继续渗漉提取丹参酚酸类成分。

综上所述，确定丹参有效成分的最佳梯度渗漉条件为：丹参饮片粗粉先以 10 倍量 95%乙醇溶液渗漉，渗漉速率为 4ml/min；再以 12 倍量 50%乙醇溶液渗漉，渗漉速率为 4ml/min，分别收集渗漉液，低温浓缩，即得。

案例2-4   **重渗漉法提取决明子有效成分**

1. 案例摘要   决明子为豆科植物决明 *Cassia obtusifolia* L.或小决明 *Cassia tora* L.的干燥成熟种子。味甘、苦、咸，性微寒，归大肠经，具有清热明目、润肠通便功能。近代研究认为，决明子具有明显降脂、温和降压及抑制血小板聚集等作用。重渗漉法提取决明子有效成分的工艺为：取决明子粗粉，分成3份，分别以渗漉溶剂润湿后放置24h。将充分润湿的药粉分别装入已编号的3只渗漉筒中，各渗漉筒加入适量溶剂浸渍24h，进行重渗漉。每渗漉筒收集初滤液50ml，另器保存。继续渗漉，1号渗漉筒的续滤液作为2号筒的溶剂，2号筒的续滤液作为3号筒的溶剂，收集3号筒的续滤液，直至3号筒的续滤液呈淡黄色。更换接收容器，继续收集尾滤液。各组初、续滤液合并为提取液。

2. 案例问题   决明子中主要的有效成分有哪些？采用渗漉法提取有何优势？

3. 案例分析   决明子中有效成分为蒽醌类及其苷类、萘骈吡喃苷类等，能溶于水、醇等溶剂，对光、热不稳定，采用渗漉法提取有利于成分稳定。

该案例在提取工艺研究过程中，首先对提取溶剂进行优选，分别考察40%乙醇溶液、60%乙醇溶液、80%乙醇溶液对有效成分的提取效率，结果表明应以80%乙醇溶液为提取溶剂。其次需考察渗漉速率，以80%乙醇溶液为溶剂，分别按0.5ml/min、1.0ml/min、2.0ml/min渗漉速率进行渗漉，分别收集滤液，测定其中指标成分的提取量，以确定最佳滤速。

案例2-5   **连续逆流渗漉法提取阿归养血方有效组分**

1. 案例摘要   阿归养血方由当归、阿胶、党参、白芍、甘草（蜜炙）、茯苓、黄芪、熟地黄、川芎组成。本品为补气养血之剂，临床用于气血亏虚证，表现为面色萎黄、眩晕乏力、肌肉消瘦、经闭等症。方中当归为君药，阿魏酸是其活性成分之一。本案例采用有效成分浸出速率快、浸出效率高的连续逆流渗漉法提取其有效组分，以提取浸膏量、浸膏中阿魏酸含量为评价指标，优选阿归养血方连续逆流提取工艺条件。

2. 案例问题   影响连续逆流渗漉提取的工艺参数主要有哪些？

3. 案例分析   影响连续逆流渗漉提取的工艺参数主要包括饮片粒度、提取溶剂、连续逆流提取组数、每级的提取时间、料液比、温度等。

（1）饮片粉碎粒度确定：阿胶除外，处方其余饮片混合后分别粉碎成粗粉、中粉、细粉，置于连续逆流提取设备中，在相同工艺下提取，以提取液中的阿魏酸含量为考察指标，结果表明，饮片粉碎成中粉提取效果好；若进一步粉碎，由于药粉过细易结块，不利于溶剂渗入而提取效率下降，故饮片粉碎成中粉为宜。

（2）提取组数确定：连续逆流提取一般采用3个以上的提取单元，其中4~7个单元最为常用，采用单级实验方法考察提取单元的组数。取适量饮片中粉，置于连续逆流提取设备中，料液比1:16，每次提取30min。以第1份药粉的提取液作为溶剂，提取第2份药粉；再以第2份药粉的提取液作为溶剂，提取第3份药粉；以此类推。测定每次提取后提取液中阿魏酸的含量。结果表明，连续提取4次后，药液中阿魏酸的含量已近饱和，再增加提取级数，效果不大，故确定逆流提取级数为4级。

（3）提取工艺的关键参数优选：采用正交试验设计，考察每级提取时间、料液比、乙醇溶液体积分数、温度4个因素，每个因素设置3个水平，如表2-2所示。采用 $L_9(3^4)$ 正交表安排实验，以浸膏量和浸膏中阿魏酸含量为评价指标，考虑到复方中其他物质亦能提取出来，可能为有效物质，设定其加权系数分别为 0.5、0.5，最高值为 50 分，最低值为 0 分，按等比计算，采用综合加权评分法，优选阿归养血颗粒的最佳提取工艺。

表 2-2　阿归养血方提取工艺因素水平表

因素 水平	提取时间（min） A	加醇量（倍） B	乙醇溶液体积分数（%） C	提取温度（℃） D
1	20	8	40	40
2	30	12	50	50
3	40	16	60	60

按正交设计表要求，取 5 倍处方量的饮片中粉混合，置于连续逆流提取设备中提取，收集提取液，滤过，减压回收乙醇，浓缩至一定相对密度，置真空干燥器中干燥，称重。方差分析结果表明，B 和 C 因素对连续逆流提取出的浸膏具有显著影响，确定连续逆流最佳提取工艺为 $A_1B_3C_3D_1$，即料液比 1∶16（相当于每级为 1∶4），60%乙醇溶液作溶剂，提取时间 20min，提取温度 40℃。按优选的提取工艺条件进行 3 次验证实验，表明该提取工艺稳定可靠。

经比较，该连续逆流渗漉提取工艺制得的干浸膏量及其中阿魏酸含量均高于单渗漉法。

第四节　回　流　法

回流提取法是指饮片以乙醇等挥发性有机溶剂加热提取，溶剂受热蒸发，冷凝后重新流回到浸出器中继续浸提过程，如此循环，直至有效成分浸提基本完全。按照固液浸提时传质推动力的不同，回流提取法可分为回流热浸法、索氏浸提法两种。

一、基　本　原　理

1. 回流热浸法　将饮片及提取溶剂加入到回流浸提罐中，浸泡一段时间后，对其进行加热，沸腾后保持微沸状态浸提，此时产生的溶剂蒸汽上升至冷却器，冷凝成液体并自然流回浸提罐。这种微沸状态使提取溶剂与饮片固体间有较好湍动，饮片中的有效成分自饮片内部传递至提取溶剂中，从而达到有效成分浸出的目的。在浸提的过程中，每次加入的提取溶剂中浸出成分的初始浓度一般为零，随着浸提时间的延长，溶剂中浸出成分浓度逐渐增加直至饱和（或至溶出速率明显下降）。此时可放尽浸提液后再加入新鲜溶剂对饮片再次回流浸提。工作原理见图 2-21。

回流法本质上是一种热浸渍法，通常适用于质地较硬、浸提困难的中药原料的浸提处理。回流热浸法一般需要提取 2～3 次，溶剂用量通常是被提取饮片量的 5～10 倍，提取温度一般是在溶剂的沸点处（80～100℃）。因为溶剂能循环使用，所以该法较渗漉法的溶剂耗用量少。与常温提取法相比，回流提取的成分谱较宽，增加了后续纯化工艺的复杂性。

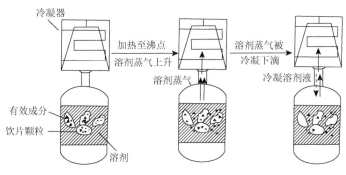

图 2-21 回流提取法工作原理

2. 索氏浸提法 在索氏提取罐中加入饮片与提取溶剂，浸泡若干时间后开始加热，直到微微沸腾，此时同样由于沸腾使提取溶剂与饮片固体间有较好湍动，饮片有效成分自饮片内部传递至提取溶剂中，达到饮片有效成分浸出的目的。与回流热浸法不同的是索氏浸提过程中始终保持浸提液与饮片之间有较大的传质推动力，这是靠不断地自索氏浸提罐中抽出部分浸提液并进入蒸发浓缩罐中回收溶剂，蒸出的溶剂蒸汽在冷凝器中冷凝后流入溶剂贮液罐，再自贮液罐向索氏浸提罐中连续加入与抽出量相等的新鲜溶剂，新鲜溶剂的加入与抽出等量的浸提液去蒸发器，保证了浸提罐中传质推动力。如果浸提液的抽出量在整个浸提过程中保持不变，随着浸提时间的推移，浸提罐中浸提液浓度越来越小，当小于规定的浓度时即可终止浸提。

索氏浸提法极大地提高了提取效率，减少了提取溶剂的用量，节省了人力物力。由于该方法是利用提取液受热蒸发所得溶剂进行循环提取，所以通常是提取热稳定性较好的成分，对于该类成分而言，动态提取兼加热提取为理想选择，可以获得更高的提取效率。但是，对受热易分解或变色的物质不宜采用，高沸点的溶剂也不宜采用。当用高沸点溶剂时，其回流速率相对较慢，提取时间较长，影响了效率。浸取完毕后，只有卸开装置，才能将抽提筒中的多余溶剂取走，因此空气中残留的溶剂对实验人员的健康及环境造成不利影响。且易在药渣内残留大量溶剂，对进一步处理造成困难。

二、工艺流程

回流法工艺流程见图 2-22。

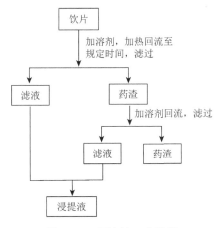

图 2-22 回流法工艺流程

三、操作方法与工艺参数

（一）操作方法

1. 回流热浸法　将饮片或粗粉装入圆底烧瓶内，添加溶剂浸没药层表面，瓶口上安装冷凝管，通冷凝水，饮片浸泡一定时间后，水浴加热回流提取至规定时间，滤取药液，药渣再添加新溶剂回流 2～3 次，合并各次药液，回收溶剂，即得浓缩液，待用。药渣卸出前要考虑回收药渣中的溶剂，可以在收集浸提液后，向罐内药渣加入适量的水，在微微沸腾下将稀提取溶剂蒸出，在冷凝器中冷凝成液体后放出，回收溶剂后的药渣卸出即可。

2. 索氏浸提法　少量药粉可用索氏提取器提取。大生产时采用循环回流装置。将饮片置于浸出器中，溶剂自储罐加入浸取器内，至浸出液充满虹吸管时，进入蒸发罐内被加热蒸发，产生的溶剂蒸汽进入冷凝器，经冷凝后又汇入储液罐中，再次流入浸出器，这样反复循环，蒸发罐内即得到了浓浸出液。浸提完全时再适当加热浸出器，使药渣中的有机溶剂蒸发出来，并进入冷凝器的蛇形管而被冷凝送至储罐。在卸药渣前同样要回收药渣中所含的提取溶剂，回收方法与回流热浸法相同。

（二）工艺参数

回流法的工艺参数主要包括溶剂的种类与用量、回流次数、回流时间等。

四、常用设备

1. 索氏提取器　索氏提取器如图 2-23 所示，由提取器、提取管、冷凝器三部分组成，提取管两侧分别有虹吸管和连接管，各部分连接处要严密不能漏气。实验室内常用索氏提取器来进行连续回流提取，浸提前先将饮片粉碎，以增加固液接触的面积。然后，将饮片置于提取器中，提取器的下端与盛有浸出溶剂的圆底烧瓶相连，上面接回流冷凝管。加热圆底烧瓶，使溶剂沸腾，蒸汽通过连接管上升，进入到冷凝管中，被冷凝后滴入提取器中，溶剂和固体接触进行萃取，当提取器中溶剂液面达到虹吸管的最高处时，含有饮片有效成分的溶剂虹吸回到烧瓶，因而萃取出一部分物质。然后圆底烧瓶中的浸出溶剂继续蒸发、冷凝、浸出、回流，如此重复，使饮片中的成分不断被提取，浸取出的物质富集在烧瓶中。

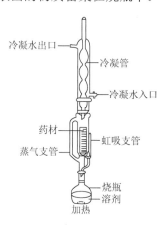

图 2-23　索氏提取器示意图

2. 热回流循环提取浓缩机　热回流循环提取浓缩机是一种新型动态提取浓缩机组，集提取浓缩为一体，是一套全封闭连续循环动态提取装置。该设备主要用于以水、乙醇及其他有机溶剂提取饮片中的有效成分、浸提液浓缩，以及有机溶剂的回收。

热回流循环提取浓缩机的浸出部分包括提取罐、消泡器、提取罐冷凝器、提取罐冷却器、油水分离器、过滤器、泵；浓缩部分包括加热器、蒸发器、冷凝器、冷却器、蒸发料液罐等。其工作原理及操作为：将饮片置提取罐内，加饮片 5～10 倍的适宜溶剂。开启提取罐和夹套的蒸汽阀，加热至沸腾 20～30 min 后，用泵将 1/3 浸提液抽入浓缩蒸发器。关闭提取罐和夹套的蒸发阀，开启浓缩加热器蒸发阀对浸提液进行浓缩。浓缩时产生的二次蒸汽，通过蒸发器上升管送入提取罐作为提取的溶剂和热源，维持提取罐内沸腾。二次蒸汽继续上升，经提取罐冷凝器回落到提取罐内作新溶剂。这样形成热的新溶剂回流提取，形成高浓度梯度，饮片中的有效成分高速浸出，直至完全溶出（提取液无色）。此时，关闭提取罐与浓缩蒸发器阀门，浓缩的二次蒸汽转送浓缩冷却器，浓缩继续进行，直至浓缩成需要的相对密度的浸膏，放出备用。提取罐内的无色液体，可放入贮罐作下批提取溶剂，药渣从渣门排掉。若是有机溶剂提取，则先加适量水，开启提取罐和夹套蒸汽，回收溶剂后，将药渣排掉。

热回流循环提取浓缩机具有以下特点：

（1）收膏率比多功能提取罐高 10%～15%。提取过程中，热的溶剂连续加到饮片表面，由上至下高速通过饮片层，产生高浓度差，因此有效成分提取率高。

（2）设备利用率高。由于高速浸出，浸出时间短，浸出与浓缩同步进行，只需 7～8 h 即可完成工艺过程。

（3）提取溶剂消耗量少。提取过程中仅加 1 次溶剂，在一套密封设备内循环使用，药渣中的溶剂可回收利用，故溶剂用量比多功能提取罐少 30% 以上，消耗率可降低 50%～70%，更适于有机溶剂提取、提纯饮片中的有效成分。

（4）节约能源。由于浓缩的二次蒸汽作为提取的热源，抽入浓缩器的浸提液与浓缩的温度相同，可节约 50% 以上的蒸汽。

（5）设备占地面积小，投资少，成本低。

3. 多功能提取罐　多功能提取罐可用于饮片水提取、醇提取、提取挥发油、回收药渣中的溶剂等，用于回流提取的操作过程为先将饮片和溶剂加入罐内密闭，向夹层通热源蒸汽，打开冷却水，使罐内达到需要温度时减少供给热源，使受热汽化的溶剂经冷凝器冷凝后回流即可。为了提高效率，可用泵强制循环，使药液从罐下部通过泵吸出再从罐上部进口回至罐内，解除局部沟流。

五、应 用 案 例

案例 2-6　　　　　　　　　　回流法提取贯叶金丝桃活性成分

1. 案例摘要　贯叶金丝桃具有疏肝解郁、清热利湿功能，是我国首个治疗轻、中度抑郁症的中成药舒肝解郁胶囊的主药之一。贯叶金丝桃主要含黄酮类、苯骈二蒽酮类、间苯三酚类、挥发油类、香豆素等多种化学成分，其中黄酮类以芦丁、金丝桃苷、异槲皮苷、槲皮素等为主。现代药理研究证明，贯叶金丝桃黄酮类化学成分是舒肝解郁胶囊抗抑郁的主要活性成分。本案例通过正交试验优化贯叶金丝桃的提取工艺参数。

2. 案例问题　根据贯叶金丝桃有效成分的溶解行为，选用何种溶剂和方法才能将其有效成分提取出来？提取工艺考察中如何选定评价指标？

3. 案例分析　根据活性成分黄酮类化合物的理化性质，采用乙醇溶液回流提取法。《中国药典》（一部）中贯叶金丝桃质量控制指标之一为金丝桃苷含量，本案例中将其作为工艺评价指标之一。此外还将提取物中黄酮总量及干浸膏得率作为评价指标，兼顾金丝桃苷以外的其他活性成分的提取效率，对贯叶金丝桃的提取工艺进行研究。可采用正交试验，对回流提取法的主要工艺参数乙醇溶液体积分数、乙醇溶液用量、回流提取时间、提取次数水平进行优化。

第五节　水蒸气蒸馏法

中药挥发性成分是广泛存在于植物体内的芳香族化合物、脂肪族化合物和萜类化合物的总称，主要分为萜类、烷烃、烯烃、醇类、酯类、含羟基类和羧基类物质。这些成分具有较强的生物活性，包括祛痰、止咳、平喘、祛风、健胃、解热、镇痛、抗菌消炎等。为了确保中药的临床疗效，需要对其中的挥发性成分进行提取，常用的方法是水蒸气蒸馏（steam distillation）。

蒸馏是在气液两相逐级流动和接触时进行穿越界面的质量和热量传递，并实现混合物分离纯化的单元操作过程。水蒸气蒸馏法是利用蒸馏的原理，对含有挥发性成分的中药饮片加水共蒸，在气液两相逐级流动和接触进行质量和热量传递的过程中，实现对饮片中挥发性成分的提取和分离纯化的技术。

水蒸气蒸馏法应用历史悠久，早在 16 世纪《本草汇编》（清·郭佩兰）中就记载用饮片加水蒸馏制得金银花露的方法。该法具有设备简单、操作安全、不污染环境、成本低、产量大、避免了提取过程中有机溶剂残留对油质造成影响等特点，是提取中药挥发性成分的重要方法。其缺点是操作温度较高、时间较长，从而易致低沸点和水溶性组分流失。

传统的水蒸气蒸馏法多是利用双组分或多组分液相中蒸汽压和相对挥发度不同来达到提取的目的。近年来，随着精馏化工等技术的发展，中药蒸馏法也在不断创新。例如随着真空技术和真空蒸馏技术的发展而形成的分子蒸馏技术（molecular distillation），也应用到中药蒸馏中。分子蒸馏又称短程蒸馏（short-path distillation），是一种在高真空下（残气分子的压力 0.1Pa）进行的连续蒸馏技术。分子蒸馏是一个不可逆且在远离物质常压沸点温度下进行的蒸馏过程，由于其操作温度远低于物质常压下的沸点，且物料被加热的时间非常短，故不会对中药成分造成破坏，适合于分离中药中的热不稳定和挥发性活性成分。20 世纪 80 年代以来，国内外开始将分子蒸馏技术用于中药、天然产物挥发性成分的精制、维生素的提纯和植物色素的纯化，在提高挥发性成分含量、降低有机溶剂残留等方面取得了较大的突破。

一、基本原理

蒸馏是利用液体混合物中各组分挥发性的不同，使液体混合物部分汽化并部分冷凝，从而实现其所含组分的分离，是一种属于传质分离的单元操作。其原理以分离双组分混合液为例，将其沸腾并使其部分汽化和部分冷凝时，液体物质的沸点越低，其挥发度就越大，因此挥发度较大的组分在气相中的浓度就比在液相中的浓度高，而难挥发组分在液相中的浓度高于在气相中的浓度，故将气液两相分别收集，可达到组分分离的目的。

任何物质的分子都在不停地运动，都具有向周围挥发逃逸的倾向，这种倾向随着温度的升高而增强。物质表面分子由液态转化成气态的过程，称为蒸发。蒸发到周围空间的气相分子由于分子间的作用力以及分子与容器壁之间的作用，一部分气态分子又返回到液体中，这一过程称为冷凝。在某一温度下，当液体的挥发量与它的蒸汽冷凝量在同一时间内相等时，如果把液体置于密闭的真空体系中，液体分子继续不断地溢出而在液面上部形成蒸汽，最后使得分子由液体逸出的速率与分子由蒸汽中回到液体的速率相等，蒸汽保持一定的压力，那么液体与液面上的蒸汽就建立了一种动态平衡，这种动态平衡就称之为气液相平衡。此时液面上的蒸汽达到饱和，称为饱和蒸汽，它对液面所施的压力称为饱和蒸汽压。实验证明，液体的饱和蒸汽压只与温度有关，即液体在一定温度下具有一定的饱和蒸汽压。这是指液体与它的蒸汽平衡时的压力，与体系中液体和蒸汽的绝对量无关。蒸汽压的高低表明了液体中的分子离开液面汽化或蒸发的能力，蒸汽压越高，就说明液体越容易汽化。

将蒸发和冷凝这两个过程联合的操作称为蒸馏。蒸馏可分离易挥发和不易挥发的物质，也可分离沸点不同的液体混合物。根据道尔顿定律，相互不溶也不起化学作用的液体混合物的蒸汽总压，等于该温度下各组分饱和蒸汽压（即分压）之和。因此尽管各组分本身的沸点高于混合液的沸点，但当分压总和等于大气压时，液体混合物即开始沸腾并被蒸馏出来。因为混合液的总压大于任一组分的蒸汽分压，故混合液的沸点要比任一组分液体单独存在时低。

设 P 为 A 和 B 两种不相混溶液体混合物的蒸汽总压，P_A 和 P_B 为各液体的蒸汽分压，则

$$P = P_A + P_B \tag{2-2}$$

而 P_A 与 P_B 占总压 P 中的百分比为

$$P_A(\%) = \left(1 - \frac{P_B}{P}\right) \times 100\% \tag{2-3}$$

$$P_B(\%) = \left(1 - \frac{P_A}{P}\right) \times 100\% \tag{2-4}$$

根据道尔顿分压定律，蒸汽压的比例就是蒸汽容量的比例，把容量换算成质量，只要乘相对密度即可。因为等容量气体的质量是与分子量成正比的，也就是说，气体的质量是与分子量成正比的。所以，容量比例的每一项乘以各自的分子量就等于各组分的质量比例。

若设 W_A 和 W_B 为各组分的质量，M_A 和 M_B 为各该组分的分子量，则当混合液体达到沸腾时，各组分将以质量比例蒸馏出来。可用下式表示和计算

$$W_A(\%) = 1 \div \left[1 + \frac{\left(1 - \frac{P_A}{P}\right)M_B}{\left(1 - \frac{P_B}{P}\right)M_A} \right] \times 100\% \tag{2-5}$$

$$W_B(\%) = 1 \div \left[1 + \frac{\left(1 - \frac{P_B}{P}\right)M_A}{\left(1 - \frac{P_A}{P}\right)M_B} \right] \times 100\% \tag{2-6}$$

由公式（2-5）和公式（2-6）可知，组分的分压和分子量的乘积越大，则此组分被蒸馏出来的越多。水蒸气蒸馏时，由于水与挥发性有机物质比较，分子量要小得多，因此当水与某些不相混溶的挥发性物质混合蒸馏时，挥发性有机物质可在低于其沸点的温度沸腾馏出。

二、工艺流程

水蒸气蒸馏法工艺流程如图 2-24 所示，首先将含挥发性成分的饮片粉碎成粗粉或碎片，加适量水浸泡湿润，直火加热蒸馏或通入水蒸气蒸馏，也可在多功能式提取罐中对饮片边煎煮边蒸馏，饮片中的挥发性成分随水蒸气蒸馏而带出，经冷凝后收集馏出液，一般需再蒸馏一次，以提高馏出液的纯度和浓度，最后收集一定体积的蒸馏液。但蒸馏次数不宜过多，以免挥发油中某些成分氧化或分解。

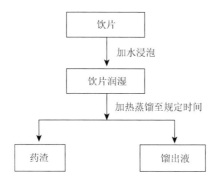

图 2-24　水蒸气蒸馏法工艺流程

三、操作方法与工艺参数

（一）操作方法

中药水蒸气蒸馏法具体操作如图 2-25，包括共水蒸馏、水上蒸馏和通水蒸气蒸馏。对于在水中溶解度稍大的挥发性成分，常将蒸馏液重新蒸馏，在最先蒸馏出的部分，分出挥发油层，或将蒸馏液水层经盐析处理并用低沸点溶剂将挥发性成分萃取出来，以提高其纯度。

蒸馏液重新蒸馏时，为了防止出现"暴沸"现象，可在重蒸馏前向蒸馏液中加入几粒沸石或碎瓷片作为助沸物。如果加热前忘了加入助沸物，补加时必须先移去热源，待加热液体冷至沸点以下后方可加入。

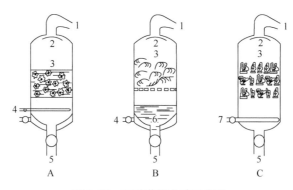

图 2-25　三种蒸馏方法示意图

A.共水蒸馏；B.水上蒸馏；C.通水蒸气蒸馏
1.冷凝器；2.挡板；3.植物原料；4.加热蒸汽；5.出液口；6.水；7.水蒸气入口

1. 共水蒸馏法 该法是将饮片与水置同一容器内，共同浸润加热蒸馏以提取挥发性成分的操作方法。具体操作是将需要蒸馏的原料先置于筛板或直接放入蒸馏罐内，注入纯化水，加水高度一般刚没过原料药层，浸润一段时间后，打开热源，饮片与水共同加热提取挥发性成分。在锅底设置筛板以防止原料与热源直接接触，以防止暴沸，出料时水和物料中挥发性成分一起馏出，然后再对馏出液进行冷藏、离心或盐析等处理从而进行分离。共水蒸馏法适用于难溶或不溶于水、与水不会发生反应、能随水蒸气蒸馏而不被破坏的中药挥发性成分的提取。这类成分与水不相混溶或仅微溶，当温度接近 100℃ 时存在一定的蒸汽压，与水在一起加热时，当其蒸汽压和水的蒸汽压总和为大气压时，液体开始沸腾，水蒸气将挥发性物质一并带出。例如丁香和莪术中的挥发油，可以采用此法进行提取。

2. 水上蒸馏法 该法又称常压蒸汽蒸馏，是将饮片与水共置于同一容器内，但增加筛板将饮片置于水上方，共同加热时，水与饮片不直接接触，以提取饮片挥发性成分的操作方法。具体操作时将原料置于蒸馏罐内的筛板上，在筛板下蒸馏罐底层放置一定量的水，以满足蒸馏操作所需的足够的饱和蒸汽，筛板下的水层高度以水沸腾时不溅湿筛上料层为宜。其原理是利用蒸馏器本身产生的蒸汽进行蒸馏，也可用木制蒸馏罐，在蒸馏罐中增加一层隔板，将原料与水隔开。用此法只需保持蒸汽锅内一定水量，防止蒸馏器漏气即可。水上蒸馏法的优点是移动方便，设备费用低，可减少原料水解，提高出油率。本法适宜于破碎后的干燥原料的蒸馏，如干燥后的花类中药（辛夷、金银花等）的蒸馏。

3. 通水蒸气蒸馏法 该法是将水蒸气从饮片顶部通入，蒸汽由上而下逐渐向料层渗透，以提取饮片挥发性成分的操作方法。具体操作时将冷凝器设在蒸馏罐下面，水蒸气从顶部导入蒸馏罐内，蒸汽由上而下逐渐向料层渗透，同时将装料层内的空气推出，由于进入蒸馏罐的水蒸气是低压的，冷凝后的水会自动从底部流向冷凝器，因此水蒸气不会积留。本法的优点在于蒸馏过程中原料不会被水浸润，不致发生原料浸泡在水中的现象。因为原料中某些成分在蒸馏中免遭水解或受热过度而热解，这样所得精油质量较好，且得率较高，同时还可缩短蒸馏时间，节省能源。但此法不适用于需要在水解条件下才能使精油分离的原料。

（二）工艺参数

1. 饮片粉碎度 为了使水蒸气易于均匀透过原料提高蒸馏效率，通常饮片需适度粉碎。粉碎粒度应与提取蒸汽压力和流量相适应，可通过实验筛选确定。

2. 料液比 采用共水蒸馏法时应确保有适宜的加水量。

3. 蒸馏时间 为了提高蒸馏效率，原料通常需要被水充分润湿后蒸馏提取。蒸馏时间的长短主要取决于挥发油蒸汽分压大小和原料含油率。通水蒸气蒸馏时，蒸馏时间还受进汽总量影响。当馏出液无明显油珠，澄清透明时，便可停止蒸馏。

4. 馏出速率 每小时出液速率一般控制在釜体积的 5%～10%。含醛量高的挥发油出液速率可快一些，以减少成分氧化。装料较松散与已充分破碎的原料出液速度可相对慢一些。

5. 蒸馏压力 水蒸气蒸馏法提取饮片中的挥发油可选择在常压或加压下进行。蒸馏压强越高，细胞中的挥发油成分越容易接触水蒸气，蒸馏效率提高，蒸馏时间缩短。

6. 油水分离器参数 馏出液中油水分离尽量在低温下进行。油水分离效果与挥发油的溶解性、密度、乳化性有关，应根据实际情况选用适宜的油水分离器，设置具体分离参数。

四、常 用 设 备

1. 简单蒸馏器 液体混合物在蒸馏釜中被加热，在一定压力下，当温度达到混合物的泡点温度时，液体即开始汽化，生成微量蒸汽，生成的蒸汽当即被引出并经冷凝冷却后收集起来，同时液体继续加热，继续生成蒸汽并被引出。这种蒸馏方式称为简单蒸馏或微分蒸馏。中药水蒸气蒸馏工业生产设备常用多功能提取罐，属于简单蒸馏器。简单蒸馏的装置如图2-26所示，由于蒸馏时间的延长，馏出液中挥发性成分的含量逐渐降低，故常设有几个接收器，按时间先后，分别得到不同组成的馏出液 A、B、C 和残液（蒸馏釜内液体）等四种组成不同的溶液。

简单蒸馏的特点：只存在物料平衡关系，一次气液平衡都没有达到，在蒸馏过程中温度和组成随时间变化，是间歇不稳定的过程，只获得一定沸程（即某个温度区段）的馏分（馏出液），常用于中药挥发性成分的粗提取。

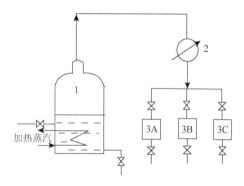

图 2-26　简单蒸馏示意图

1.蒸馏釜；2.冷凝器；3A、3B、3C.产品罐

2. 平衡蒸馏器 加热液体混合物，达到一定温度和压力，在一个容器的空间内，使之汽化，气液两相迅速分离，得到相应的气相和液相产物，此过程称为闪蒸。当气液两相有足够的接触时间，达到了气液平衡状态，则这种气液方式称为平衡汽化。平衡蒸馏器可以间歇进行，也可以连续进行，其装置如图 2-27 所示。料液经泵加压后，送入加热器（加热炉）中升温，使液体温度高于分离器压力下的沸点，通过减压阀，使液体成为过热状态，其高于沸点的部分使液体汽化，平衡的气液两相在分离器（闪蒸塔）中分离后分别从器顶、器底排出。

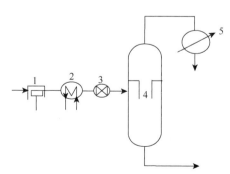

图 2-27　平衡蒸馏示意图

1.泵；2.加热器；3.节流阀；4.分离器（闪蒸塔）；5.冷凝器

平衡蒸馏器能够满足物料平衡关系,并且达到一次气液平衡,从其分离器出来的物料的组成较为稳定。这种装置主要应用于高温下易分解的物料的分离,常用于中药、天然产物挥发性成分的精馏纯化。

3. 连续板式精馏塔 精馏是分离混合物中挥发性不同组分的有效手段,用于中药、天然产物挥发性成分的纯化。精馏有连续式和间歇式两种,工业生产中都采用连续式精馏,而间歇式一般用于小型装置和实验室。连续板式精馏塔,是将液体混合物进行多次部分汽化,难挥发组分便在液相中得到富集;或者将混合蒸汽进行多次部分冷凝,易挥发组分则在气相中得到富集,其装置如图2-28所示。

连续式精馏塔一般分为两段,进料段以上是精馏段,进料段以下是提馏段。精馏塔内装有提供气液两相接触的塔板和填料。塔顶送入轻组分浓度很高的液体,称为塔顶回流。塔底有再沸器,加热塔底流出的液体以产生一定量的气相回流,塔底的气相回流是轻组分含量很低而温度较高的气体。气相和液相在每层塔板或填料上进行传质和传热,每一次气液相接触即产生一次新的汽液相平衡,使气相中的轻组分和液相中的重组分分别得到提浓,最后在塔顶得到较纯的轻组分,在塔底得到较浓的重组分,借助于精馏可以得到纯度很高的产品。生产时,原料液不断地经预热器预热到指定温度后进入加料板,与精馏段的回流液汇合逐板下流,并与上升蒸汽密切接触,不断进行传质和传热过程,最后进入再沸器的液体几乎全为难挥发组分,引出一部分作为馏残液送预热器回收部分热能后送往贮槽。剩余的部分在再沸器中用间接蒸汽加热汽化,生成的蒸汽进入塔内逐渐上升,每经一块塔板时,都使蒸汽中易挥发组分增加,难挥发组分减少,经过若干块塔板后进入塔顶冷凝器全部冷凝,所得冷凝液一部分作回流液,另一部分经冷却器降温后作为塔顶产品(也称馏出液)送往贮槽。

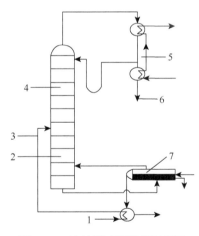

图 2-28 连续板式精馏塔示意图

1.原料液;2.提馏段;3.进料口;4.精馏段;5.冷凝器;6.冷凝水;7.再沸器

实现精馏的必要条件有:①建立浓度梯度,液体混合物中各组分的相对挥发度有明显差异是实现精馏过程的必要条件。②合理的温度梯度,塔顶加入轻组分浓度很高的回流液体,塔底用加热或汽提的方法产生热的蒸汽。③精馏塔内必须要有塔板或填料,它是提供气液充分接触的场所。④精馏塔内提供气、液相回流,是保证精馏过程传热传质的另一必要条件。

4. 油水分离器 上述介绍的简单蒸馏器、平衡蒸馏器和连续板式精馏塔主要包括提取器和冷凝器。经水蒸气蒸馏法得到蒸馏液还需要利用油水分离器将挥发油与水分离开。油水分离器是水蒸气蒸馏提取法最后也是最为关键的部分。常见的油水分离器结构示意图如图 2-29 所示。

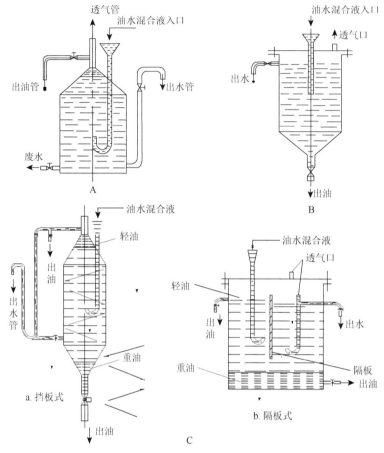

图 2-29　常见的油水分离器结构示意图

A.轻油油水分离器；B.重油油水分离器；C.轻重油联用油水分离器

五、应　用　案　例

案例 2-7　　　　　　　共水蒸馏法提取辛夷挥发油

1. 案例摘要　辛夷为木兰科植物望春花 *Magnolia biondii* Pamp.、玉兰 *Magnolia denudate* Desr.或武当玉兰 *Magnolia sprengeri* Pamp.的干燥花蕾，主要分布于我国河南、四川、陕西、湖北、安徽、浙江等省。辛夷性温味辛，具有祛风发散、通鼻窍之功效，可用于风寒头痛、鼻塞、鼻渊、鼻流浊涕等症。现代研究发现其具有抗组织胺、抗炎、局部收敛、中枢抑制、降血压、抗病原微生物、Ca^{2+}拮抗、PAF 拮抗、抗变态反应、抗氧化、肾脏保护、酪氨酸酶抑制活性等多种药理作用。辛夷主要含有挥发油类、木脂素类、黄酮类及生物碱类等化学成分。辛夷挥发油的主要成分为萜烯类和醇类，还有少量酯类和酸类成分。其中萜烯类化合物主要包含 α-蒎烯、β-蒎烯、α-石竹烯、β-香叶烯、杜松油烯等；醇类化合物主要包含桉叶油醇、α-松油醇、金合欢醇、α-荜澄茄醇等。本案例采用水蒸气蒸馏法提取辛夷中的挥发油。

2. 案例问题 辛夷中除了含有挥发油，还含有木脂素、黄酮及生物碱等类型化合物，怎样将挥发油与其他类型的化合物分离开来，并保证其具有较高的纯度？

3. 案例分析 挥发油由极性较小的萜类和醇类组成，亲脂性较强，且具有挥发性能随水蒸气蒸馏出来，辛夷中木脂素、黄酮及生物碱等类型化合物不具有挥发性，因此采用水蒸气蒸馏法能将辛夷中的挥发油提取出来，并能与其他类型的化合物分离开来。

本案例采用共水蒸馏法提取挥发油，具体提取操作过程如下：取粉碎为粗粉的辛夷适量，置圆底烧瓶中，加入蒸馏水与数粒玻璃珠，振荡混匀后，连接挥发油提取器和冷凝管，从冷凝管上端加水使水充满挥发油提取器的刻度部分，并溢流至烧瓶为止。缓缓加热至沸，并保持微沸，直至测定器中油量不再增加，停止加热，放置片刻待冷却后，开启提取器下端的活塞，分取提取液，加石油醚萃取 3 次。石油醚萃取液加无水硫酸钠干燥冷藏过夜，过滤，滤液减压回收石油醚，得到淡黄色挥发油。

第六节 超临界流体萃取法

超临界流体萃取法（supercritical fluid extraction，SFE）是利用超临界状态下的流体为提取溶剂，从饮片中提取有效组分并进行分离的方法。该法适合提取中药的热敏性活性成分，产品无溶剂残留、质量稳定，提取流程简单、操作方便、提取效率高。

超临界流体萃取法是现代分离技术之一。20 世纪 50 年代，美国的 Todd 和 Elgin 提出了应用超临界流体进行工业化分离，如用超临界乙烯流体进行丁酮的脱水等。到了 20 世纪 60 年代，人们发现与常温下相比，处于超临界状态下的流体对固体或液体溶质的溶解能力提高了几十倍甚至几百倍。与此同时，德国首次申请 SFE 分离技术的专利。1978 年，联邦德国建立了第一个利用超临界流体萃取技术从咖啡豆脱除咖啡因的工厂。目前，超临界流体萃取法作为一种新型绿色分离技术，受到世人的瞩目。

超临界流体萃取法已广泛用于医药、食品、香料、石油化工、环保等领域。中国对该技术的应用始于 20 世纪 70 年代末，90 年代该技术开始应用于中药提取领域。超临界流体萃取技术可对中药多种成分进行提取分离，并配合各种分析技术进行成分分析，为中药饮片及其制剂的质量控制奠定基础。当前，超临界流体萃取法的研究工作已从非极性、弱极性向中等极性有效成分的提取深入，为该技术在中药提取上的应用与发展赋予新的活力。

一、基 本 原 理

超临界流体是处于临界温度和临界压力以上的非凝结型的高密度流体。物质有三种状态，即气态、液态和固态。当物质所处的温度、压力发生变化，这三种状态就会相互转化。以水为例，在正常的大气压下，当把液体状态的水放到 0℃ 以下的环境中，水会变成固态冰；而当把液体状态的水加热到 100℃，水会变成气态水蒸气。

如果从分子运动的角度来看，上述过程可以描述为固态物质的每个粒子都被周围的粒子所吸引而形成紧密有序的排列，这些粒子可在一个固定的点上做较小范围的振动而不能任意移动。当对上述固态物质加热，温度上升，粒子因此获得能量而振动加剧，导致固体熔化变成液体。液体中的粒子虽然也是紧挨着的，但它们能自由地相互滑动，随着容器的不同而改变其形状。当液体受热后，液体中的粒子获得了能量就会逸出液体表面而形成气体。当温度上升到一定程度时，粒子运动加快，大量的粒子逸出液体表面而形成气泡，出现沸腾现象。随着热量的不断增加，液体不断地沸腾汽化，甚至全部变为气体。与液体和固体不同，气体粒子之间距离较大。由于其较高的能量，气体粒子处于极不规则的、高速的运动之中。如果气体处在一个密闭的容器中，气体中的粒子就在容器中做高速运动，此时容器的压力其实就是大量的高速气体粒子碰撞容器四周产生的力量。

物质除了有常见的固态、液态和气态，还有其他的状态，如等离子状态和超临界状态。以水为例，假定在一个密闭的金属容器里装有一定量的水，且这个容器足够坚固，如果对这个容器不断加热，会出现什么情况呢？可以想象，一个个水分子获得能量后逸出水面形成蒸汽，聚集在容器上部产生一定的压力。随着温度上升，蒸发汽化过程不断进行，水面上的水蒸气压力越来越大，水面也越来越低。当温度升高到某个数值时，容器中的水将全部汽化，水面消失，而此时的压力也已经很高了。此时容器中的温度为374.4℃，而与该温度相应的压力为22.2MPa。此时，假设通过管道和压缩机向这个容器压缩进水蒸气（假设这种水蒸气的温度在 374.4℃ 以上），使容器内蒸汽密度增加，压力升高，水分子有足够的能量来抵抗压力升高的压迫，使分子之间保持一定的距离，而不至于变成液体状态时分子间紧凑的状态。无论压力有多高，水分子之间的距离尽管会缩小，水蒸气的密度也增大，但无论如何，分子间都有一定的距离，哪怕这个距离极小。即使此时水蒸气的压力大到使其密度与液态的水相近，它也不会液化。这个温度称为水的临界温度（374.4℃），把与临界温度相对应的压力称为水的临界压力（22.2MPa），水的临界温度和临界压力就构成了水的临界点。

水处于温度 374.4℃ 以上、压力 22.2MPa 以上的状态时，就称水处于超临界状态，也可以称之为超临界水。超临界状态下水是一种特殊的流体，它的密度与液态水接近而又保留了气体的性质。为了与水的一般形态相区别，这种水既不称为气体也不称为液体，而称为流体，即水的超临界流体。除了水有超临界状态外，化学性质稳定的纯物质（在达到临界温度不会分解为其他物质）都可以有超临界状态，都有固定的临界点（临界温度和临界压力）。只要温度超过临界温度且压力超过临界压力的流体都是超临界流体。在临界点上的流体都有临界密度。常见的超临界流体还有二氧化碳、乙烷、丙烷等。

临界点以上的超临界流体具有独特的物理化学性质，没有明显的气液分界面，既不是气体，也不是液体，其性质介于气体和液体之间。它的密度接近于液体，黏度接近于气体，而扩散系数大、黏度小、介电常数大等特点使其具有较好的流动、传质、传热和溶解性能，因此超临界流体是理想的萃取剂。在临界点附近，压力和温度的微小变化可对溶剂的密度、扩散系数、表面张力、黏度、溶解度、介电常数等带来明显的变化。综上所述，超临界流体具有如下特征：①超临界流体的密度接近于液体。由于溶质在溶剂中的溶解度一般与溶剂的密度成比例，因此超临界流体具有与液体溶剂相当的萃取能力。②超临界流体的扩散系数介于气体与液体之间，其黏度接近气体。故总体上讲，超临界流体的传递性质更类似气体，其在超临界萃取时的传质速率远大于其处于液态下的溶剂萃取速率。③当流体状态接近临界区时，蒸发热会急剧下降，至临界点处则气-液相界面消失，蒸发焓为零，比热容也变为无限大。因而在临界点附近进行分离操作比在气-液平衡区进行分离操作更有利于传热和节能。④流体在其临界点附近的压力或温度的微小变化都会导致流体密度相当大的变化，从而使溶质在流体中的溶解也产生相当大的变化，该特性为超临界萃取工艺的设计基础。

超临界流体萃取分离过程是利用超临界流体的溶解能力与其密度的关系，即利用压力和温度对超临界流体溶解能力的影响而进行的。在临界压力以上，将溶质溶解于超临界流体中，然后降低流体的压力或升高流体的温度，使溶解于超临界流体中的溶质因其密度下降溶解度降低而析出，从而达到分离的目的。

超临界流体的密度仅是温度和压力的函数，而其溶解能力在一定压力范围内与其密度成正比，故可通过对温度、压力的控制而改变物质的溶解度，特别是在临界点附近，温度和压力的微小变化可导致溶解度的突变。当物质处于超临界状态时，其性质为介于液体和气体之间的单一相态，具有和液体相近的密度，黏度虽高于气体但明显低于液体，扩散系数为液体中的 $10 \sim 100$ 倍；因此对物料有较好的渗透性和较强的溶解能力，能够将物料中某些成分提取出来。

在超临界状态下，将超临界流体与待分离的物质接触，使其有选择性一次把极性大小、沸点高低和分子质量大小各不同的成分萃取出来，并且超临界流体的密度和介电常数随着密闭体系压力的增加而增加，极性增大，利用程序升压可将不同极性的成分分步提取。当然，对应各压力范围所得到的萃取物不可能是单一的，但可以通过控制条件得到最佳比例的混合成分，然后借助减压、升温的方法使超临界流体变成普通气体，被萃取物质则自动完全或基本析出，从而达到分离提纯的目的，并将萃取分离两过程合为一体，这就是超临界流体萃取分离的基本原理。

用作萃取剂的超临界流体应具备以下条件：①化学性质稳定，对设备没有腐蚀性，不与萃取物反应。②临界温度应接近常温或操作温度，不宜太高或太低，最好在室温附近或操作温度附近。③操作温度应低于被萃取溶质的分解或变质温度。④临界压力低，以节省动力费用。⑤被萃取物的选择性高（容易得到纯产品）。⑥纯度高，溶解性能好，以减少溶剂循环用量。⑦价廉易得，如果用于食品和医药工业，还应考虑选择无毒的气体。

可作为超临界流体的物质很多，一般为低分子量的化合物，如 H_2O、CO_2、C_2H_6、C_2H_4、NH_3、N_2O、CCl_2F_2、C_7H_{16} 等。CO_2 是用于萃取的最理想的超临界流体。CO_2 的临界温度接近室温（$31.06℃$），适用于中药中热敏性活性成分的分离，可防止热敏性物质的氧化和逸散，使高沸点、低挥发度、易热解的物质远在其沸点之下被萃取出来。CO_2 具有无毒、无味、不燃、不腐蚀、价廉、化学性质稳定、无溶剂残留、容易回收等特点，因此被广泛应用于药物、食品等天然产物的提取纯化。CO_2 还具有抗氧化和灭菌作用，有利于提高产品的质量。

二、工 艺 流 程

超临界 CO_2 流体萃取工艺流程见图 2-30。从 CO_2 源（1）经液化槽（2）进入高压液体注射泵（3），然后经预热器（5）泵入萃取釜（6）至预定压力，或不经液化直接由气体压缩机（4）经预热器泵入萃取釜（6）至预定压力，同时将萃取釜（6）加热到预定温度。这时，超临界 CO_2 流体与原料在萃取罐中混合进行萃取，原料中所需溶质将溶于超临界 CO_2 流体中，从而与萃取残渣分开。溶于 CO_2 流体中的溶质，在分离釜（7）通过降压或升温，降温或吸附等方式与 CO_2 流体分离。CO_2 通过流量计（8）计量后放空或者经气体压缩机以后循环使用。

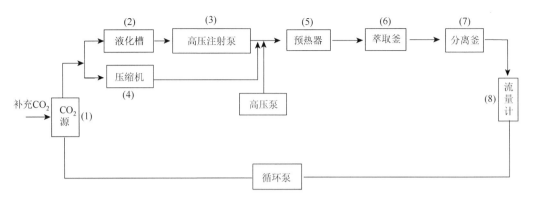

图 2-30 超临界 CO_2 流体萃取工艺流程图

三、操作方法与工艺参数

（一）操作方法

超临界流体萃取法根据其解吸附方式的不同可分为等温法、等压法及吸附法等，如图 2-31。根据其萃取操作流程可分为间歇式萃取、半连续式萃取和连续式萃取。

1. 间歇式萃取

（1）等温法：等温法是利用高压下 CO_2 流体对溶质的溶解度远高于在低压时的溶解度这一特性，在萃取段和解析段 CO_2 的温度基本相同的情况下，CO_2 流体在萃取釜中将溶质溶解后，经过膨胀阀后压力下降，在解析段分离釜中溶质因溶解度迅速降低而析出，CO_2 通过压缩机或高压泵再将压力提升到萃取釜的压力，以便循环使用。该法操作简便，适用于从固体物质中萃取油溶性组分、热不稳定性成分。但在萃取过程中，由于需要对 CO_2 流体不断进行加压和减压操作，整个流程耗能较高。

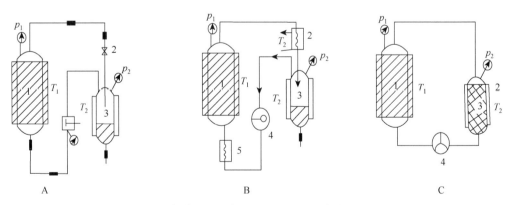

图 2-31 超临界流体萃取的三种典型设备流程示意图

A. 等温法 $T_1=T_2$，$p_1>p_2$ 1.萃取釜；2.膨胀阀；3.分离釜；B. 等压法 $T_1>T_2$，$p_1=p_2$ 1.萃取釜；2.加热器；3.分离釜；4.泵；5.冷却器；C. 吸附法 $T_1=T_2$，$p_1=p_2$ 1.萃取釜；2.吸附剂；3.分离釜；4.泵

（2）等压法：等压法是利用 CO_2 流体对溶质的溶解能力随温度改变而降低的特点，在萃取段和解析段的压力基本相同的情况下，使溶质在萃取段被 CO_2 流体萃取后，通过在解析段改变 CO_2 的温度，使溶质的溶解度降低而析出。一般在系统压力高于 35MPa 时通过降低解析段的

温度使溶解度下降来解析，而在系统压力低于 35MPa 时通过升高解析段的温度使溶解度下降来解析。通常，温度变化对 CO_2 流体溶解度的影响远小于压力变化的影响。因此，该法适用性不强，在实际生产和科研过程中应用较少。

（3）吸附法：吸附法是在等温等压下，利用在分离釜中填充适宜吸附剂，选择性吸附除去在萃取段溶解在 CO_2 流体中的目标组分，以实现分离的目的。吸附剂可以是液体，如水、有机溶剂等；也可以是固体，如活性炭等。按照吸附剂所处位置不同可分为在分离釜中吸附和直接在萃取釜中吸附两种。吸附法比等温法和等压法更为简单，但必须选择价廉的、易于再生的吸附剂，而且该法只适用于那些可使用选择性吸附法分离目标组分的体系，绝大多数天然产物的分离过程很难通过吸附法来收集产品。

2. 半连续式超临界流体萃取 半连续式超临界流体萃取是指将多个萃取釜串联而进行萃取的流程。与逆流萃取相似，将萃取体积分解为几个高压釜，流程如图 2-32。4 个萃取釜依次相连（实线）。当萃取釜 1 萃取完后，通过阀的开关它将脱离循环，其压力被释放，重新装料，再次进入循环，这样则又成为系列中最后一只萃取釜被气体穿过（虚线）。在该程序中，各阀必须同时操作。这可以依靠气动简单地完成操作控制。图 2-32B 所示是另一种半连续萃取流程。该流程的特点是依靠从压缩机出来的压缩气体过剩的热量，来加热从萃取釜出来的携带有萃取物的 CO_2，使 CO_2 释放出萃取物，进入下一个循环。

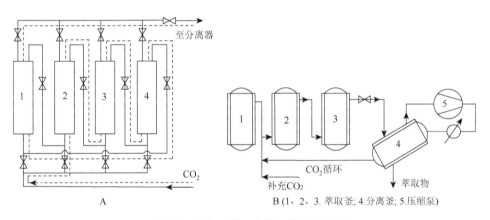

图 2-32 固体物料半连续式萃取示意图

3. 连续逆流超临界萃取 连续逆流萃取是液体物料实行连续化超临界流体萃取的有效途径，如图 2-33 所示。在萃取塔中进行的逆流萃取过程属微分接触萃取过程，其中一相充满全塔，称为连续相；另一相通常以液滴方式分布在连续相中，称分散相。连续相和分散相沿塔的轴线方向作逆流流动，其中密度较大的相（通常为水溶液）则在塔顶进入，由塔底离去；而密度较小的相（通常为有机溶剂）由塔底加入，从塔顶引出。

在萃取塔中，溶质在连续相和分散相中的浓度均沿塔的高度而变化。连续逆流超临界萃取是在耐高压的萃取塔中进行，超临界流体作为萃取溶剂将液体物料中的溶质从塔顶带出，并在分离器中进行分离。液体物料的进出料可直接通过高压泵和阀门实现，萃取过程可实现连续操作，大幅度提高了装置的处理量，并相应地减少了萃取过程中的能耗和气耗，降低了生产成本。在萃取塔里超临界流体与液体物料接触面积较大，传质容易，并且萃取塔的高径比值较大，因此有利于用传统方法难于进行的液体原料中有效成分的提取。

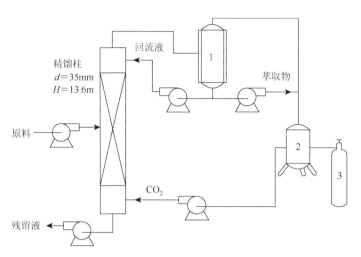

图 2-33　连续逆流超临界流体萃取示意图

1.分离釜；2.缓冲罐；3.CO$_2$ 钢瓶

（二）工艺参数

超临界 CO_2 萃取过程受很多参数的影响，包括被萃取物质的性质和超临界 CO_2 所处的状态等。在实际萃取过程中，由于被萃取物的性质不同，不同的物质在萃取过程中都有不同的表现，而萃取系统中 CO_2 的温度、压力、流量、夹带剂，被萃取物的物理形态、粒度、黏度等参数交织在一起使萃取过程变得较为复杂。

1. 萃取压力　萃取压力一直被认为是影响超临界流体萃取最重要的因素之一，对萃取率和萃取选择性有重要影响。一般来讲，随着压力的增加，萃取率也相应增加，但压力过大，萃取率则会下降。压力适当增加，CO_2 介质进入萃取物颗粒内部与被萃取组分作用的能力增强，有效克服了传质阻力，CO_2 介质密度增大，扩散能力增加，对溶质的溶解能力增强。压力过大，扩散系数减小，阻碍传质，CO_2 流量会升高，减少了流体在物料中的传质时间，使 CO_2 流体本身在物料中的溶解度加大，也影响传质过程，进而影响萃取率。另外，压力过大，也会使其有效成分的结构发生改变。

中药成分的性质在很大程度上决定了超临界 CO_2 提取时的压力。改变压力可以萃取不同极性的化合物，提高选择性。一般对于碳氢化合物和酯类等弱极性物质，萃取可在较低压力下进行，一般压力在 7～10MPa；对于含有—OH、—COOH 等强极性基团的物质以及苯环直接与—OH、—COOH 基团相连的物质，萃取压力要求高一些，而对于强极性的苷元以及氨基酸类物质，萃取压力一般要求 50MPa 以上。

2. 萃取温度　萃取温度是超临界 CO_2 萃取过程的另一个重要因素。温度对超临界流体溶解度的影响存在两种趋势。一方面温度升高超临界流体密度降低，其溶解能力相应下降，导致萃取数量的减少。但另一方面，温度升高使被萃取溶质的挥发性增加，这样就增加了被萃取物在超临界气相中的浓度，从而使萃取数量增大。通过实验证实温度对溶解度的影响还与压力有密切的关系：在压力相对较低时，温度升高溶质的溶解度降低；而在压力相对较高时温度升高 CO_2 的溶解能力提高。这主要是因为在压力不高时，在恒压下温度升高对 CO_2 的密度下降影响较大，从而导致溶解度的下降，此时温度升高对提高溶解度不利的影响是主要的。而在压力较高的情况下温度升高不至于使 CO_2 密度明显下降，却使溶质的挥发性大大增加从而提高了 CO_2

中溶质的含量，此时温度升高对提高溶解度的有利影响是主要的。

3. 萃取时间 通常萃取时间延长，萃取率增加，萃取量增大。在萃取刚开始时由于超临界 CO_2 与溶剂未达到良好接触，萃取量较少，随着时间的延长，传质达到良好状态，单位时间萃取量增大，直至到达最大后，由于目标萃取物含量的减少而使萃取率逐渐下降，并且萃取的选择性随着时间的延长也逐渐下降，生产成本较大。所以在实验过程中，应综合各方面因素选定最佳萃取时间，萃取时间并非越长越好。由大多数研究可知，萃取时间一般在 1～4h。许多研究已表明，增加萃取强度、用尽量短的时间，更有利于提高萃取效率。

4. CO_2 流量 CO_2 的流量是实际生产中必须十分重视的一个参数，其变化对超临界流体萃取过程的影响较复杂。加大 CO_2 流量时，可增加溶剂对原料的萃取次数；由于流速提高，可以更好地翻动被萃取原料，使萃取釜中各点的原料都得到均匀的萃取；同时强化萃取过程的传质效果，可迅速地将被溶解的溶质从原料表面带走，缩短萃取时间。但是由于萃取釜内的 CO_2 流速加快，CO_2 停留时间变短，与被萃取物接触时间减少，CO_2 流体中溶质的含量降低，当流量增加超过一定限度时，CO_2 中溶质的含量还会急剧下降。

5. 原料粒度 对大多数中药，必须有一定的粉碎度才能得到较好的萃取效率，特别是种子类中药。理论上，同其他提取方法类似，原料的粒度越小，超临界 CO_2 与其接触面越大，萃取速率越快，萃取越完全。但粒度过小，填充密度增大，传质阻力也相应增大，易堵塞气路，甚至无法再进行操作而且还会造成原料结块，出现所谓的沟流。沟流的出现，一方面使原料的局部受热不均匀；另一方面在沟流处流体的线速率增大，摩擦发热，严重时还会破坏某些生物活性成分。

对不同质地的中药，应根据具体品种确定是否需要粉碎及其粉碎度。通常质地坚硬、目标物主要存在于植物细胞内的原料粉碎相对较细（30～80 目），质地疏松、目标物主要存在于细胞外的原料粉碎相对较粗（小于 30 目）甚至不粉碎。

6. 夹带剂 超临界 CO_2 为非极性流体，根据"相似相溶"原理，对极性小的亲脂性溶质溶解度较大，对极性较大的亲水性溶质溶解度较小。被分离溶质的分子质量越大，溶解度越小。中药中存在较多极性、大分子有效成分，直接用 CO_2 进行萃取存在一定困难，若在 CO_2 中加入夹带剂（如乙醇、乙酸乙酯等），可大大改变 CO_2 流体的极性，拓宽适用范围。

四、常 用 设 备

超临界 CO_2 萃取装置主要由下列部分组成：CO_2 储罐、夹带剂罐、萃取釜、分离釜、制冷装置、温度控显系统、压力控显系统、安全保护装置、净化器、混合器、热交换器、柱塞泵等。用于工业生产的设备萃取釜容积可达 50L 以上。

五、应 用 案 例

案例 2-8 **超临界 CO_2 流体萃取苦参生物碱**

1. 案例摘要 苦参为豆科植物苦参 Sophora flavescens Ait. 的干燥根，具有清热燥湿、杀虫、利尿等功能。苦参中主要含有生物碱、黄酮等化学成分，具有抗肿瘤、平喘、升白、抗菌、抗病毒、抗原虫等药理作用。本案例采用超临界流体萃取法提取苦参中的生物碱。

2. 案例问题　苦参中主要含有生物碱、黄酮等多种类型化合物，怎样提高生物碱的提取率？

3. 案例分析　由于生物碱在植物中多数以有机酸盐的形式存在，在提取前需碱化，使之成为游离碱。经实验证明加入夹带剂有利于生物碱的提取，在萃取苦参中生物碱时，用氨水作碱化剂，选用无水甲醇为夹带剂，通过正交试验筛选最佳的萃取条件，并将超临界 CO_2 流体萃取法与常规提取法进行比较。

超临界 CO_2 流体萃取法的工艺条件为：将苦参粉碎过 50 目筛，用氨水碱化处理后装入萃取罐内，以无水甲醇为夹带剂，进行超临界 CO_2 萃取。夹带剂流量设定为 400ml/h，CO_2 流量 10～11kg/h，I 级分离压力为 12MPa，分离温度为 45℃，萃取压力 25～35MPa，萃取温度 45～60℃，萃取时间 3～5h。

乙醇溶液回流提取法的工艺条件为：苦参粉碎过 50 目筛，用 88% 的乙醇溶液回流提取 3 次，每次用 5 倍量乙醇溶液回流 2.5h，过滤，合并滤液，滤液减压浓缩蒸干得提取物浸膏。

经苦参生物碱含量测定，超临界 CO_2 流体萃取法提取率约为回流法的 2.4 倍，而耗时约为回流法的 1/3，说明超临界 CO_2 流体萃取法优于常规法。大部分生物碱都具有一定的极性，而超临界 CO_2 流体的极性较弱，故适用于低极性化合物的提取分离。提高萃取压力可以提高生物碱在超临界 CO_2 流体中的溶解度，从而提高萃取的效率，所以超临界 CO_2 萃取生物碱的压力一般较高。

第七节　辅助提取技术

提取是中药制药过程的关键环节，直接影响药品的质量，提取新技术的发展是中药制造工业技术转型升级的关键，关系着中药现代化的进程。传统的提取方法以加热回流提取、渗漉提取为主，然而，传统方法提取范围广、选择性差，容易浸出大量杂质，给后续工艺带来很大困难，并且有效成分容易分解或损失，转移率低。目前，生产上大多采用多功能提取罐、渗漉罐、动态提取罐和热回流提取浓缩机组等间歇式提取设备，但存在有效成分损耗大、杂质多、效率低、能耗大等问题。近年来随着化工技术和设备制造等相关专业的迅速发展，出现了超声辅助提取、微波辅助提取、超高压辅助提取、连续逆流提取、生物酶解辅助提取、破碎提取等多种新技术。它们具有提取效率高、低能耗等优点，具有良好的应用推广前景。

一、超声辅助提取技术

早在 20 世纪 50 年代，人们就利用超声波来提取花生油、啤酒花中的苦味素及鱼组织中的鱼油等。超声辅助提取技术是近年来利用外场介入强化中药饮片有效成分提取的一种技术。超声波是一种弹性机械振动波，能破坏中药饮片的细胞，使溶剂渗透到细胞中，从而加速有效成分溶解，提高浸出率。该技术可用于酸类、多糖类、黄酮类、皂苷类、蒽醌类、木脂素类、生物碱等多种成分的提取。

（一）基本原理

超声波是指频率为 20～50kHz 的电磁波，具有空化效应、热效应和机械效应。空化效应使植物细胞破裂，热效应使分散介质或饮片的温度升高而促使有效成分溶解，机械效应使介质质点产生振动而强化介质的扩散与传质。

1. 空化效应　液体中往往存在一些真空的或含有少量气体或蒸汽的小气泡，这些小气泡尺寸不一。当一定频率的超声波作用于液体时，只有尺寸适宜的小气泡能发生共振现象，大于共振尺寸的小气泡被驱出液体外。小于共振尺寸的小气泡在超声作用下逐渐变大，接近共振尺寸时，声波的稀疏阶段使小气泡迅速膨大；在声波的压缩阶段，小气泡又突然被绝热压缩，直至湮灭。湮灭过程中，小气泡内部可达几千度的高温和几千个大气压的高压。上述现象称为空化现象。

2. 热效应　由于介质吸收超声波以及内摩擦消耗，分子产生剧烈振动，超声波的机械能转化为介质的内能，引起介质温度升高。超声波的强度越大，产生的热效应越强。控制超声强度，可使药物组织内部的温度瞬间升高，加强有效成分的溶出，并且不改变成分的性质。

3. 机械效应　超声波使机械振动能量传播，可在液体中形成有效的搅动与流动，破坏介质的结构，粉碎液体中的颗粒，能达到普通低频机械搅动达不到的效果。控制一定的超声频率和强度，空化作用产生的极大压力造成生物细胞壁及整个生物体破裂且整个破碎过程在瞬间完成，同时超声波产生的振动作用加强了胞内物质的释放、扩散及溶解。被浸提的物质在被破碎瞬间生物活性保持不变，同时提高破碎速率和提取率。

超声波提取时不需加热，可避免中药常规煎煮法、回流法等长时间加热对有效成分的破坏；溶剂用量少，节约溶剂；超声辅助提取过程是一个物理过程，在整个提取过程中无化学反应发生，不会影响药物有效成分的生物活性；减少能耗，提高经济效益。

（二）操作方法和工艺参数

1. 操作方法　将饮片粉碎后，加入一定量溶剂，静置一段时间后，在最佳条件下（超声功率、时间、温度）超声提取，过滤，收集提取液。经过 2～3 次超声提取后，完成提取过程。测定目标组分的含量，并计算提取率。

2. 工艺参数　超声波原理分析表明超声空化效应是增强提取分离过程的主导因素。但超声空化作用本身是无选择性的破坏，当参数选择不当时，特别是在高强度或长时间处理条件下，空化作用不仅能打破细胞壁，也可能会打破被提取物质的分子，从而影响所提成分的产率。

（1）溶剂：选择溶剂是提高提取物产率和纯度的一个重要方面，必须依据饮片对溶剂吸收量的大小和所提成分的性质，选择适宜的溶剂、浓度和用量，并注意提取温度，确保所提成分质量，以提高效率、降低成本。由于超声波不能破坏饮片中的酶，苷类和多糖类成分超声提取时要注意抑制酶的活性。

（2）时间：超声提取时间的长短依饮片种类与粉碎度等具体条件而定，一般在 10～100min，比常规提取时间短。

（3）超声波频率：超声波频率是影响有效成分提取率的主要因素之一。若选用的频率不当，会使饮片中所含成分提取不完全。如超声提取大黄中蒽醌类化合物，所得产率随超声频率的增大而减小，且以低频率 20kHz 的超声提取后的产率最高。而超声提取穿山龙根茎中薯蓣皂苷时，提取率随频率的增加而提高，且以高频率（1MHz）超声提取后的浸出率为最高。

（4）温度：超声辅助提取时一般不需加热，但其本身有较强的致热作用，因此在提取过程中对温度进行控制具有一定的意义。一般在水提时，随着温度的升高得率增大，达到60℃后，温度如继续升高，得率则呈下降趋势。但对其他溶剂，如不同浓度的乙醇溶液，需要进行实验筛选。

（三）常用设备

根据功能分类，超声提取设备分为小试机型、中试机型和规模生产机型。小试机型一般用于实验室，超声功率为0.05～11kW，提取罐或槽容积为50ml至2L。中试机型一般用于中试实验，超声功率为2～15kW，提取罐或槽容积为10～100L。规模生产机型主要用于中药饮片提取的批量生产，超声功率为5～25kW，提取罐容积为1000～3000L。

根据结构分类，超声波提取设备结构分为内置式和外置式两类。内置式机型主要是指将超声波换能器阵列组合密封于一个多边形立柱体内，并将其安装于中药饮片提取罐内中心位置，其超声能量从多边形立柱内向外（罐内的媒质）发射，示意图见图2-34，其中冷凝器、冷却器、油水分离器为选择性配件。外置式机型主要是指将超声波换能器以阵列组合的方式安装于提取罐体的外壁，其超声能量由罐外壁向罐内发射。

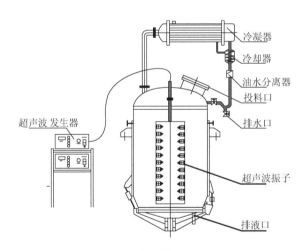

图2-34　超声辅助提取器

二、微波辅助提取技术

1986年，匈牙利学者Ganzler等首次报道利用微波能从土壤、种子、食品、饲料中分离各种类型的化合物。微波辅助提取（microwave-assisted extraction，MAE），又称微波萃取技术，是利用微波能提高提取率的一种新技术。在微波场中分子会发生极化，将其在电磁场中所吸收的能量转化为热能。中药中不同组分的介电常数、比热、含水量不同，吸收微波能的程度不同，因此在微波的作用下，某些组分被选择性地加热，使之与基体分离，进入到介电常数较小、微波吸收能力较差的溶剂中，从而达到提取的目的。由于微波提取具有投资少、设备简单、适用范围广、重现性好、选择性高、操作时间短、溶剂耗量少、有效成分的产率高、不产生噪音、不产生污染、适于热不稳定性物质等优点，故成为中药有效成分提取的有力工具，已广泛用于提取多糖类、多酚类、黄酮类、内酯类、挥发油、色素等活性成分。

（一）基本原理

微波是频率介于 300MHz 至 300GHz 的电磁波，具有波动性、高频性、热特性和耐热特性四大基本特性。微波的热效应是基于物质的介电性质和物质内部不同电荷极化不具备跟上交变电场的能力来实现的。微波的频率与分子转动的频率相关联，所以微波能是一种由粒子迁移和偶极子转动引起分子运动的非离子化辐射能。当作用于分子上时，促进了分子的转动，分子若此时具有一定的极性，便在微波电磁场作用下产生瞬时极化。当频率为 2450MHz 时，分子就以每秒 24.5 亿次速率做极性变换运动，从而产生键的振动、撕裂和粒子之间的相互摩擦、碰撞，促进分子活性部分（极性部分）更好地接触和反应，同时迅速生成大量的热能，引起温度升高。物质的介电常数 ε 越大，分子中的净分子偶极矩越大，产热越大。物质的介电常数 ε 小于 28 时，物质在微波场中产热很小，当 $\varepsilon = 0$ 时，自热现象完全消失。微波的这种热效应使微波在穿透到介质内部（其深入距离与微波波长同数量级）的同时，将微波能量转换成热能对介质加热，形成独特的介质受热方式——介质整体被加热，即所谓无温度梯度加热。

在微波提取过程中，微波辐射导致植物细胞内的极性物质吸收微波能，产生热量，使细胞内温度迅速上升，液态水汽化产生的压力将细胞膜和细胞壁冲破，形成微小的孔洞。继续加热导致细胞内部和细胞壁水分较少，细胞收缩，表面出现裂纹。孔洞和裂纹的存在使细胞外的溶剂容易进入细胞内，溶解并释放出细胞内的产物。当样品与溶剂的混合物被微波辐射时，在短时间内溶剂被加热至沸腾，由于沸腾发生于密闭容器，温度高于溶剂常压沸点，而且溶剂内外层都达到这一温度，促使成分很快地被提取出来。

因为微波能对提取体系中的不同组分进行选择性加热，所以可使目标组分直接从基体分离，具有较好的选择性；微波提取由于受溶剂亲和力的限制较小，可供选择的溶剂较多；微波利用分子极化或离子导电效应直接对物质进行加热，由于空气及容器对微波基本不吸收或不反射，保证了能量的快速传递和充分利用，因此热效率高、升温快速均匀，大大缩短了提取时间，提高了提取效率。

（二）操作方法与工艺参数

1. 操作方法　微波辅助提取操作一般包括以下步骤：

（1）预处理：预处理包括饮片粉碎、加溶剂浸泡等环节。①粉碎、加料：根据饮片的特性一般将饮片粉碎为 2～10mm 的颗粒。为了抑制投料过程中粉尘的飞扬，可在车间内设专门的加料间，将粉碎后的饮片投放到加料器中，通过管路输送到提取罐中。②溶剂预热：在微波功率、溶剂、提取量完全相同的情况下，不同温度下提取效果差别较大，一般热态比冷态提取效果好。在设计中考虑使用板式换热器将溶剂加热到适宜的温度。③饮片加溶剂浸泡：饮片含水量影响操作时间和提取效率，对含水量低的饮片应采取加湿措施以便有效地吸收微波能，可在提取罐中加溶剂浸泡适宜时间后，进行微波提取。

（2）微波辅助提取：将物料与溶剂的混合物置微波设备中，选择适宜的微波功率与时长，进行微波辅助提取。

（3）料液分离：微波提取溶剂用量较常规提取减少50%以上，由于饮片组织具有吸液性和粉粒间的毛细管作用，药渣持液量成为不容忽视的问题。将药渣由螺杆挤压器挤压后收集提取液并过滤，对提取液进行浓缩及精制处理，得到目标产物。若提取液需要进一步分离，可采用色谱分离等方法获得所需组分。

2. 工艺参数 微波辅助提取操作过程中，影响提取效果的参数很多，如溶剂及其pH、温度、微波辐射剂量、物料粉碎度等。选择不同的工艺参数，可得到不同的提取效果。

（1）溶剂及其pH：溶剂选择依然遵循相似相溶的原则，但如果选用非极性溶剂时需要加入一定比例的极性溶剂。因为微波加热的吸收体需要微波吸能物质，极性物质是微波吸能物质，而非极性物质（如环己烷等溶剂）则不吸收微波能。微波提取过程中，溶剂对微波能的吸收为决定性因素，而溶质本身的极性是次要的。当以水为主要提取溶剂时，微波提取对被提取成分极性的选择并不明显，提取率与被提取成分本身的极性并不呈现明显的正相关性，可能由于水的极性决定了其对微波能的强吸收。

考虑所提化合物的结构和性质，有些酸碱性物质可以选择相应的酸水与碱水提取。如提取有机酸和黄酮类、蒽醌类物质可以选择不同强度的碱水提取，提取生物碱可以选择不同强度的酸水提取。

（2）温度：提取温度应低于所用溶剂的沸点，不同的物质最佳提取温度不同。在微波密闭容器中，由于内部压力可达到1MPa以上，因此溶剂沸点比常压下的溶剂沸点提高许多。用微波提取可以达到常压下使用同样溶剂所达不到的提取温度。

（3）时间：微波提取时间与被测样品含量、溶剂体积和加热功率有关。一般情况下，提取时间在10～15min，不同的物质最佳提取时间不同。有控温附件的微波提取设备可自动调节加热功率大小，以保证所需的提取温度。在提取过程中，一般加热1～2min即可达到要求的提取温度。

（4）微波剂量：微波剂量就是每次微波连续辐射时间。微波连续辐射时间不能太长，否则会使系统的温度升得很高（即使是非极性溶剂也会因为与含水物料传热而升温超过溶剂的沸点），引起溶剂的剧烈沸腾，不仅造成溶剂的大量损失，而且还会带走已溶解入溶剂中的部分溶质，影响提取效率。

（5）物料粉碎度：一般情况下，提取平衡是受分子内扩散控制的，提取速率往往受溶质在颗粒内部的扩散控制。物料在提取前一般需经粉碎、加入适当的提取溶剂浸润等预处理，以增大提取溶剂与物料的接触面积，提高微波提取效率。

（三）常用设备

微波提取设备与常规动态提取罐结构相仿，不同之处是将蒸汽夹套加热改为微波腔加热，将平面加热改为立体加热，热源由蒸汽夹套壁改为料液本身的发热。目前国内用于中药提取的微波频率大多选择2450MHz，罐体容积0.5～3m³。

微波提取体系根据提取罐的类型可分为两大类：密闭型微波提取体系和开罐式提取体系，二者主要区别在于一个是分批处理物料，类似多功能提取罐（图2-35），另一个是以连续方式工作的工业化提取设备。根据微波作用于提取体系的方式可分为发散式微波提取体系和聚焦式微波提取体系。

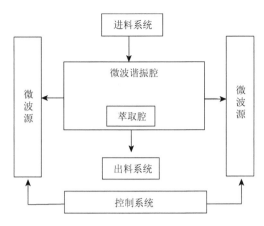

图 2-35 微波提取罐结构示意图

（四）应用案例

案例 2-9　　　　微波辅助提取灵芝多糖

1. 案例摘要　灵芝为多孔菌科真菌赤芝 *Ganoderma lucidum*（Leyss.ex Fr.）Karst.或紫芝 *Ganoderma sinense* Zhao，Xu et Zhang 的干燥子实体。灵芝多糖是灵芝中的主要活性成分，其主要药理作用包括免疫调节、抗氧化、抗肿瘤、降血糖及抗糖尿病并发症、降血脂、神经保护等。本案例采用微波辅助提取法提取灵芝中的多糖，经响应曲面法优化工艺参数，得到最佳提取工艺参数为：提取温度 90℃，微波功率 400W，液料比 20∶1，提取 2 次，每次提取时间 19.43min。

2. 案例问题　对于灵芝中多糖的提取，与其他提取方法相比，微波辅助提取法有哪些优点？

3. 案例分析　微波辅助提取法有操作简便、提取率高、能耗低等优点，可以广泛应用于工业化生产。不同提取方法所得灵芝多糖的提取率不同，该案例中采用微波辅助提取后，多糖的提取率提高了 40%。

三、超高压辅助提取技术

1914 年，美国物理学家 P.W.Briagman 提出了在静水压下蛋白质变性、凝固的报告。1986 年，日本京都大学的林立丸教授率先开展了高压食品的研究，提出了高压在食品加工中应用的研究报告。1991 年，第一种高压食品——果酱，正式在日本问世，标志着高压食品加工技术取得了突破性进展。我国学者也一直密切关注国际超高压技术的发展趋势，2004 年吉林工业大学张守勤等率先将该技术应用于中药提取，为中药有效成分的提取提供了一种新技术。目前已应用于多糖类、黄酮类、皂苷类、生物碱、有机酸类等物质的提取研究。

与浸渍法、渗漉法、煎煮法、回流法、超声提取法、微波提取法、超临界流体萃取法等方法相比，超高压提取技术具有提取时间短、能耗低、转移率高、大分子物质溶出少、有效成分提取率高以及可避免热效应引起的有效成分结构改变、损失和生物活性降低等优点。由于超高压提取是在密闭环境中进行，没有溶剂挥发，不会造成环境污染。超高压提取法在运用中可以结合低温冷却及减压单元，形成压差式提取装备，属于超高压提取的新发展方向。该方法以连续式"真空-高压"高压差循环变化产生的强大机械力促进溶剂在被提取物内外快速交换，甚至破坏被提取物细胞使内容物直接溶出，从而实现高效提取，能满足中药提取不同的需求。

（一）基本原理

超高压提取（ultrahigh pressure extraction，UHPE），是指在常温条件下，对原料液施加 $100\sim1000MPa$ 的流体静压力，保压一定时间后迅速卸出压力，进而完成整个提取过程。在超高压条件下，生物大分子的非共价键发生变化，使蛋白质变性以及酶失活等，而维生素、香精等小分子化合物是共价键结合，能够完整保留。溶剂在超高压作用下可渗透到固体原料内部，使原料中的有效成分溶解在溶剂中，在预定压力下保持一定时间，使有效成分达到溶解平衡后迅速卸压，在细胞内外渗透压力差的作用下，有效成分可迅速扩散到组织周围的提取溶剂中，达到提取中药有效成分的目的。

（二）操作方法与工艺参数

1. 操作方法　超高压提取操作过程一般包括以下步骤：

（1）原料预处理：将原料进行干燥、粉碎、脱脂等前处理，以便有效成分的提取。

（2）原料与溶剂混合：原料与提取溶剂按照一定的料液比混合后包装并密封。

（3）超高压处理：按照设定的工艺参数进行超高压处理。

（4）除去药渣：采用离心或过滤的方法除去药渣。

（5）回收溶剂：将提取液减压蒸馏，或采用膜分离等方法处理，回收溶剂。

（6）纯化浓缩液：将浓缩液进行萃取、色谱分离、重结晶等纯化处理，得到有效成分。

2. 工艺参数

（1）压力：压力是超高压提取的一个重要参数，也是这项新技术的根本。在溶剂通过原料颗粒表面毛细孔浸润到细胞内部过程中增加压力，可以加快浸润速率；在溶剂浸润到细胞内部后，有效成分溶解在溶剂中，卸载压力，可加快有效成分向外扩散的速率；超高压条件可以破坏细胞壁和细胞内各种膜，降低有效成分的传质阻力，使药物成分的溶出更加迅速完全，提高了有效成分提取率。

（2）溶剂：依据"相似相溶"原理，综合考虑溶剂极性、被提取成分及共存的其他类成分的性质，选择适宜的提取溶剂。在提取具有酸性和碱性的中药活性成分时，溶剂的 pH 是需要进行筛选的重要参数。

（3）温度：在超高压提取过程中，如果提取的时间比较长，尤其在超高压压差提取过程中，温度会呈上升趋势。因此，对于热不稳定及挥发性的成分提取，需要控制提取的温度。

（4）溶剂与原料比：药物有效成分的提取是由渗透、溶解、扩散几个过程组成的。在提取过程中，饮片中溶质浓度逐渐降低，提取液中溶质浓度逐渐升高。溶剂与原料的比值越大，则浓度梯度越大，有效成分的扩散速率越大，但是当固液比过大时，有效成分在溶剂中的浓度过低，会导致分离纯化困难。

（5）提取时间：超高压条件下，中药细胞内外有效成分的扩散迅速，在极短时间内（一般为数分钟）溶解扩散达到平衡。如果时间过短，则溶解不完全；时间过长，反而会使得率下降，所以在超高压提取时，确定一个最佳提取时间是必要的。

（三）常用设备

为了降低设备的耐压要求，超高压设备多制备成间歇式超高压提取器，其原理示意图如图 2-36。将药物原料按照一定的料液比混合后装在耐压、无毒、柔韧并能传递压力的软包装内密封，然后放入高压容器内；启动高压泵，首先将容器内的空气排出，然后升高到所需的压力，并在此压力下保持一定的时间；迅速打开控制高压回路的阀门，卸除压力；取出高压处理后的料液，进行后续处理。

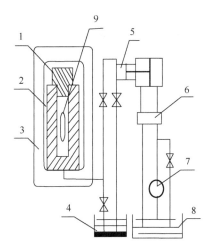

图 2-36 间歇式超高压提取器示意图

1.顶盖；2.压力容器；3.机架；4.压媒槽；5.增压泵；6.换向阀；7.压力泵；8.油槽；9.药品原料

（四）应用案例

案例 2-10   **超高压法提取山楂叶中的黄酮类化合物**

1. 案例摘要   山楂叶为蔷薇科植物山里红 *Crataegus pinnatifida* Bge.var.major N.E.Br. 或山楂 *Crataegus pinnatifida* Bge.的干燥叶。山楂叶总黄酮是从花期山楂的叶子中提取的黄酮类化合物的总称，其主要成分为芦丁、金丝桃苷、槲皮素、牡荆素等。药理研究表明其具有抗动脉粥样硬化、增加冠脉流量、降压、降糖、降脂等作用。本案例采用超高压提取法提取山楂叶中的黄酮类化合物。

2. 案例问题   山楂叶中含有大量的叶绿素，超高压提取法是否适合山楂叶中的总黄酮的提取？

3. 案例分析   超高压提取法具有快速、高效、耗能少、提取温度低、操作简便及绿色环保等特点。提取过程为：将山楂叶置于 70℃ 真空干燥箱中干燥 6h，取出后粉碎成 40 目粉末，混合均匀，按照山楂叶粉末质量与溶剂体积比 1：45 加入 50%乙醇溶液，按照以下参数进行处理：温度为 60℃，压力 400MPa，提取时间为 3min。高压处理后过滤，得到提取液。

四、连续动态逆流提取技术

针对间歇式提取效率低、能耗大、不利于控制等缺点，许多中药制药工艺、设备的研究人员开始研究中药饮片的连续提取方式。连续动态逆流提取技术（continuous countercurrent extraction）集萃取、重渗漉、动态和逆流技术为一体，具有工艺简单、节省溶剂、能耗低、提取时间短、提取效率高等优点，是一种值得推广的新技术、新工艺。连续动态逆流提取技术是在多个提取单元之间，通过饮片和溶剂的合理浓度梯度排列和相应的流程配置，结合物料的粒度、提取单元数和提取温度，以循环组合的方式对物料进行提取的方法。该技术主要利用了固液（饮片与溶剂）两相中有效成分的浓度差，逐级将饮片中的有效成分溶出扩散至起始浓度较低的提取溶剂中，达到最大限度转移饮片中有效成分的目的。

（一）基本原理

连续动态逆流提取过程中，物料和溶剂同时连续运动，但运动方向相反，通过机械传输、连续定量加料，使物料和溶剂充分接触，设备内溶剂不断更新。植物有效成分的提取过程是一个固-液传质的过程，是固相原料向低浓度液相浸出的传质过程。植物和溶剂中有效成分的浓度差是影响提取效率的主要因素之一，浓度差越大，则浸出传质的推动力越大，传质的速率就越快，有效成分的浸出率越高。其示意图见图 2-37。其中 C_0 为饮片中心有效成分浓度，C_1 为物料表面有效成分浓度，C 为溶液中有效成分浓度，r 为物料半径，δ 为扩散边界层厚度。浓度差愈大，有效成分的扩散速率也就越快。因此，增大浓度差可以提高提取效率。对于连续动态逆流提取来说，连续进液和连续出液的过程中，溶剂中存在连续的浓度梯度，从而使提取液可以获得比较快的浸出速率，也可以获得比较高的提取液浓度。

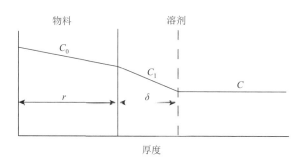

图 2-37　物料与溶剂间有效成分浓度差示意图

（二）操作方法与工艺参数

1. 操作方法　连续逆流提取的工作方式为整个提取过程在密闭状态下进行。首先将提取物料如根、茎、叶、花、草等进行切割、碾磨、碾压和粉碎处理，制成适宜提取的颗粒，以提高提取效率。将待提取的固体物料从送料器上部料斗加入，通过螺旋定量控制加料速率，并将物料不断地送至浸出舱低端。在浸出舱中，螺旋推进器将物料平稳均匀地由低端推向高端，在此过程中有效成分被连续地浸出，残渣由高端排渣器排出。溶剂从浸出舱高端定量加入，在重力的作用下，溶剂渗透固体物料在走向低端过程中浓度不断加大。固液两相始终保持逆流相对运动和理想的料液浓度梯度，并不断更新接触界面，提取液经浸出舱低端固液分离机构导出。

2. 工艺参数　主要工艺参数包括饮片粉碎度、粉末润湿时间、加料速率、提取溶剂用量、提取液流出速率等。

（三）常用设备

连续逆流提取装置按传动机构形式划分，主要有螺旋推进式、平转式和拖链式等。其中，应用较广泛的是螺旋推进式逆流提取设备和罐组式逆流提取机组。

1. 螺旋推进式连续提取机组　我国 20 世纪 80 年代由哈尔滨某研究所设计出了螺旋式连续逆流提取机组样机，后来陆续也出现了类似的"螺旋式连续逆流提取机组"以及"多级槽式连续双逆流浸出机组"，之后又出现"螺旋式连续双逆流超声波提取机组"，这些提取机组可统称为"管式螺旋连续逆流提取机组"。其共同特点是设有一个带夹套的管式螺旋输送机，物料从设备的一端连续加入，通过螺旋叶片的运动将其推向另一端，溶剂则从另一端加入，流向中药饮片进料的一端，期间固体物料完全浸泡在溶剂中，同溶剂呈逆向流动，使有效成分能尽可能溶出。虽然该技术所需的溶剂剂量小，提取液浓度高，能节省浓缩所需的能源，但固体物料和溶剂缓慢对流的返混现象比较严重，相对运动速率缓慢，降低了提取的效率。

螺旋推进式连续逆流提取设备的主体结构见图 2-38，由螺旋定量送料器和螺旋结构浸出舱（带加热夹层）、连续固液分离器、连续排渣器、溶剂定量加入器及传动机构等组成。

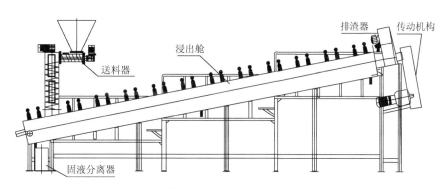

图 2-38　螺旋推进式连续逆流提取设备的结构

2. 平转式连续提取器　平转式连续提取器主要由转动体（转子）、假底（活络筛网）、轨道、提取液收集格、喷淋装置、传动装置等组成，整个设备由外壳密封。该设备是以平转式植物油浸出器为原型改造而成的，实现了从投料、提取到出渣的连续化逆流提取，并实现自动化控制。然而，物料与溶剂采用喷淋式断续接触，使溶剂溶解溶质后所产生的渗透压难以不停地向周围扩散，因此降低了提取的效率。

3. 拖链式逆流提取设备　王玉祖发明研制出的新型拖链型连通器式连续逆流提取设备见图 2-39，是一种适合中药有效成分提取的设备。这种提取设备的特征在于其一组闭合环形的拖链型连续逆流浸出提取装置相互之间以出料口与进料口连接组成连通器各个装置的上部进料口和出料口，最低部位有残液出口，最高部位有排气口。在提取的过程中，固体物料在润料机中浸润后，经湿料储罐的进料口缓慢加入到第 1 个装置内，在拖链的推动下缓慢运动后进入第 2 个装置。继续重复第 1 个装置中的过程，依此类推。提取剂自储罐经流控制器加入最后一个装置的进液口，与物料运动的方向相反，且与物料形成逆流提取。

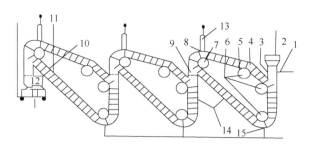

图 2-39　拖链型连通器式连续逆流提取设备

1.出液口；2.投料口；3.进料口；4.提取器；5.拖链；6.从动链轮；7.主动链轮；8.排气口；9.出料口；10.进料口；11.卸料式离心机；12.湿渣器；13.冷凝器；14.加热夹套；15.残液出口

4. 罐组式逆流提取机组　罐组式逆流提取技术是在多个提取单元之间，通过饮片和溶剂的合理浓度梯度排列和相应的流程配置，结合物料的粒度、提取单元数和提取温度，以循环组合的方式对物料进行提取的方法。目前，实验室主要采用锥形瓶或烧瓶模拟罐组式逆流提取小试实验。适合工业化生产的罐组式逆流提取设备出现于 20 世纪 90 年代初，首先出现的是外循环动态提取罐。进入 21 世纪后，对罐组式逆流提取设备的研究也逐渐增多。先后提出了多段罐式连续逆流提取机组、中药逆流连续浸出机、三级四罐式中药逆流浸出机、中药饮片的动态逆流提取装置等。目前，较为常用的外循环式罐组逆流提取机组见图 2-40。

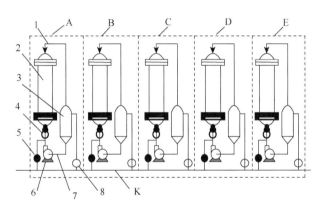

图 2-40　外循环式罐组逆流提取机组

1.管道；2.提取罐；3.储液罐；4.阀门；5.阀门；6.循环泵；7.管道；8.阀门；A、B、C、D、E.动态循环提取单元；K.总管

（四）应用案例

案例 2-11　　　　　连续逆流提取法提取绞股蓝中皂苷

1. 案例摘要　绞股蓝皂苷为绞股蓝主要有效成分，具有抑制肿瘤、防止衰老、降低血脂、增强免疫、防治糖皮质激素不良反应、保护心脏和肝脏、降低血糖、镇静止痛及抗溃疡等药理作用。绞股蓝皂苷因其独特的功效，可开发用于绞股蓝茶制品、功能性口服液、保健酒、抗衰老化妆品、饲料添加剂等。本案例采用连续逆流提取法提取绞股蓝中的总皂苷。

2. 案例问题　绞股蓝主要含皂苷、黄酮、多糖、甾醇、氨基酸等类型化合物及微量元素，目前已分离出 80 多种皂苷，发现有 4 种绞股蓝皂苷分别与人参皂苷 Rb_1、Rb_3、Rd 和 F_2 的结构完全相同。绞股蓝中的总皂苷能否采用连续逆流提取法提取？

3. 案例分析 连续逆流提取法具有提取效率高、溶剂用量少等优点。本案例以绞股蓝总皂苷得率为评价指标，采用连续逆流提取法提取绞股蓝中的总皂苷。提取条件为：以水为溶剂，提取温度为80℃，料液比为1∶35（g/ml），提取时间为50min。在此条件下，绞股蓝提取物平均提取得率为33.95%，总皂苷得率为8.9%。

五、生物酶解辅助提取技术

生物酶解辅助提取技术是基于酶解作用能选择性地破坏植物细胞壁，从而使植物细胞内的成分更容易溶解、扩散的原理而应用于中药有效成分提取的新技术。20世纪中叶，酶化学在医药与食品领域发挥了作用，国内外学者将蛋白酶等应用到动物药以及水产品的加工与生产中，使蛋白质水解成人体容易吸收的肽类与氨基酸，并取得了丰硕的成果。例如日本的Hiroyuki等从鲣鱼的蛋白质水解物中提取出一种具有血管紧张素转化酶（ACE）抑制作用的多肽，其ACE抑制效果非常明显；法国的Rozenn等从鳕鱼的蛋白质水解物中提取出一种具有促进动物生长的多肽物质。自20世纪90年代开始，国内许多学者将酶的特性与生物细胞的结构联系起来，陆续开展了将生物酶用于天然药物及中药的辅助提取中，以期达到提高浸提效率的目的。近年来，该技术在多糖、生物碱、黄酮类、皂苷类、有机酸类、蛋白质及肽类等中药成分提取中得到了应用。

（一）基本原理

植物药中生物活性成分大多存在于细胞中，少量存在于细胞间隙。植物细胞壁主要是由纤维素、半纤维素、果胶质等大分子组成，植物中小分子化学成分渗透到溶液中，必须穿透植物细胞壁的障碍。新鲜药材经干燥后，组织内的水分蒸发，细胞逐渐萎缩。这时，在细胞液泡中溶解的活性成分等物质呈结晶或无定形状态沉积于细胞内，使细胞形成空腔，细胞质膜的半透性丧失，导致了细胞内的成分溶出障碍。中药的生物酶解辅助提取法是在传统提取方法的基础上，根据植物细胞壁的构成，利用酶反应所具有的极高催化活性和高度专一性等特点，选择相应的生物酶，将细胞壁的组成成分纤维素、半纤维素、果胶质等水解，从而使植物细胞内有效成分更容易溶解、扩散的一种提取方法。

（二）操作方法与工艺参数

1. 操作方法 使用生物酶解法时，先将相应的酶同底物充分搅拌混合均匀，加入适量水，在适宜的温度和pH下酶解，之后再按其他提取方法提取。某些大分子（如淀粉、蛋白质、果胶、树胶、树脂、黏液质等）酶解为小分子，从而便于有效成分的提取，提高提取液的澄清度及产品的稳定性。

2. 工艺参数 影响酶解过程的工艺参数主要包括酶的种类与用量、酶解温度与时间、溶液酸碱度等。

（1）酶的种类与用量：根据中药有效成分、辅助成分及物料的性质选择酶的种类是酶解辅助提取的关键一步。一般用于植物根茎类饮片多选择纤维素酶，种子饮片使用纤维素酶、半纤维素酶比较普遍，而对于花类、果类则选用果胶酶。一般动物饮片大多含有蛋白质，大分子的蛋白分子不易吸收，往往需要借助于蛋白酶将蛋白质水解成小分子质量的肽类、氨基酸便于机体吸收、代谢，所以提取动物饮片时多考虑蛋白酶。

酶的用量可以通过测定酶解产物的含量来确定。用量过少，底物转化不完全；用量过多，成本增加，甚至会带进较多的杂质，影响产品质量。

（2）温度：酶的化学本质是蛋白质，温度影响其活力。在一定范围内，温度升高，酶解反应加速；但超过一定温度，酶蛋白会因其结构稳定性被破坏而逐渐丧失活性。在其他条件相同的情况下，将酶反应液分成若干份，分别控制在不同的温度下进行酶解反应，测定酶反应的活性。以酶反应活性对温度作图，曲线上酶活性最高点所对应的温度就是该反应的最适温度，此时酶表现出最大的活性。若温度超出该范围，酶活性逐渐降低。各种酶在一定条件下都有其一定的最适温度，绝大多数酶在60℃以上即失去活性。通常植物体内酶的最适温度在40～50℃，动物体内酶的最适温度在37～40℃。

（3）溶液酸碱度：酶是两性化合物，分子中有羧基、氨基等基团，过酸或过碱都可破坏酶的空间结构。pH不仅能够影响酶的构象，也影响底物的解离状态，导致了酶活性的改变，所以酶解反应需在一定pH条件下进行，应根据不同质地的饮片以及酶的种类确定最适pH。

（4）时间：一般在酶解反应的初始，随着反应时间的延长，生成物的浓度增加明显；当反应到一定时间，酶反应达到饱和，生成物的量增加缓慢。例如以酶法提取苦荞茎中总黄酮的研究中，在加入一定量的纤维素酶、酶解温度55℃、pH 6.5条件下，考察不同酶解时间对总黄酮得率的影响；随酶解时间的延长，总黄酮得率增加，但在酶解2h后，得率不再有明显增加；因此本着节约时间、降低成本的原则，时间选在80～100min比较适宜。

（三）应用案例

案例2-12　　　　　　　　**酶解辅助提取法提取黄芪皂苷**

1. 案例摘要　黄芪为豆科植物蒙古黄芪 *Astragalus membranaceus*（Fisch.）Bge.var. *mongholicus*（Bge.）Hsiao 或膜荚黄芪 *Astragalus membranaceus*（Fisch.）Bge.的干燥根，味甘，微温。归肺、脾经。黄芪具有补气升阳、固表止汗、利水消肿、生津养血、行滞通痹、托毒排脓、敛疮生肌等功能，用于气虚乏力，食少便溏，中气下陷，久泻脱肛，便血崩漏，表虚自汗，气虚水肿，内热消渴，血虚萎黄，半身不遂，痹痛麻木，痈疽难溃，久溃不敛。黄芪中含有皂苷、黄酮、多糖、维生素、多种氨基酸以及硒、锌、铁等14种人体必需的微量元素。皂苷为黄芪中的主要有效成分，具有消炎、降血压、抗心肌缺氧、中枢镇静、镇痛等药理作用。本案例采用酶解辅助提取法提取黄芪中黄芪皂苷。

2. 案例问题　黄芪中主要含有皂苷、黄酮、多糖等类型化合物。与其他提取方法相比，采用酶解辅助提取法是否可以提高黄芪皂苷的提取率？

3. 案例分析　漆酶是一种含铜的多酚氧化酶，可有效地降解木质素。经酶解之后，有利于黄芪中黄芪皂苷的提取。酶解辅助提取法系将黄芪饮片粉末加入适量水，用盐酸将pH调至漆酶反应的最适pH（即pH 3.5），于30℃酶解90min后煎煮提取。研究结果表明，在酶解最佳条件下，提取物中黄芪皂苷含量比未加酶组提高44.7%。

六、组织破碎提取技术

组织破碎提取法，又称为闪式提取法，在室温及适当溶剂存在下，利用闪式提取器将植物的根、茎、叶、花、果实、种子及全草等物料快速破碎至适当粒度，并通过高速搅拌与振动使有效成分迅速释放，达到提取目的。该提取方法于 1993 年首次提出，经过 20 余年的发展，已经成功运用于中药有效成分的提取，特别是在鞣质类、诃子酸、茶多酚类、苯丙酸类、黄酮类、皂苷类、萜类等成分的提取工艺研究方面取得了较大的进展，为中药提取工艺的研究开辟了新途径。

（一）基本原理

组织破碎提取法的基本原理是在室温和适当溶剂存在下，利用闪式提取器将物料在数秒钟内破碎至适当粒度，同时通过高速搅拌、振动、负压渗透 3 种因素的最佳组合，使有效成分迅速达到饮片组织内外平衡，实现提取的目的。在这一过程中，为了既能充分发挥粒度小易达到组织内外平衡的优势，又不至于因颗粒太细而影响后期的过滤，故在破碎刀具的设计方面控制了破碎颗粒范围在 40～60 目。在高速搅拌与振动下，组织内外的化学成分在极短的时间内即可达到平衡。

组织破碎提取法具有以下特点：①提取时间短。一般几十秒至几分钟即可完成对物料的一次提取过程。②适于热不稳定性成分的提取。破碎提取一般在常温下提取，避免了热不稳定性成分的破坏。③耗能低。破碎提取法所用的设备功率低，一般其额定功率小于 1kW，且提取时间非常短，因此耗能非常小。

（二）常用设备

闪式提取器是基于破碎提取技术开发的提取设备，其实验型和中试型设备已得到广泛地应用。目前，最常用的闪式提取器示意图见图 2-41。闪式提取器主要由组织破碎头、动力部分（高速电机、电机控制线）、升降系统、控制系统及提取容器所组成，其中组织破碎头和动力部分为关键部件。组织破碎头由内、外双刃组成，双刃通过精密的同心轴相连组成组织破碎头，外刃固定，内刃在高速电机的带动下旋转，从而对物料产生破碎作用。内、外刃之间具有 0.5～1mm

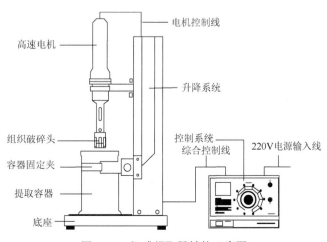

图 2-41　闪式提取器结构示意图

间隙，这一间隙的大小不仅决定了破碎粒度的大小，而且影响双刃间的切割效率与锋利性。动力部分为单相高速电机，根据破碎刀具的大小配置不同功率的电机，电机通过电阻或电压控制系统实现无级连续变速或阶梯档位调速。提取容器采用配套且具密封装置的耐有机溶剂材料制成，也可用适当容器代替。

（三）应用案例

> **案例 2-13**　　　　　　　**破碎提取法提取龙胆中龙胆苦苷**
>
> **1. 案例摘要**　龙胆苦苷为龙胆中主要活性成分，该成分在抑制恶性肿瘤形成、消除炎症、促进健胃消食、抗病原微生物、抗氧化和镇痛等方面显示出明显的药理活性。采用破碎提取法可提高龙胆中龙胆苦苷的提取效率。
>
> **2. 案例问题**　采用破碎提取法时，影响提取效率的主要因素有哪些？
>
> **3. 案例分析**　除选择适宜的提取溶剂外，饮片粒度、料液比、电压是影响提取效率的主要因素。以龙胆苦苷的提取率为评价指标，通过单因素实验、Box-Behnken 响应面等方法可以优化提取工艺参数。据文献报道，龙胆粉碎至 80 目，以 70%乙醇溶液为提取溶剂，料液比 1∶30，电压 150V，提取时间 35s，龙胆苦苷提取率达到 5.37%。与回流法相比，破碎提取法耗时短，能耗低，提取率明显增加。

思　考　题

1. 中药提取方法选择的依据有哪些？
2. 简述各种提取方法的技术特点及其应用。
3. 影响浸提效果的因素有哪些？
4. 什么是超临界流体？超临界流体萃取法的基本原理是什么？
5. 中药辅助提取技术有哪些？

参 考 文 献

程振玉，杨英杰，成乐琴，等，2016. Box-Behnken 响应面法优化组织破碎提取龙胆苦苷. 中成药，38（6）：1408～1412

胡灵，何晋浙，林炳谊，等，2011. 灵芝多糖微波辅助提取工艺及其模型的研究. 浙江工业大学学报，39（2）：140～145

李宏伟，张守勤，窦建鹏，等，2006. 超高压提取山楂叶中黄酮类化合物. 吉林大学学报（工学版），36（3）：438～442

李精云，刘延泽，2011. 组织破碎提取法在中药研究中的应用进展. 中草药，42（10）：2145～2149

李小芳，2014. 中药提取工艺学. 北京：人民卫生出版社

刘杨，尹蓉莉，何芳辉，等，2008. 用梯度渗漉法比较丹参有效成分的提取工艺研究. 中成药，30（1）：61～63

卢晓江，2004. 中药提取工艺与设备. 北京：化学工业出版社

罗旭，唐小龙，杨宋琪，等，2016. 贯叶金丝桃有效成分提取工艺研究. 中国药业，25（16）：30～34

蒲军，郭梅，杜连祥，等，2005. 漆酶提取黄芪中黄芪皂苷的研究. 中草药，36（12）：1809～1811

王艳艳，王团结，陈娟，2015. 连续动态逆流提取技术及其设备研究. 机电信息，5：1～9

杨明，2010. 中药制剂工艺技术图表解. 北京：人民卫生出版社

易航，何纯斌，彭常春，等，2012. 阿归养血方连续逆流提取工艺优选. 中国实验方剂学杂志，18（11）：52～54

易克传，徐凯，杨萍，等，2012. 动态连续逆流提取绞股蓝皂苷的研究. 天然产物研究与开发，24：244～247

张立伟，毛建明，杨频，2003. 超临界二氧化碳流体萃取中药苦参的生物总碱. 化学研究与应用，15（1）：129~130

张琦岩，孙耀华，2010. 药剂学. 北京：人民卫生出版社

周建标，2008. 重渗漉法提取决明子有效成分的实验研究. 中国医药导报，5（3）：30~31

周晶，冯淑华，2010. 中药提取分离技术. 北京：科学出版社

第三章　中药提取液的分离与纯化

📚 学习目标

学习目的

学习常用中药分离与纯化方法的基本原理及操作过程与重要工艺参数,旨在让学生明确中药分离与纯化的主要方法和基本流程,为进一步深入学习奠定基础。

学习要求

掌握各种分离纯化方法的定义、基本原理及操作过程。

熟悉常用分离纯化方法的工艺流程及重要工艺参数。

了解常用的分离纯化设备。

中药化学成分的分离是采用物理或化学等方法,对中药提取物进行精制纯化或成分分离以得到有效部位或单体化合物的过程。中药成分的系统分离涉及多种分离方法与技术,常用的包括固液分离技术、水醇处理技术、吸附澄清技术,以及色谱法、盐析法、酸碱法、结晶法等方法。在分离与纯化的过程中,应依据被分离物的性质,结合各种分离技术的特点选择合适的方法进行操作。

第一节　固液分离方法

中药分离过程中往往需进行固液分离,即将在特定的条件下不溶的固体物质从溶液中分离出去。常用的固液分离方法为滤过法和离心法。

一、滤过分离法

滤过分离法系指将混悬液通过多孔的介质(滤材),使固体微粒被截留、液体经介质孔道流出而达到固液分离的方法。浓度较低、粒径较大且硬度较强的不溶物,一般采用滤过法进行分离。

(一)基本原理

滤过方式主要包括表面滤过和深层滤过。

1. 表面滤过　料液中大于滤过介质孔隙的微粒全部被截留在滤过介质表面,从而实现固液分离。

2. 深层滤过　由于滤过介质表面存在范德华力,滤器具有不规则的多孔结构,孔隙错综,使滤渣形成架桥现象,且滤器上存在静电吸引及吸附作用,从而使微粒被截留在滤器深层的长而弯曲的孔道中,可与液体达到分离。深层滤过适用于分离颗粒细小且含量较少的药液。

（二）工艺流程

滤过分离法的基本工艺流程见图 3-1。

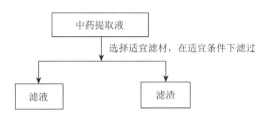

图 3-1　滤过分离法工艺流程图

（三）操作方法与工艺参数

1. 操作方法　常用的滤过方法有常压滤过、减压滤过、加压滤过、薄膜滤过等。

（1）常压滤过：系指常压下滤过的操作，常以滤纸或脱脂棉作滤过介质，常用滤器为玻璃漏斗、搪瓷漏斗、金属夹层保温漏斗等。

（2）减压滤过：系指抽真空下滤过的操作，常用的滤器如布氏漏斗（铺垫滤纸或纸浆滤板）、砂滤棒（外包滤纸或丝绸布）、垂熔玻璃滤器（包括漏斗、滤球、滤棒）等。

（3）加压滤过：系指加压下滤过的操作，如板框压滤机，是由许多块滤板和滤框串联组成，适用于黏度较低、含渣较少的液体加压密闭滤过。

（4）薄膜滤过：系指以薄膜为滤过介质，按薄膜所能截留的微粒最小粒径或相对分子质量，达到的滤过操作，可分为微孔滤膜滤过（微滤）、超滤等。①微滤：指以微孔滤膜为滤过介质进行的滤过操作，具有滤膜质地薄（0.1～0.15mm）、孔径均匀、孔隙率高、滤速快、滤膜对料液的吸附少、滤过时无介质脱落、对药液无污染等优点。微孔滤膜的孔径范围为 0.025～14μm，生产中主要用于精滤，如注射液的滤过等。②超滤：是指利用具有不同分子量截留值的薄膜作滤过介质，溶剂和小分子溶质可通过滤膜，大分子溶质被滤膜截留。超滤是在纳米数量级选择性滤过的技术，具有非对称结构的超滤膜孔径为 1～20nm，主要滤除 5～100nm 的微粒，可用于中药注射剂的精制、除菌以及蛋白质、酶、多糖类药物溶液的超滤浓缩等。

2. 工艺参数　滤过分离法中的主要参数为操作压力、滤过速率等。假设滤渣层中的间隙为均匀的毛细管聚束，液体的流动遵守 Poiseuille 公式

$$\frac{V}{t} = \frac{\Delta P \pi r^4}{8 \eta l} \tag{3-1}$$

其中，V 为滤液体积，t 为滤过时间，ΔP 为滤渣层两侧的压力差，r 为滤渣层毛细管的半径，l 为毛细管长度，η 为料液的黏度。V/t 即为滤过速率，滤渣层两侧的压力差越大，则滤速越大，故常采用加压或减压滤过操作。但压力大至一定程度时，由于滤饼被压实而增加了滤过阻力，又降低了滤速。此外，滤速与毛细管长度和料液黏度成反比，沉积的滤渣层越厚滤速越慢，料液黏度越大滤速越慢；滤速与滤材或滤饼毛细管半径成正比，此半径越大，滤速越快。

（四）应用案例

案例 3-1   **膜分离法纯化麦冬多糖**

1. 案例摘要   麦冬为百合科植物麦冬 Ophiopogon japonicus（L.f）Ker-Gawl.的干燥块根，味甘、微苦，性微寒，具有养阴生津、润肺清心之功，主要用于肺燥干咳、阴虚痨嗽、喉痹咽痛、津伤口渴、内热消渴、心烦失眠和肠燥便秘等。麦冬中主要含有皂苷、黄酮、氨基酸和多糖等化学成分。其中麦冬多糖具有降血糖、抗肿瘤、抗心肌缺血、抗氧化、抗过敏、平喘等多种药理作用，是麦冬有效成分之一。本案例应用膜分离技术纯化麦冬多糖。

2. 案例问题   常用的多糖纯化方法有哪些？微滤法与超滤法适用的纯化领域分别是什么？

3. 案例分析

（1）本案例以麦冬多糖的透过率和微滤过程中的膜通量为指标，比较 0.1μm、0.2μm、0.5μm 孔径的陶瓷膜对麦冬多糖纯化的适宜性，并对无机陶瓷膜微滤法和高速离心法纯化麦冬多糖的效果进行比较。实验结果见表 3-1 和表 3-2。

表 3-1   过膜前后多糖得量及透过率比较

样品		多糖浓度（mg/L）	多糖量（g）	总透过率（%）
过膜前水提液		117.32	4.69	
0.1μm 陶瓷膜	滤液	119.54	85.30	98.5
	顶洗液	68.44	13.20	
	残留液	43.55	—	
0.2μm 陶瓷膜	滤液	111.32	84.80	95.2
	顶洗液	52.22	10.40	
	残留液	23.99	—	
0.5μm 陶瓷膜	滤液	116.88	86.30	96.5
	顶洗液	57.99	10.20	
	残留液	43.11	—	

表 3-2   不同工艺纯化效果比较

工艺	多糖含量（g）	多糖纯度（%）
高速离心后浓缩	4.71	79.2
0.1μm 陶瓷膜滤过后浓缩	6.54	84.8

（2）研究表明，0.1μm 孔径陶瓷膜对麦冬多糖的透过率最大，在微滤过程中膜通量的下降最少，清洗后膜通量也能完全恢复；在室温及 0.15MPa 运行压力的条件下，以 0.1μm 孔径的无机陶瓷膜微滤纯化麦冬水提液可达到满意的纯化效果，多糖的透过率为 98.5%，纯度可达 84.8%，从所得多糖的纯度和含量方面比较，其纯化效果优于高速离心法，适合于工业化生产，具有一定的推广价值。

案例 3-2 　　　　　　　　　微滤-超滤法精制金银花水提液

1. 案例摘要 金银花为忍冬科植物忍冬 *Lonicera japonica* Thunb.的干燥花蕾或带初开的花，为常用的清热解毒药，其主要有效成分为绿原酸和异绿原酸。现代药理作用研究表明，绿原酸具有抗菌、抗病毒等作用。金银花水提液通常采用醇沉法精制，但醇沉法生产成本高、周期长、安全性差。本案例将微滤与超滤技术联用，改进金银花水提液精制工艺。

2. 案例问题 微滤与超滤联用技术在纯化中药提取物时的主要优点是什么？

3. 案例分析 本案例采用微滤与超滤联用精制金银花水提液，以绿原酸的转移率及固形物的含量为指标，与醇沉法作了对比研究，实验结果见表 3-3。

表 3-3　两种方法精制金银花的结果比较

样品	固形物（g）	绿原酸含量（%）	固体去除量（g）	转移率（%）
水提液	382.1	10.67	—	—
醇沉液	242.3	9.98	36.59	59.30
微滤超滤液	230.0	14.20	39.81	80.13

研究表明，微滤-超滤法固体去除率为 39.81%，绿原酸转移率为 80.13%，有效成分含量提高率为 33.08%。与 70%醇沉精制工艺比较，其除杂效果及有效成分保留率均优于醇沉法。微滤与超滤联用技术操作简单，生产周期短，可节省大量乙醇及浓缩蒸发的处理时间。

二、离心分离法

离心分离法是指通过离心机的高速旋转、利用离心力的作用对非均相混合物（主要是固液混合物）进行分离的方法。溶液中不溶物的粒径细小或难以滤过时，一般采用离心法进行固液分离，能够明显改善药液的澄清度。

（一）基本原理

1. 基本原理 当含有细小颗粒的药液静止时，由于重力的作用，较大的悬浮颗粒会逐渐沉降，颗粒越重，下沉越快；反之，颗粒的密度比液体小，颗粒就会上浮，密度越小，上浮越快。此外，颗粒在药液中沉降时伴有扩散现象，颗粒越小，扩散越明显。离心分离法就是利用离心机转子高速旋转产生的离心力加速药液中颗粒的沉降，使样品中沉降系数或密度不同的物质得以分离。离心分离法可用来分离一般滤过方法难以分离的药液。

2. 常用的离心方法

（1）差速离心法：是一种采用不同的离心速率和离心时间，使沉降速率不同的颗粒分步离心的方法。操作时将含有不同颗粒的混悬液以常速离心，使大的颗粒下沉，将上清液倾倒于另一离心管中，加大离心力，再离心一定时间，分离小的颗粒，反复多次操作，达到分离目的。差速离心主要用于分离大小和密度差异较大的颗粒。

（2）密度梯度离心法：也称为区带离心法，又分为速率区带离心法和等密度区带离心法。将样品在一定惰性梯度介质中进行离心沉淀或沉降平衡，把不同颗粒分配到梯度液中不同位置上，从而形成不同区带达到分离。①速率区带离心法是根据被分离的粒子在梯度液中沉降速率的不同，离心后处于不同的密度梯度层内形成几条分开的样品区带，达到彼此分离的目的；②等密度区带离心法是指当不同颗粒存在浮力密度差时，在离心力场下，颗粒沿梯度移动到等密度点形成区带。等密度区带离心法的有效分离取决于颗粒的密度差，密度差越大，分离效果越好，与颗粒的大小和形状无关，但后两者决定着达到平衡的速率、时间和区带的宽度。

（二）工艺流程

离心分离法的基本工艺流程见图 3-2。

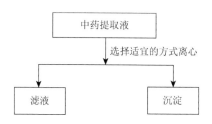

图 3-2　离心分离法工艺流程图

（三）操作方法与工艺参数

1. 操作方法　离心分离法主要包括离心沉降及离心滤过两种操作。离心沉降法根据固液两相的密度不同，在离心机无孔转鼓或离心管中分离悬浮液。离心滤过法利用离心力并通过滤过介质，在有孔转鼓离心机中分离悬浮液。

离心机的主要操作过程如下：①打开电源，待离心机的显示器显示出正常的操作界面；②将装有样品的离心管放入相应的角转子中或水平转子的吊桶中，将吊桶悬挂在水平转子上；③将转子对准离心机转轴轻轻放置，确认放好后关上仓门；④在显示器操作界面上设置参数；⑤开始离心；⑥离心结束后打开仓门，取出转子和离心管，再从离心管中收集样品。

2. 工艺参数　离心分离的效果除了与离心机种类、离心方法、离心介质及密度梯度等因素有关以外，实际操作时，离心机转速、离心时间、离心介质的 pH 和温度等条件也至关重要。

（1）离心机转速：离心机速率的大小取决于转子的转速和颗粒的旋转半径。在说明离心条件时，往往也用相对离心力场来表示。实际工作中，离心力场的数据是指其平均值，即在离心溶液中点处颗粒所受的离心力场。

（2）离心时间：离心方法不同，所采用的离心时间也有所差别。对于差速离心来说，是指某种颗粒完全沉降到离心管底的时间；对等密度梯度离心而言，离心时间是指颗粒完全到达等密度点的平衡时间；而密度梯度离心所需的时间则是指形成界限分明的区带的时间。对于密度梯度离心和等密度梯度离心所需的区带形成时间或平衡时间，影响因素很复杂，可通过实验确定。

（3）温度与 pH：为了防止分离物质的凝集、变性和失活，除了在离心介质的选择方面加以注意外，还必须控制好温度及介质溶液的 pH 等条件。离心温度一般控制在 4℃ 左右，对于某些热稳定性较好的样品，离心也可在室温下进行。但在超速或高速离心时，转子高速旋转会发热从而引起温度升高。故必须采用冷冻系统，使温度保持在一定范围内。离心介质溶液的 pH 应该是处于样品稳定的 pH 范围内，必要时可采用缓冲液。过酸或过碱可能引起转子和离心机其他部件的腐蚀，应尽量避免。

常用的离心机有沉降式离心机、碟片式离心机和管式高速离心机。沉降式离心机是由数个对称的离心管盛装待分离物料；碟片式离心机是以轴带动复叠的碟盘，产生的离心力使经过碟孔的药液得以分离；管式高速离心机的转速可达到 8000～50 000r/min，由于转速很快，悬浮液在管状转鼓中行程较长，因此能够分离一般离心机难以分离的物料，特别适用于分离乳浊液、细粒子的悬浮液或分离两种不同密度的液体。目前，有些制药厂还在生产中应用真空冷冻离心机，其转速可达 60 000r/min，离心温度可降到−40℃。

■（四）应用案例

案例3-3 　　　　　　**离心分离法在免疫双调口服液精制工艺中的应用**

1. 案例摘要 免疫双调口服液处方由淫羊藿、熟地、女贞子、墨旱莲等组成，临床用来治疗免疫机能紊乱所致的各种自身免疫疾病。为探讨其最佳制备工艺，本案例以该制剂主要有效成分淫羊藿苷含量、淫羊藿多糖含量及药液澄明度为考察指标，比较了水提醇沉法和高速离心法两种精制工艺。

2. 案例问题 高速离心法作为纯化手段的主要优点是什么？

3. 案例分析 该案例中的水提醇沉工艺系将水煎液浓缩至 1∶1，加乙醇使含醇量达 60%，冷藏静置48h，滤过，滤液回收乙醇至无醇味，配液，灌封，灭菌，即得。高速离心工艺为将水煎液滤过，滤液浓缩，冷藏静置 24h，配液，用高速离心机离心 15min（16 000r/min），将离心液分装，灭菌，即得。实验结果见表3-4。

表3-4　两种方法精制结果比较

样品	淫羊藿苷含量（mg/ml）	澄明度
水醇法	0.4542±0.0076	微量浑浊沉淀
高速离心法	0.9805±0.0001	澄明

研究结果表明，水醇法制备免疫双调口服液的工艺成本较高。高速离心法减少了有效成分的损失和破坏，操作简便可行，适用于工业化生产。

第二节　水　醇　法

水醇法是常用的中药精制方法，分为水提醇沉和醇提水沉两种方法。水提醇沉法是指将饮片加水煎煮提取，然后将提取液适当浓缩，向其中加入适量乙醇使达一定含醇量，某些药物成分在醇溶液中溶解度降低析出沉淀，从而达到药液精制的方法。醇提水沉法是指将饮片用一定浓度的乙醇溶液提取，回收提取液中适量乙醇后加水处理并静置冷藏一定时间，使杂质沉淀而除去，从而达到药液精制的方法。

一、基　本　原　理

水煎煮可提取出中药中多种成分，如生物碱盐、苷类、有机酸类、氨基酸、多糖类、鞣质、色素等，其中包含水溶性杂质。在水煎液中加入一定量的乙醇可改变某些溶质的溶解度，使其沉淀析出得以分离。一般乙醇浓度达到50%～60%可除去淀粉等杂质，达到75%时可以除去蛋白质、多糖等，达到90%可使蛋白质沉淀的较为完全，但鞣质、水溶性色素去除效果较差。

用乙醇溶液为溶剂提取中药，可减少淀粉、蛋白质、黏液质等成分的浸出，加水处理后可除去醇提液中树脂、脂溶性色素等杂质。但此方法易使醇溶性有效成分因水溶性差而被一起沉淀除去。

二、工艺流程

（一）水提醇沉法

水提醇沉法工艺流程见图3-3。经一次醇沉所得的滤液可进一步加入适量乙醇进行二次或多次沉淀。

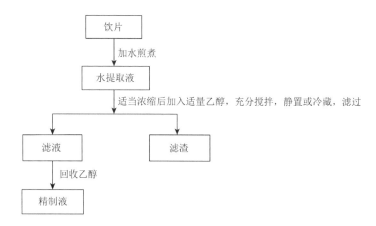

图3-3　水提醇沉法工艺流程

（二）醇提水沉法

醇提水沉法工艺流程见图3-4。

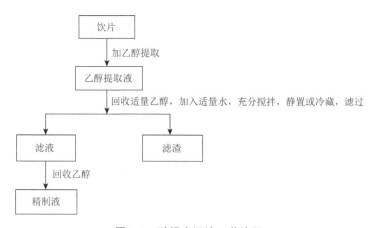

图3-4　醇提水沉法工艺流程

三、操作方法与工艺参数

（一）操作方法

水提醇沉法一般操作过程是将中药水提液浓缩至一定浓度，冷却后加入乙醇使达规定含醇量，充分搅拌，密闭冷藏，滤过，滤液回收乙醇，得到精制液。醇提水沉法一般操作过程是将中药醇提液回收适量乙醇，加入适量水，充分搅拌后静置，密闭冷藏，滤过，滤液回收乙醇并适当浓缩，得到精制液。

水提醇沉法的具体操作要求如下。

1. 药液的浓缩 浓缩液的黏度通常与浓度成非线性正比例关系，与温度成非线性反比例关系。在确保醇沉效果的前提下，浓缩液的相对密度一般控制在 1.15～1.25（20℃），有的可达 1.30。醇沉前浓缩液温度高，加入的乙醇容易挥发，故一般将浓缩液冷却至 20～30℃才注入乙醇开始醇沉操作。

2. 加醇方式 醇沉液的含醇量高低与其中药物有效成分的溶解性有密切的关系。一般药液中含醇量达 50%～60%可除去淀粉等杂质；含醇量达 75%以上时，除鞣质、水溶性色素外，大部分多糖、蛋白质可沉淀除去。随着醇沉液含醇量的增加沉淀加快，因此应合理选择醇沉液的含醇量并控制乙醇的添加速率。添加乙醇的速率不宜过快，更忌快速倾泻，应控制一定的速率边快速搅拌边缓缓加入。

醇沉时间与操作温度有直接关系。醇沉温度低，沉淀物析出与沉降的速率加快，所需的静置时间短，反之则长。

3. 冷藏与处理 加入乙醇后，一般需密闭冷藏24～48h，促进析出物的沉降。沉淀完全后，根据沉淀的性质，多采用滤过的方法，使滤液与沉淀物分离，并且要采用适量乙醇溶液（浓度与药液中的乙醇浓度相同）洗涤沉淀，以减少有效成分在沉淀中的包裹损失。

如果滤液中仍有需要分离的成分，重复上述操作，直到达到分离目的为止。醇沉完成后，滤液回收乙醇，即可得到精制液。

（二）工艺参数

常用的水提醇沉法操作中主要工艺参数为乙醇用量。加醇量的多少极大地影响精制的效果，因此在醇沉操作前应做好醇用量的计算。分次醇沉时，加醇量计算可按下式进行

$$x = \frac{C_2 \cdot V}{C_1 - C_2} \tag{3-2}$$

其中，x 为需加入浓乙醇溶液的体积（ml），V 为浓缩药液的体积（ml），C_1 为浓乙醇溶液的含醇量（%），C_2 为所需达到的含醇量（%）。

对于梯度递增方式逐步提高乙醇溶液浓度，醇沉时加醇量的计算公式为

$$x_n = \frac{(V + x_1 + x_2 + \cdots + x_{n-1})(C_N - C_{N-1})}{C_n - C_N} \tag{3-3}$$

其中，x_1、x_2、$\cdots$、x_{n-1}、x_n 分别为第 1、2、$\cdots$、$n-1$、n 次醇沉时加入浓乙醇溶液的体积（ml），V 为浓缩药液的体积（ml），C_N 为第 n 次醇沉时所需的含醇量（%），C_{N-1} 为第 $n-1$ 次醇沉时所需含醇量（%），C_n 为第 n 次醇沉时所用浓乙醇溶液的含量（%）。

此外，水提醇沉操作中的参数还有醇沉时间、醇沉温度等，在工艺考察中可作为工艺参数进行优化。

四、应用案例

案例 3-4　　　　　　　　　　水提醇沉法纯化丹参总酚酸

1. 案例摘要　丹参为唇形科鼠尾草属植物丹参 *Salvia miltiorrhiza* Bge.的干燥根及根茎，是活血化瘀的常用中药。丹参的有效部位有两类，即脂溶性的丹参酮类和水溶性的丹参酚酸类。现代医学研究表明，丹参酚酸类成分能够缩小心肌梗死的范围，对大鼠心肌缺血、再灌注损伤具有保护作用，同时有明显的抑制血小板聚集、抗凝、溶纤及降低血脂、抗动脉粥样硬化的作用。该类化合物主要有丹酚酸、丹参素、原儿茶醛、原儿茶酸等，其中丹参素和原儿茶醛是丹参水溶性成分中的主要药效成分。本案例比较了一次醇沉法及二次醇沉法对丹参水提取液中丹参总酚酸的纯化效果。

2. 案例问题　水提醇沉法主要适合于哪些类型成分的纯化？水提醇沉操作时主要考察因素有哪些？

3. 案例分析

（1）本案例以丹参素和原儿茶醛的转移率及在固形物中的含量作为指标，比较了四种不同水提醇沉工艺条件（表 3-5）纯化丹参总酚酸的效果。各指标成分的转移率及含量测定结果见表 3-6。

表 3-5　纯化丹参总酚酸的四种醇沉工艺条件

醇沉方法	醇沉工艺条件
1	调节水提液 pH 为 2.0，缓慢搅拌下加入适量 95%乙醇溶液，调整乙醇溶液浓度为 60%，4℃冷藏 24h，抽滤
2	调节水提液 pH 为 4.0，其他操作同方法 1
3	第一次醇沉浓度为 70%，4℃冷藏 24h，抽滤。滤液中再加入适量 95%乙醇溶液，调整乙醇溶液浓度为 85%，4℃冷藏 24h 后抽滤
4	第一次醇沉浓度为 75%，其他操作同方法 3

表 3-6　四种醇沉方法对指标性成分含量的影响

醇沉方法	丹参素		原儿茶醛	
	转移率（%）	固形物中含量（%）	转移率（%）	固形物中含量（%）
1	96.7	1.40	93.2	0.07
2	94.9	1.20	90.4	0.07
3	90.2	1.90	94.9	0.12
4	95.4	1.60	95.3	0.10

（2）四种方法中丹参素和原儿茶醛的转移率都高于 90%，提示醇沉法在对丹参水提液进行精制时丹参素和原儿茶醛的损失较小。二次醇沉的指标成分在固形物中的含量要大于一次醇沉，说明二次醇沉可以更好地去除杂质。醇沉前随 pH 的降低，丹参素在固形物中含量增高。二次醇沉时，第一次醇沉调节的醇浓度低，水溶性成分损失较小，在固形物中的含量高。实验结果表明，醇沉前 pH 调为 2.0 并采用二次醇沉工艺条件最佳。

第三节　吸附澄清法

吸附澄清法又称絮凝澄清法，是指在中药提取液或提取浓缩液或胶体溶液中加入特定的吸附澄清剂，以吸附的方式除去药液中的微粒以及淀粉、鞣质、胶质、蛋白质、多糖等无效成分的纯化方法。20 世纪 50 年代以来，澄清技术广泛地用于各工业领域的固液分离过程中，其特点为吸附的专属性强、有效成分损失少、操作简单、成本低等。

一、基 本 原 理

中药水提液中常常含有淀粉、蛋白质、黏液质、鞣质、色素、树胶、无机盐类等杂质，这些成分共同形成 1~100nm 的胶体分散体系。胶体分散体系是一种动力学稳定性高、热力学不稳定的体系。从动力学观点看，当胶体粒子很小时，布朗运动极为强烈，建立沉降平衡需要很长时间，平衡建立后，胶粒的浓度梯度又很小，这样能使胶体溶液在很长时间内保持稳定。从热力学观点看，胶体分散体系自身存在巨大的界面能，易聚集，聚集后质点的大小超出了胶体分散体系的范围，使质点本身的布朗运动不足以克服重力作用，自分散介质中析出而沉淀。吸附澄清技术利用凝聚和絮凝作用除去水提液中粒度较大以及具有沉淀趋势的悬浮颗粒，从而提高了药液的稳定性。

常用的吸附澄清剂分为两类，一类为无机吸附澄清剂，常用的有碳酸钙、硫酸铝、硫酸钠、硅藻土等；另一类为有机吸附澄清剂，常用的有甲壳素类澄清剂、ZTC1＋1 天然澄清剂、101 果汁澄清剂、明胶、海藻酸钠等。现对常用的有机澄清剂做个介绍。

（1）甲壳素类澄清剂：甲壳素是自然界生物（甲壳类的蟹、虾、昆虫等）的外壳中所含的氨基多糖经稀酸处理后得到的物质，为白色或灰白色半透明的固体，不溶于水、稀酸、稀碱，可溶于浓无机酸。壳聚糖是脱乙酰甲壳素，为白色或灰白色，不溶于水和碱溶液，可溶于一些稀酸中如盐酸、醋酸等。壳聚糖作为口服液制备时的絮凝剂，可与药液中蛋白质、果胶等发生分子间吸附架桥和电荷中和的作用。在稀酸中壳聚糖会缓慢水解，故壳聚糖最好现用现配。

（2）ZTC1＋1 天然澄清剂：由两组分组成，两组分要依次加入，第一组分加入后，在不同的可溶性大分子间"架桥"连接，使分子迅速增大；第二组分在第一组分所形成的复合物基础上，再"架桥"使絮状物尽快形成，以达到除杂的目的。

目前，ZTC1＋1 天然澄清剂有 ZTC-1 型、ZTC-2 型、ZTC-3 型、ZTC-4 型四种型号。ZTC-1 型主要用于去除蛋白质、鞣质等；ZTC-2 型可用于去除鞣质、树胶等大分子物质，使溶液易于滤过，保留氨基酸、苷、多糖等成分；ZTC-3 型可除去胶体等不稳定成分，用于各种营养液、口服液、酒剂、洗液的澄清；ZTC-4 型应用范围同 ZTC-1 型，可在浓缩液中使用。

（3）101 果汁澄清剂：一种新型食用果汁澄清剂，主要是去除药液中蛋白质、鞣质、色素及果胶等大分子不稳定杂质以达到澄清目的。101 果汁澄清剂为水溶性胶状物质，无味无毒，可随处理后形成的絮状沉淀物一并滤去。通常配制成 5%水溶液后使用，提取液中的添加量一般为 2%～20%。

二、工 艺 流 程

吸附澄清法常用工艺流程见图 3-5。

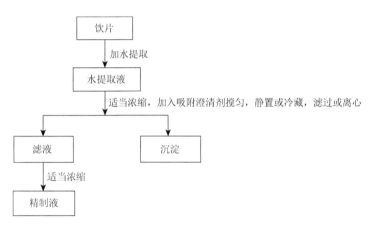

图 3-5　吸附澄清法工艺流程

三、操作方法与工艺参数

（一）操作方法

吸附澄清法操作时，先将经过处理的中药粗粉以水提取，合并提取液，适当浓缩后加入选定的吸附澄清剂适量，充分搅拌，静置或冷藏，待沉淀完全后滤过或离心处理，滤液（或再经适当浓缩）即为精制液。吸附澄清法的操作相对比较简单，不需要特殊的仪器设备。

（二）工艺参数

主要工艺参数包括澄清剂的浓度（一般为 0.02%～0.1%）、澄清剂用量、絮凝温度（一般为 40～80℃）、药液 pH、药液浓度（按生药与水的比例计一般为 1∶5～1∶10）等，需根据实际情况综合确定。

四、应 用 案 例

案例 3-5　　　　　　　**参玉口服液澄清工艺优选**

1. 案例摘要　参玉口服液由人参、玉竹、枸杞子、白芍配伍组成，具有增强免疫力、降血糖、生津补气等功效，用于辅助治疗Ⅱ型糖尿病，疗效确切。本案例研究了不同纯化方法在参玉口服液澄清工艺中的应用。

2. 案例问题　口服液制剂常用的纯化方法有哪些？

3. 案例分析　本案例以口服液中活性成分人参皂苷及总多糖含量、口服液澄明度等为评价指标，采用絮凝澄清法、酶解法、微滤法、絮凝澄清-微滤法、酶解-微滤法（分别简称为方法1～5）筛选参玉口服液的最佳澄清工艺。实验结果见表3-7。

表3-7　人参皂苷和总多糖含量测定结果　　　　　　　　　　（单位：mg/g）

方法	人参皂苷 Re	人参皂苷 Rg₁	人参皂苷 Rb₁	总多糖	综合评分	澄清度
1	0.3310	0.2835	0.1002	97.24	92.23	较浑浊
2	0.2507	0.2140	0.0751	88.96	73.93	浑浊
3	0.3557	0.3036	0.1083	107.52	100.00	较澄清
4	0.3285	0.2804	0.0952	96.55	90.66	澄清
5	0.2411	0.2058	0.0734	84.45	71.00	较澄清

研究表明，絮凝澄清与微滤法联用时药液澄清稳定，结合有效成分的含量综合评分结果，确定采用絮凝澄清-微滤法。

案例 3-6　　ZTCII澄清剂对鬼针草提取液澄清效果的研究

1. 案例摘要　鬼针草 *Bidens bipinnata* L.为菊科鬼针属植物，始载于《本草拾遗》，全草入药，味苦而无毒，具有清热解毒，活血散瘀消肿功效，是防治高血压、脑血栓和冠心病的有效药物。鬼针草中主要降压成分为黄酮类成分，本案例对其黄酮类有效部位的初步除杂工艺进行了研究。

2. 案例问题　吸附澄清法纯化黄酮类成分时，需要注意哪些问题？除吸附澄清法外，黄酮类成分的纯化方法还有哪些？

3. 案例分析　ZTCII型天然吸附澄清剂包含A、B两个组分，主要考察了添加量、反应时间、反应温度和待澄清药液的浓度等单因素对澄清效果的影响，设计了 $L_9(3^4)$ 正交试验，见表3-8，其中澄清剂添加量用B组分添加量表示。

表3-8　$L_9(3^4)$ 正交试验设计表

水平 ＼ 因素	澄清剂添加量（mg/100ml）A	反应时间（min）B	反应温度（℃）C	药液浓度（mg/ml）D
1	80	20	30	0.557
2	120	30	40	1.144
3	160	40	50	1.665

极差分析结果显示，实验因素中以澄清剂的添加量和待澄清药液的浓度两个因素的影响最为显著，而反应温度和反应时间对实验的影响相对较小。最佳的澄清条件为 $A_2B_2C_2D_1$，即：待澄清供试液浓度为 0.557mg/ml；澄清剂添加量为 B 组分120mg/100ml、A 组分60mg/100ml；反应时间为 30min；反应温度为 40℃。澄清后干浸膏中总黄酮平均转移率为75.6%。

案例 3-7　　　　　　　　　　四季草颗粒纯化工艺改进

1. 案例摘要　四季草颗粒用于治疗泌尿系统疾病，疗效显著。原生产工艺为水提醇沉，乙醇用量较大，工艺耗时较长，能耗大，有效成分损失也较为严重，可能会影响其疗效。本案例采用吸附澄清工艺代替传统醇沉工艺用于四季草颗粒的工艺改进。

2. 案例问题　吸附澄清剂纯化中药提取液具有哪些优点？吸附澄清工艺主要考察因素有哪些？

3. 案例分析　本案例采用吸附澄清工艺代替传统工艺用于四季草颗粒工艺改进。以槲皮苷转移率和总固体收率为评价指标，对 101 果汁澄清剂、壳聚糖、明胶、ZTC1＋1、果胶酶等 5 种常用澄清剂进行比较实验，实验结果见表 3-9。结果表明以壳聚糖为吸附澄清剂时槲皮苷转移率最高。

表 3-9　5 种不同澄清剂筛选实验结果（$n = 3$）

澄清剂	槲皮苷转移率（%）	总固体收率（%）
101 果汁澄清剂	75.21	12.44
壳聚糖	86.98	10.48
明胶	62.15	9.57
ZTC1＋1	79.44	11.41
果胶酶	56.17	13.62

采用正交试验设计对壳聚糖吸附澄清工艺条件进行优化，研究结果表明，药液的浓缩比例（因素 A）、吸附澄清剂加入量（因素 B）、药液的 pH（因素 C）对纯化效果均有显著影响。在所选因素水平范围内，各因素作用主次顺序为 A＞C＞B，综合分析确定最佳纯化工艺条件为药液浓缩至 1∶8，pH 为 4，每升药液加入 1%壳聚糖冰醋酸溶液 100ml，静置 24h。

本案例还开展了原纯化工艺与新纯化工艺的比较研究。实验结果表明水煎煮液采用壳聚糖吸附纯化，槲皮苷损失较小；采用乙醇溶液沉淀处理，槲皮苷损失较大；与水煎液比较，两种处理方法所得总固体物均降低了约 35%，达到了研究目的。采用壳聚糖处理，避免了使用大量乙醇溶液，有利于安全生产。

第四节　大孔树脂吸附分离法

一、基　本　原　理

大孔树脂吸附分离法是利用大孔树脂的选择性吸附性能，从中药提取液中吸附分离所需成分的方法。

（一）分离原理

大孔树脂具有多孔结构，能借助范德华力、氢键等从溶液中选择性吸附各种有机物质。其吸附能力不仅与树脂本身化学结构和物理性能有关，而且与溶质和溶液的性质有关，一般遵循

"类似物容易吸附类似物"的原则，非极性树脂适宜于从极性溶液中吸附非极性物质，强极性树脂适宜于从非极性溶液中吸附极性物质，中等极性树脂不但能从非水介质中吸附极性物质，而且能从极性介质中吸附非极性物质。

近年来，大孔树脂吸附分离法在中药提取物纯化工艺中得到广泛应用，主要包括：

（1）有机物与无机物的分离：一般的大孔树脂对溶液中的无机离子没有任何吸附能力，在吸附混合物时，有机物被树脂吸附，无机离子则随水流出，因而很容易将两者分离。在中药成分的提取中，此特性可使提取物中的重金属和灼烧灰分降至要求的范围内。

（2）解离物与非解离物的分离：大孔树脂对有机解离物与非解离物都可能有吸附能力，在一定的条件下也可以将两者分离。如有机酸在高 pH 时成盐，此时就很难被吸附，因此在碱性条件下把有机酸分离出来。生物碱在酸性介质中可以成盐，因而也能通过调节 pH 进行分离。

（3）一般有机物与强水溶性物质的分离：一般有机物，包括大多数中药有效成分，是指有一定的水溶性但溶解度不大的物质，这些物质容易被树脂吸附。强水溶性物质如低级醇类、低级胺类、糖及多糖、多数氨基酸、肽类、蛋白质等，难被普通大孔树脂吸附。用普通大孔树脂可很容易地将此两类物质分离。

（二）大孔树脂的分类与特点

1. 大孔树脂的分类

（1）按极性大小分类

1）非极性大孔树脂：由偶极距很小的单体聚合而成，在分子水平上不存在正负电荷相对集中的极性基团，孔表的疏水性较强，适宜于在极性溶液（如水溶液）中吸附非极性成分。如由二乙烯苯（DVB）聚合而成的大孔树脂 Amberlite XAD-4（美国）、XAD-2、Daion HP-20、ADS-5（中国）等。

2）中极性大孔树脂：系指含酯基的大孔树脂，其表面兼有疏水性及亲水性两部分基团。

3）极性大孔树脂：此类大孔树脂具有酰胺、亚砜、腈基等基团，这些基团的极性大于酯基，通过静电相互作用吸附极性物质。

4）强极性大孔树脂：含有强极性基团，如：吡啶基、胺基等。

（2）按骨架结构分类

1）聚苯乙烯型：通常聚苯乙烯骨架中的苯环化学性质比较活泼，可以通过化学反应引入极性不同的基团，如羟基、酮基、氰基、氨基、甲氧基、羟苯氧基等，从而改变大孔树脂的极性特征和离子状态，制成各类亚型的大孔树脂，以适应不同的应用要求，这类树脂的主要缺点在于机械强度不高，抗冲击性和耐热性能较差。目前绝大部分大孔树脂品种的骨架为聚苯乙烯型，在中药提取液的精制中常用的大孔树脂也多为聚苯乙烯型大孔树脂。

2）聚丙烯酸型：该类树脂数量仅次于聚苯乙烯型，可分为聚甲基丙烯酸甲酯型树脂、聚丙烯酸甲酯型交联树脂和聚丙烯酸丁酯交联树脂等。该类大孔树脂含有酯键，属于中等极性吸附剂，经过结构改造的该类树脂也可作为强极性大孔树脂。

3）其他类型：聚乙烯醇、聚丙烯腈、聚丙烯酰胺等也可作为大孔树脂的骨架。

2. 大孔树脂的特点　

大孔树脂是由聚合单体（如苯乙烯等）和交联剂、致孔剂、分散剂等添加剂经聚合反应制备而成。聚合物形成后，致孔剂被除去，在树脂中留下了大大小小、形状各异、互相贯通的孔穴。孔的结构、孔径、孔体积及孔表面积等是影响其吸附性能的关键因素。大孔树脂具有如下特点：

（1）具有三维空间立体结构的网状有机高分子骨架，在网状骨架上可连接各种功能基团，如极性调节基团、离子交换基团和金属螯合基团等，可选择性地吸附某些有机物，有浓缩、分离作用。

（2）具有多孔结构，比表面积大，孔径大（10～1000nm），为物理孔。

（3）外观一般为直径 0.3～1.0mm 的球状颗粒，粒度多为 20～60 目，具有一定的机械强度，密度略大于水。

（4）理化性质稳定，不溶于酸、碱及有机溶剂，热稳定性好。

（5）机械强度高、抗污染能力强、在水溶液和非水溶液中都能使用，再生处理较容易。

（三）大孔树脂的基本物理特征参数

1. 外观、粒径和粒度分布　大孔树脂一般为直径 0.3～1.0mm 的球形颗粒，表面光滑，多为乳白色，也有呈浅黄色、甚至黑色。大孔树脂的颜色对性能没有影响，但其大小和粒度分布会影响使用性能。粒径越小、粒度分布越窄，吸附性能越好。但粒径太小时对流体阻力大，过滤困难，使用时易流失，难以操作。目前的生产技术水平难以制备粒度均一的大孔树脂，因此目前使用的大孔树脂均具有较宽的粒度分布。

大孔树脂的粒径表示方法有两种，一种以颗粒直径表示，另一种以标准筛目表示。国产大孔树脂的粒度一般为 16～60 目或 0.3～1.0mm，目前产品说明书上的粒度系指大孔树脂出厂时在水中充分溶胀后的颗粒直径。

2. 含水量　大孔树脂常含一定的水分，每克干树脂吸收水分的质量称为含水量，一般在 0.3～0.7g。因为干燥的大孔树脂易破碎，故商品树脂均以湿态密封包装，冬季贮运时应有防冻措施。干燥树脂初次使用前，应先用盐水浸润后再用水逐步稀释防止暴胀破碎。

3. 密度　大孔树脂的密度包括表观密度、骨架密度、堆积密度（湿视密度）和湿真密度。

表观密度是指干态树脂的重量与干态树脂颗粒本身的体积之比。

骨架密度是指干态树脂的重量与干态树脂颗粒骨架的体积（不包括孔隙体积）之比。

堆积密度是指湿态大孔树脂在柱中堆积时，单位体积湿树脂（包括树脂间空隙）的重量（g/ml）。在一般情况下，交联度愈高，堆积密度愈大，各种商品树脂的堆积密度约为 0.6～0.85g/ml，常用此值来计算交换柱需装填湿树脂的重量。

湿真密度是指单位体积湿树脂内树脂骨架本身的质量密度，不包括颗粒间的空隙体积。同种高分子骨架的树脂，因化学基团不同，湿真密度也不同，引进的基团愈多，湿真密度愈大，一般比值为 1.04～1.30。

4. 比表面积、孔度和孔容、孔径和孔径分布　大孔树脂的比表面积主要是指大孔树脂的内表面积。相对于树脂的内表面积（1～1000m²/g），树脂的外表面积（约 0.1m²/g）非常小，且变化不大。

孔容是指每单位重量或每单位体积树脂所含有的孔隙体积，以 ml/g 或 mL/ml 表示，孔度（孔隙率）是指树脂的孔容占树脂总体积的百分比。

孔径是把树脂内的孔穴近似看作圆球形时的直径，由于树脂内的孔穴大小不一，故呈一定的孔径分布。孔径大小在不同大孔树脂之间差别很大，它与合成方法、原料性质等密切相关。大孔树脂的孔径在湿态和干态相差不大，通过交联度、致孔剂的变化，其孔径可在几个纳米到上千个纳米范围内变化。孔径大小对大孔树脂选择性的影响很大，对吸附有机大分子尤为重要。

目前大孔树脂的比表面积有每克数平方米到几百平方米，在合适的孔径基础上，选择比表面积较大的树脂，有利于提高吸附量和交换速率。

5. 比吸附量　比吸附量是表征大孔树脂吸附能力的特征参数，常用每克干树脂吸附苯酚的毫克数表示。其数值对中药有效成分的分离仅具参考意义，在分离中药有效成分时，需对每一种有效成分的比吸附量进行测定，以决定树脂的用量和待分离混合物的上柱量。

（四）大孔树脂的吸附动力学

1. 吸附平衡　当大孔树脂在一定条件下从溶液中吸附某种物质时，存在着树脂对溶液中该物质的吸附和溶剂对该物质的脱吸附之间的竞争。在开始时，吸附速率大于脱吸附速率，吸附量增加很快，但随着时间的延长，脱吸附速率逐渐增大，吸附量增加越来越慢，经过足够长的时间后，吸附速率和脱吸附速率相等，吸附量不再增加，这时大孔树脂达到了吸附平衡。

大孔树脂从溶液中吸附物质一般为单分子层吸附，其吸附规律一般符合 Langmuir 公式

$$V = \frac{V_m a C}{1 + aC} \tag{3-4}$$

式中，V 为吸附量，V_m 为大孔树脂的最大吸附量，C 为溶液中被吸附物质的浓度，a 为 Langmuir 常数。

通常 $aC \ll 1$，则：$V = V_m aC = kC$（k 取决于具体吸附条件）

溶液吸附平衡有时也用 Freundlich 公式来表示，即

$$V = kC^{1/n} \tag{3-5}$$

式中，k、n 为常数。该公式为半经验公式，比较简单。

对于吸附量为 V 的大孔树脂，如果要使 x 升溶液中被吸附物质的浓度由 C_0 降为 C，则大孔树脂的用量 y 则为

$$y = \frac{(C_0 - C)x}{V} \tag{3-6}$$

吸附平衡是一个普遍规律，在达到吸附平衡时，大孔树脂上的被吸附物质浓度 $C_{树脂}$ 与溶液中被吸附物质的浓度 $C_{溶液}$ 的比值称该物质在该溶剂和该树脂之间的分配系数（α）。从其值的大小可以看出物质被吸附的难易程度。

2. 吸附等温线　大孔树脂品种不同，或溶剂不同，对同一物质的吸附平衡点也不同，即大孔树脂对该物质的吸附能力（吸附量）不同。吸附量还与温度等有关，物理吸附在低温区发生，随着温度的升高而下降；化学吸附的吸附量先随温度的升高而增加，温度继续升高时，则发生脱吸附而下降。当温度不变时，将大孔树脂吸附量与溶液中被吸附物质浓度的关系画成曲线，称为吸附等温线。

3. 吸附动力学　吸附动力学研究大孔树脂的吸附量与时间的关系，即吸附速率。根据吸附动力学的数据可以选择药液吸附流速和洗脱溶剂的流速，控制吸附和洗脱过程，提高吸附或洗脱的效率。当大孔树脂与药液接触时，固-液两相之间的吸附是一个复杂的传质过程，它包括树脂周围溶液中被吸附成分在溶液中的对流扩散、被吸附成分通过树脂颗粒周围的液膜（液膜厚度远远小于树脂颗粒的直径）进入树脂颗粒表面的膜扩散、被吸附成分进入颗粒内的粒内扩散、被吸附成分与树脂的吸附反应、溶剂和其他成分与被吸附成分在吸附点的竞争等。被吸附成分必须先后经过膜扩散和粒内扩散才能被大孔树脂吸附。

（五）大孔树脂的有机残留物与毒性

大孔树脂一般是由苯乙烯、二乙烯苯及分散剂、致孔剂、交联剂等悬浮聚合，最后去除致孔剂而得，但新使用的大孔树脂中往往会含有未聚合的单体、致孔剂及分裂物等有机物，最常见的如苯、甲苯、二甲苯、苯乙烯、二乙烯苯、烷烃等。为了保障大孔树脂精制方法的安全可靠，一般应在成品中建立树脂残留物及裂解产物的检测方法。通常采用气相色谱法，并制订合理的限量。如苯乙烯骨架型大孔树脂，其残留物检查项目主要包括苯、甲苯、二甲苯、苯乙烯、烷烃类、二乙烯苯（二乙基苯类）及其他可能因树脂引入的有机残留物等，其限量不能高于国家标准或国际通用标准。

二、工艺流程

1. 基本工艺流程　工艺流程见图 3-6。

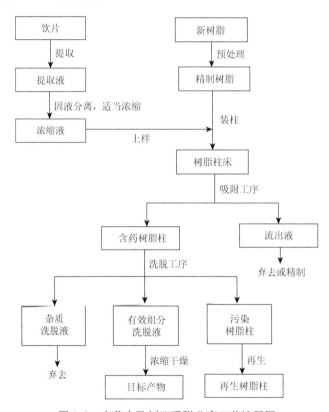

图 3-6　中药大孔树脂吸附分离工艺流程图

2. 吸附分离装置

（1）静态吸附装置：静态吸附可在带搅拌的釜或槽中进行。溶液黏度较大、悬浮物较多或分配比较大时可用此方式。实验室常用具有磨口塞子的锥形瓶置于振荡器上进行静态吸附实验，研究吸附平衡、吸附热力学、吸附动力学，或对不同大孔树脂或不同吸附条件进行对比。静态吸附时待吸附成分在树脂和溶液中进行分配，吸附率一般不会达到100%，因此多用于研究，很少应用于生产。

如果加入大孔树脂后不进行搅拌或振摇，这时靠近大孔树脂的色素逐渐被吸附，离大孔树脂较远的物质逐渐向大孔树脂附近扩散，这种静态的扩散较慢，大孔树脂的吸附速率和水的颜色变浅的速率也较慢。若进行适当的搅拌（这仍然称为静态吸附），吸附速率也会大大加快，其示意图见图 3-7。

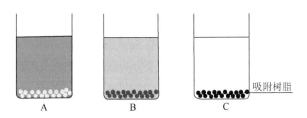

图 3-7　静态吸附示意图

A.吸附开始；B.吸附使溶液颜色变浅；C.溶质被吸附完全溶液褪色

（2）固定床吸附装置：该装置实际上是一种常规的工业树脂柱，常用的为几百升至几立方米的不锈钢或搪瓷柱，下部或上、下部装有 80 目的滤网。实验室则常用玻璃柱。固定床吸附装置示意图见图 3-8。

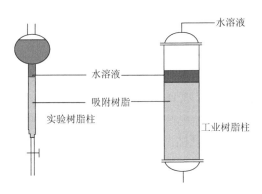

图 3-8　固定床吸附装置

这种吸附，树脂是固定的，溶液是流动的，因而被称为动态吸附。固定床因装填的不均匀、气泡、壁效应或沟流的存在，吸附饱和层面的下移常是不整齐的，即存在所谓的"偏流"现象，当吸附过程临近结束，柱子底部的树脂层可能尚未达到吸附平衡，因此在采用柱式吸附装置时树脂的装填应当均匀。

三、操作方法与工艺参数

1. 操作方法

（1）大孔树脂筛选和药液的制备：根据欲分离提纯的有效成分或有效部位的理化性质及共存杂质的理化性质，通过理论分析和预实验选择大孔树脂的种类和型号。根据经验、文献和预实验结果，确定中药提取液的提取和预处理方法，调节药液至合适的浓度、pH。

（2）新树脂的预处理：市售大孔树脂一般含有未聚合的单体、致孔剂（多为长碳链的脂肪醇类）、分散剂和防腐剂等，使用前必须经过处理。处理方法如下：①水溶胀：将大孔树脂浸泡在水中，适当搅拌，待完全溶胀后，含水装柱。②丙酮（也可用甲醇）洗涤：加入丙酮洗涤树脂，至丙酮流出液滴入水中没有白色混浊为止。为了节省丙酮用量，可参考索氏提取器原理，在树脂柱下端出口处连接溶剂回收装置，回收的溶剂再倒入树脂柱上端洗涤。一般以丙酮洗脱液蒸干无残留物为止。③水洗涤：加入水洗涤树脂，至流出液中无丙酮味。④水溶胀：将大孔树脂柱中气泡赶尽，再次用水溶胀。⑤丙酮洗涤：加入丙酮洗涤树脂，至丙酮流出液滴入水中没有白色混浊，丙酮洗涤量不少于柱床体积的 5 倍，至丙酮洗脱液蒸干无残留物为止。⑥水洗涤：加入水洗涤树脂，至流出液中无丙酮味，水洗涤量不少于柱床体积的 20 倍。

（3）装柱：根据待处理药液的量选择合适大小的树脂柱和大孔树脂用量。一般来说，树脂柱的规格为 100×30mm（树脂柱长×柱直径），可装大孔树脂量为 200g 左右；1000×100mm 的，可装树脂量 1000g 左右；1500×200mm 的，可装树脂量在 6000g 左右。

将新树脂以乙醇溶液（或甲醇）湿法装柱，继续用乙醇溶液在柱上流动清洗，不时检查流出的乙醇溶液，当流出的乙醇溶液与水混合（取 1ml 乙醇溶液加 5ml 水）不呈白浊色即可。然后以大量的蒸馏水洗去乙醇。注意少量乙醇存在将会大大降低树脂的吸附力。

较大型的大孔树脂床或吸附柱比较容易装匀。小型柱的手工装填必须十分注意。装柱时要防止"节"和气泡的产生。"节"是指柱内产生明显的分界线。这是由于装柱不匀造成树脂时松时紧。气泡的发生往往是在装柱时没有一定量的液体覆盖而混入气体造成的。要做到均匀装柱，柱内要有一定高度的水面，树脂要与水混合倾入，借助于水的浮力使树脂自然沉积，操作时尽可能均匀连续。

（4）上样吸附：上样吸附可采用两种方法。

在成分分析研究中，常采用柱层析通用的上样方法，即将药液浓缩，直接上样，使与上部一小部分树脂混合，再用溶剂洗脱。若样品为固态时，可溶于少量水中加到柱的上端。若样品不能在水中全部溶解，也可以将样品先溶于少量甲醇或乙醇溶液中，拌入适量树脂，挥去甲醇或乙醇后，再将拌有样品的树脂加到柱上。

在大生产时，常用药液的稀溶液直接上样吸附，以简化工艺，减少有效成分的损失，降低成本。方法如下：①药液的处理：将中药提取液适当浓缩至合适浓度，调节合适的 pH，并用过滤或离心法除去沉淀或悬浮物，以免阻塞大孔树脂。如果是固态药物（如中间体），可用合适的溶剂配成溶液备用。②药液上柱：将药液流经柱子，控制温度和流速，根据流出液检测结果或预实验结果，控制药液上样量。流速的选择应保证吸附完全，但应结合产品质量要求和生产效率，尽可能寻求最大流速。流速一般需要经过实验确定。在实验室条件下，流速往往控制在 1~2ml/min，流速可以通过计量泵、阀、闸、流量计、液位差等手段调节。小型实验中的简单装置，可以通过收集量和滴数等方法控制。

（5）洗脱：洗脱可分为杂质洗脱和有效成分洗脱。在进行有效成分洗脱之前，一般用水洗去水溶性杂质，如糖类、无机盐等。通常采用水醇体系，逐步提高乙醇的比例，采用动态检测（HPLC、TLC 等）和分部收集法，收集含有有效成分或有效部位的洗脱液。方法如下：①根据预实验结果，采用合适用溶剂洗涤柱床，根据流出液检测结果，控制流速和洗脱量。②收集洗脱液。③将洗脱液进一步精制，或直接回收溶剂，浓缩干燥即得所需产品，供制剂和分析用。

（6）再生：采用一定的方法，将使用过的暂时失去吸附性能的大孔树脂恢复其原来性能的操作称再生。树脂再生可采用动态法，也可采用静态法。静态法是指将树脂倾入容器内再生。动态法是在柱上通过淋洗再生。动态法简便实用，效率也高。这里仅介绍动态再生法。

根据大孔树脂失效原因选择再生剂。一般情况下，经过洗脱操作后，大孔树脂还吸附有许多非极性杂质，因此可用95%乙醇溶液洗脱至无色，大部分情况下树脂获得再生，再用大量水洗去乙醇后，即可再用于相同有效成分或有效部分的吸附分离操作。如果树脂颜色变深，95%乙醇溶液难以洗脱，则可使用稀酸或稀碱或其他有机溶剂，最后用水洗至中性和无残留溶剂（有时树脂颜色稍加深，但并不影响分离效果）。如果柱内存在气泡和孔隙，或柱上端沉积悬浮物，影响流速，可用水或乙醇溶液从柱下进行反洗，可将悬浮物顶出，同时使树脂松动，排除气泡。再生时，流速比洗脱操作流速要低。

树脂经多次使用后（长的可达数十次），若柱床挤压过紧，或部分树脂破碎而影响流速，可将柱中树脂取出，盛于合适的容器中用水漂洗除去过细的树脂颗粒和悬浮杂质，再重新装柱使用。

再生处理的程度依生产要求而定，有时不一定要通过酸碱处理。如果仅是恢复吸附容量，为避免浪费再生试剂，只达到一定再生程度即可，但在分析或容量测定中，再生需进行彻底。

生产中的再生操作方法如下：①先用95%乙醇溶液洗，再水清洗，至流出液中无溶剂，水洗涤量不少于柱床体积的20倍。②碱洗：用1%左右的氢氧化钠洗涤柱床，碱液用量不少于柱床体积的4倍。③水洗：柱床用水清洗，至流出液近中性。④酸洗：用1%左右的盐酸洗涤柱床，酸液用量不少于柱床体积的4倍。⑤水洗：柱床用水清洗，至流出液中性，备用。⑥保养：如树脂柱放置时间较长，可使柱床充满70%乙醇溶液，使用前用水洗净乙醇即可。

2. 工艺参数

（1）比上柱量（S）：指达到吸附终点时，单位质量干树脂吸附成分的总和，表示树脂吸附、承载的总体能力。S越大，承载能力越强，是确定树脂用量的关键参数。

$$S = \frac{(M_上 - M_残)}{M} \tag{3-7}$$

（2）比吸附量（A）：指单位质量干树脂吸附成分的总和，表示树脂起初吸附能力。A越大，吸附能力越强，这是评价树脂种类与评价树脂再生效果的重要参数。

$$A = \frac{(M_上 - M_残 - M_{水洗})}{M} \tag{3-8}$$

（3）比洗脱量（E）：指吸附饱和后，用一定量溶剂洗脱至终点，单位质量干树脂洗脱成分的质量，表示树脂的解吸附能力与洗脱溶剂的洗脱能力。E越大表示洗脱溶剂的洗脱能力与树脂的解吸附能力越强，是选择洗脱溶剂的重要参数。

$$E = \frac{M_{洗脱}}{M} \tag{3-9}$$

M为干树脂质量，即为树脂干燥至恒重测得的质量。$M_上$为上柱液中成分的质量，为上柱液体积与指标成分浓度的乘积；或以上柱液相当于饮片质量表示，则为上柱液的体积与单位体积浸出液相当于饮片质量的乘积。$M_残$为过柱流出液中成分的质量，为流出液体积与其指标性成分浓度的乘积。$M_{水洗}$为上柱结束后，最初用水洗脱下来的成分的质量，为水洗液体积与其指标性成分浓度的乘积。$M_{洗脱}$为用洗脱溶剂洗脱出的成分的质量，由洗脱液体积与其中指标成分浓度计算而得。

（4）吸附量（Q）与吸附率（E_a）

$$Q = \frac{(C_0 - C_e)V}{W} \tag{3-10}$$

$$E_a(\%) = \frac{(C_0 - C_e)}{C_0} \times 100\% \tag{3-11}$$

式中，Q 为吸附量（mg/g），C_0 为起始浓度（mg/ml），C_e 为剩余浓度（mg/ml），V 为溶液体积（ml），W 为树脂重量（g），E_a 为吸附率。

（5）解吸附率（E_d）

$$解吸附率(\%) = \frac{解吸液浓度 \times 解吸液体积}{原液浓度 \times 原液体积} \times 100\% \tag{3-12}$$

（6）吸附动力学曲线：吸附动力学曲线一般指静态吸附动力学曲线，从曲线中可以获得树脂对吸附质的吸附平衡时间和静态饱和吸附量。其中吸附平衡时间就是吸附与解吸附达到平衡所用的时间，它反映了该树脂吸附的快慢；静态饱和吸附量即为该树脂的最大吸附值，反映了该树脂对特定物质的吸附能力。

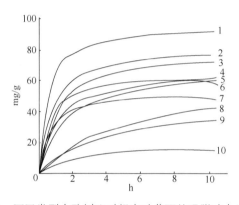

图 3-9　不同类型大孔树脂对银杏叶黄酮的吸附动力学曲线

1.S-8；2.AB-8；3.RA；4.X-5；5.SIP-1400；6.NKA-9；7.D3520；8.H107；9.SIP-1300；10.D4006

图 3-9 是不同类型大孔树脂吸附银杏叶黄酮的动力学过程，从图中可将考察的树脂分成3 类：①慢速吸附型树脂，如 H107、SIP-1300，起始的吸附量较小，达到平衡的时间长，饱和吸附量亦不大；②中速吸附型树脂，如 S-8、AB-8、RA、SIP-1400，起始阶段吸附量较大，然后吸附量逐渐增加，达到平衡时间较长；③快速吸附型树脂，如 NKA-9、D3520、D4006，起始阶段吸附量有大有小，但达到平衡的时间短，饱和吸附量中等。从吸附量和时间的关系上来看，树脂 S-8、AB-8 的吸附性能是比较好的。因此，在选择树脂时吸附动力学曲线类型是一个重要的参考指标。

四、应用案例

案例 3-8　　　　芍药甘草汤水提液的大孔树脂纯化工艺研究

1. 案例摘要　芍药甘草汤由白芍和甘草两味中药组成，临床用于类风湿性关节炎、肝炎和急慢性胃炎等炎症性疾病具有确切疗效，但水提液直接浓缩干燥得到的浸膏剂量大，不利于制剂成型。本案例采用大孔树脂吸附分离技术对芍药甘草汤水提液进行精制处理，以除去水提液中大部分杂质和无效成分，达到降低服用量、便于制剂成型的目的。

2. 案例问题　大孔树脂吸附分离的原理是什么？常用的大孔树脂品种有哪些？中药大孔树脂吸附分离的基本工艺流程是什么？

3. 案例分析

（1）水提液和大孔树脂的预处理：按处方称取甘草饮片 500g 和白芍饮片 500g，煎煮2 次，第一次加水 11 倍量煎煮 1.5h，第二次加水 9 倍量煎煮 1.0h，四层纱布滤过，合并滤液；滤液减压浓缩至 1000ml；浓缩液离心 10min（10000r/min），上清液加蒸馏水定容至1000ml，备用。

大孔树脂的预处理：取大孔树脂（AB-8、NKA-9、HPD100、HPD300、X-5），分别用95%乙醇溶液浸泡12h，使树脂充分溶胀，湿法装柱，95%乙醇溶液洗脱杂质，至洗脱液 1ml与蒸馏水 2ml 混合后不呈白色浑浊为止，最后用蒸馏水洗去乙醇。

（2）大孔树脂种类的筛选：采用静态吸附实验测定大孔树脂对芍药甘草汤中甘草酸和芍药苷的比吸附量，并测定 70%乙醇溶液对树脂吸附成分的洗脱率（解析率）。称取大孔树脂 10g 于 250ml 锥形瓶中，分别加入芍药甘草汤提取浓缩液（0.5g 饮片/ml）100ml，室温放置 24h（中间振摇数次）使大孔树脂达到饱和吸附，过滤，取树脂滤饼置于 250ml 锥形瓶中，加入 70%乙醇溶液 100ml 解析（放置 24h）。测定浓缩液、滤液和 70%乙醇溶液中各成分的含量，并测定大孔树脂的吸水量。表 3-10 表明，AB-8 大孔树脂对芍药甘草汤中甘草酸和芍药苷的比吸附量和解析率优于其他 3 种大孔树脂。

表 3-10　5 种大孔树脂对芍药苷和甘草酸的比吸附量和解析率

大孔树脂型号	甘草酸		芍药苷	
	比吸附量（g/g）	解析率（%）	比吸附量（g/g）	解析率（%）
AB-8	34.63	91.77	36.75	95.08
NKA-9	25.17	86.49	21.92	88.25
HPD100	32.51	89.51	37.49	91.63
HPD300	33.29	87.28	37.84	90.37
X-5	30.68	84.57	33.25	86.18

（3）上样工艺参数优选：取预处理过的 AB-8 大孔树脂 15g（吸水后体积约 20ml）湿法装柱（玻璃柱，径高比 1：8），药液上柱吸附，蒸馏水 80ml（4BV）洗去杂质，再 70%乙醇溶液 5BV 洗脱甘草酸和芍药苷等活性成分，95%乙醇溶液 4BV 再生树脂，流速均为2BV/h。采用单因素法优选上样量、上样浓度和吸附流速等工艺参数。

泄漏曲线图 3-10 和表 3-11 结果表明，当上样量达到 40ml（含饮片 20g）时，芍药苷开始泄漏，当上样量达到 45ml 时甘草酸开始泄漏。因此确定芍药甘草汤的最大上样量为 35ml，经换算，最大上样量为每克树脂上样 1.17g 饮片的提取液。考虑到最大上样量还与其他活性成分、药液浓度、树脂柱径高比、树脂使用次数等因素有关，因此实际生产时上样量一般应低于最大上样量的 70%。

表 3-12 结果表明，上样浓度太低，药液体积大，操作时间长，且有效成分易泄漏；而上样浓度太高，药液黏度大，有效成分扩散不易，也不易被树脂充分吸附导致有效成分转移率低。因此选择最佳的上样浓度为 0.25g 饮片/ml。

表 3-13 结果表明，吸附流速慢虽然能提高芍药苷和甘草酸的转移率，但操作时间过长；而吸附流速太快则导致有效成分吸附不充分，芍药苷和甘草酸的转移率偏低。因此选择最佳吸附流速为 2BV/h。

表 3-11　最大上样量的优选（药液浓度 0.5g 饮片/ml）

流出液份数	累积体积（ml）	上样量（g 饮片）	芍药苷（mg/ml）	甘草酸（mg/ml）
第 1～7 份	5～35	2.5～17.5	—	—
第 8 份	40	20	0.76	—
第 9 份	45	22.5	2.15	0.59
第 10 份	50	25	3.87	3.51
第 11 份	55	27.5	4.13	6.26

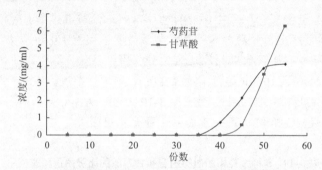

图 3-10　芍药甘草汤在 AB-8 大孔树脂的泄漏曲线

表 3-12　上样浓度的优选

上样浓度（g/ml）	上样体积（ml）	芍药苷转移率（%）	甘草酸转移率（%）
0.125	120	85.71	89.23
0.25	60	90.36	91.82
0.5	30	82.52	85.75
1.0	15	71.64	74.09

表 3-13　吸附流速的优选

吸附流速（BV/h）	芍药苷转移率（%）	甘草酸转移率（%）
1	91.29	92.33
2	90.53	91.65
3	85.74	86.12
4	76.07	78.56

（4）洗脱工艺参数优选：取 AB-8 大孔树脂 15g 湿法装柱，将离心过的 60ml 芍药甘草汤提取液（0.25g/ml）上柱吸附，吸附流速 2BV/h，筛选洗脱工艺条件（除杂和洗脱活性成分的溶剂种类、用量、洗脱流速等）。

表 3-14、表 3-15 结果表明，用去离子水或蒸馏水作为杂质洗脱剂，可除去大部分杂质，

但用量太大不仅增加成本和操作时间，而且会导致芍药苷损失，因此5BV即可。低浓度乙醇溶液能将芍药苷洗脱下来，但难以洗脱甘草酸，而70%乙醇溶液对芍药苷和甘草酸均具有良好的洗脱效果，但用量太大增加成本，因此用量选择为5BV。表3-16结果表明，在洗脱溶剂用量不变的条件下，洗脱速率太快会导致部分有效成分不能洗脱下来，而洗脱速率太慢则会显著增加操作时间，因此选择2BV/h为最佳洗脱速率。

表3-14　洗脱溶剂种类的选择

洗脱溶剂	洗脱液固含物得率（%）	芍药苷转移率（%）	甘草酸转移率（%）
蒸馏水 3BV	16.73	0	
蒸馏水 4BV	21.52	0	0
蒸馏水 5BV	23.19	0	0
蒸馏水 6BV	24.86	3.74	0.48
30%乙醇溶液 5BV	4.39	92.41	31.73
50%乙醇溶液 5BV	4.82	94.73	75.18
70%乙醇溶液 5BV	5.03	94.88	90.46
85%乙醇溶液 5BV	4.17	93.15	91.33

表3-15　70%乙醇溶液洗脱活性成分的用量

乙醇溶液用量（BV）	浸膏得率（%）	芍药苷转移率（%）	甘草酸转移率（%）
3	3.83	76.03	63.19
4	4.57	88.45	81.36
5	5.09	94.58	90.27
6	5.11	95.73	92.84

表3-16　有效成分洗脱流速的选择

洗脱流速（BV/h）	浸膏得率（%）	芍药苷转移率（%）	甘草酸转移率（%）
1	5.14	94.65	90.68
2	5.01	94.23	90.15
3	4.93	92.07	86.46

（5）树脂再生研究和树脂使用寿命考察：取AB-8大孔树脂15g湿法装柱，量取60ml药液（0.25g/ml）上柱吸附，蒸馏水5BV洗脱杂质，70%乙醇溶液5BV洗脱活性成分，95%乙醇溶液5BV再生树脂。同法操作10次，实验结果见表3-17。结果表明，树脂重复利用后所得的浸膏得率和有效成分转移率基本维持稳定，说明采用95%乙醇溶液洗脱再生具有合理性。但从第10次开始下降幅度增大，因此树脂重复使用10次以后，水洗工序应采用合适方法监测有效成分的泄漏情况，及时调整药液上柱量。

表 3-17　树脂再生情况和使用寿命的考察

实验次数（次）	浸膏得率（%）	芍药苷转移率（%）	甘草酸转移率（%）
1	5.07	92.59	90.56
2	4.91	91.07	89.74
4	4.73	88.43	86.58
7	4.38	84.66	82.94
10	4.17	79.36	77.81

（6）芍药甘草汤精制中间体的理化性质：①性状：黄褐色粉末，味甜。②溶解性：可溶于水和70%乙醇溶液。③水分含量：3.81%。④吸湿性：具有一定的吸湿性。⑤流动性和可压性：流动性差，休止角47°，可压性不强。⑥堆密度：0.7159g/ml。⑦有效成分含量：芍药苷14.5%，甘草酸23.4%。

案例 3-9　　　　不同类型树脂对 4 种丹参酚酸类成分的动态吸附研究

1. 案例摘要　丹参是著名的活血化瘀中药，其水溶性活性成分主要包括丹参素、原儿茶醛、丹酚酸 A、B、C、D 等丹参酚酸类成分，临床用于冠心病等心血管疾病的治疗。本案例以丹参素、原儿茶醛、丹酚酸 D 和丹酚酸 B 为考察指标，采用高效液相色谱法，分别考察了大孔树脂、聚酰胺树脂及阴离子交换树脂对各丹酚酸类化合物的动态吸附分离特性。

2. 案例问题　大孔树脂、聚酰胺树脂及阴离子交换树脂用于提取液中化学成分分离的原理分别是什么？

3. 案例分析

（1）树脂预处理：大孔树脂：取大孔树脂先用 2BV（1BV 为 1 个柱床体积）2mol/L 的氢氧化钠溶液洗涤，以蒸馏水洗至中性；再用 2BV 的 2mol/L 的盐酸溶液洗涤，以蒸馏水洗至中性；再用 95%乙醇溶液洗涤，检查流出的乙醇溶液，至乙醇溶液与水混合（1∶5）无白色浑浊为止，最后以蒸馏水洗至无醇味。

聚酰胺树脂：取聚酰胺树脂，用蒸馏水浸泡24h，先用 2BV 的 2mol/L 的氢氧化钠溶液洗涤，以蒸馏水洗至中性；再用 2BV 的 2mol/L 的盐酸溶液洗涤，以蒸馏水洗至中性；再用 95%乙醇溶液洗涤，检查流出的乙醇溶液，至乙醇溶液与水混合（1∶5）无白色浑浊为止，最后以蒸馏水洗至无醇味。

阴离子交换树脂：取阴离子交换树脂，用蒸馏水浸泡24h，并用蒸馏水洗至水液澄清，倾去水后加1mol/L 的盐酸溶液浸泡24h，水洗至中性，最后加入 1mol/L 的氢氧化钠溶液浸泡 24 小时，并用水洗至中性。

（2）丹参酚酸在不同类型树脂上的动态吸附研究：分别取 25ml 处理好的大孔树脂（干树脂量为 6g），聚酰胺树脂（干树脂量为 5g）和阴离子交换树脂（干树脂量为 6g），装柱（1.5cm×14cm，1BV＝25ml），水洗，另取供试品溶液500ml 三份，以 1ml/min 的流速通过以上三种树脂柱，流出液分份收集，每25ml 为 1 流份，HPLC 测定流出液中各成分浓度，实验重复 2 次，取平均值，绘制三种树脂对 4 种丹参酚酸类化合物的动态泄漏曲线，见图3-11。

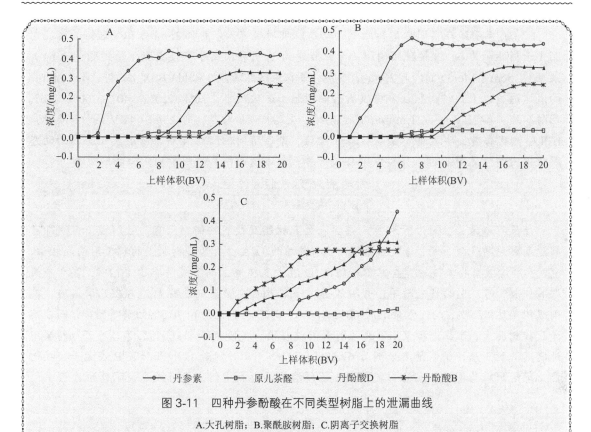

图 3-11　四种丹参酚酸在不同类型树脂上的泄漏曲线

A.大孔树脂；B.聚酰胺树脂；C.阴离子交换树脂

从图中可以看出，大孔树脂和聚酰胺树脂对 4 种酚酸类成分的泄漏曲线较为相似：对丹参素几乎不吸附，对原儿茶醛的吸附效果也并不理想，且两者的泄漏速率较快；对丹酚酸 D 及丹酚酸 B 的吸附效果较好，泄漏速率相对平缓。而阴离子交换树脂的吸附特征与以上两种树脂不同，对丹参素及原儿茶醛的吸附效果明显强于极性较小的丹酚酸 D 及丹酚酸 B。

饱和吸附量：以流出液中药物浓度超过供试品溶液中药物浓度的 5% 时，可认为树脂对于该药物成分的吸附已达到饱和，此时的上样体积也可称为泄漏体积。不同类型树脂对各成分的饱和吸附量可按以下公式计算。

$$饱和吸附量 = \frac{供试品药物浓度 \times 泄漏体积}{干树脂重量} \tag{3-13}$$

结果见表 3-18。从表中可以看出，丹酚酸 D 和丹酚酸 B 在大孔树脂上的饱和吸附量最高，为 22.3mg/ml 和 27.4mg/ml，聚酰胺树脂与之相似，但阴离子交换树脂对这两种成分的吸附量较低，仅有大孔树脂的 1/4~1/6；而丹参素和原儿茶醛在阴离子交换树脂上的饱和吸附量较高，分别达 30.8mg/g 和 3.2mg/g，分别是另外两种树脂的 6 倍和 3 倍。

表 3-18　不同类型树脂对 4 种丹参酚酸的动态饱和吸附量（mg/g 干树脂）

树脂类型＼动态饱和吸附量	丹参素	原儿茶醛	丹酚酸 D	丹酚酸 B
大孔树脂	3.9	1.3	22.3	27.4
聚酰胺树脂	4.6	1.2	23.3	24.5
阴离子交换树脂	30.8	3.2	5.6	4.6

（3）丹参酚酸在不同类型树脂上的动态解吸附研究：分别取 25ml 体积处理好的大孔树脂（干树脂量为 6g）、聚酰胺树脂（干树脂量为 5g）和阴离子交换树脂（干树脂量为 6g），装柱（1.5cm×14cm，1BV＝25ml），水洗，另取供试品溶液 150ml（6BV）三份，以 1ml/min 的流速通过以上三种树脂柱。将吸附后的树脂，依次用水、10%、20%、40%、60%、80% 乙醇溶液（各 3BV），以 1ml/min 流速洗脱，洗脱液分份收集，每 25ml（1BV）为 1 流份，HPLC 测定含量，实验重复 2 次，取平均值，绘制不同树脂对 4 种丹酚酸类化合物的动态解吸附曲线。见图 3-12。并按以下公式计算未超过树脂饱和吸附量的化合物解吸率。

$$解吸率(\%)=\frac{洗脱液浓度×洗脱液体积}{供试品溶液浓度×上样体积}×100\% \qquad (3\text{-}14)$$

结果可以看出，丹参素和原儿茶醛在大孔树脂及聚酰胺树脂上容易被解吸附，水即可将这两种酚酸洗脱下来，与文献报道一致；丹酚酸 D 在以上两种树脂上的解吸附曲线相似，60%乙醇溶液可将其洗脱完全，但丹酚酸 D 在大孔树脂上的解吸附率达 86.1%，高于在聚酰胺树脂上 79.4%的解吸附率；丹酚酸 B 在大孔树脂上适宜的洗脱剂为 60%乙醇溶液，其解吸附率达 82.9%，均优于聚酰胺 60%～80%乙醇溶液洗脱剂和 70.3%的解吸附率。而在离子交换树脂上，丹参素和原儿茶醛的解吸附过程较为缓慢，40%～60%乙醇溶液可相对集中地将其洗脱下来，解吸附率分别为 67.4%和 72.8%，但丹酚酸 D 和丹酚酸 B 在离子交换树脂上解吸附较为困难，实验中发现 80%乙醇溶液洗脱液中仍未能有效洗脱下丹酚酸 B。

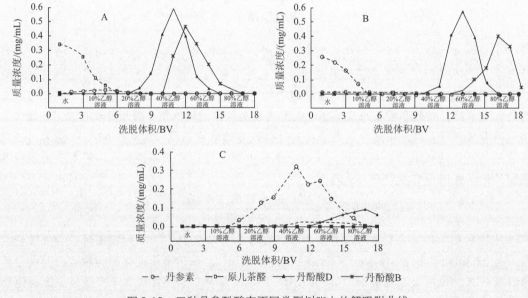

图 3-12　四种丹参酚酸在不同类型树脂上的解吸附曲线

A.大孔树脂；B.聚酰胺树脂；C.阴离子交换树脂

上述研究结果提示，在丹参酚酸类成分的精制分离过程中，虽然大孔树脂和聚酰胺树脂对于总酚酸中丹酚酸 D 及丹酚酸 B 等成分的富集效果较好，但同时会导致丹参素及原儿茶醛成分的大量损失；相反，离子交换树脂对丹参素及原儿茶醛的吸附和解吸附效果较好，对另两种酚酸类成分富集效果却并不理想。

案例 3-10　　　　　　大孔树脂分离纯化银杏叶黄酮类成分

1. 案例摘要　黄酮类成分结构繁多，存在于许多中药中，其中最具代表性的是银杏叶中的黄酮类有效成分。银杏叶提取物药效确切、显著，其提取、分离方法在国内外被广泛研究。中国以领先世界的水平建立了树脂吸附法生产工艺，也使树脂吸附法在中药现代化中的应用受到了特别的重视。银杏叶的主要有效成分是黄酮苷和萜内酯，在标准提取物中它们的含量应分别不低于 24% 和 6%，此标准来源于国外的溶剂萃取法。树脂吸附法是更有效的提取方法，用树脂法得到的银杏叶提取物在含量上可远远高于此标准。

2. 案例问题　怎样根据待分离成分的性质选择树脂类型？

3. 案例分析　将银杏叶粉碎，用乙醇溶液浸泡，提取数次，蒸出乙醇，将提取液转为水溶液，滤去悬浮物，用大孔树脂吸附，在用适当的水洗之后，以 70%乙醇溶液洗脱，经浓缩、干燥，得到银杏叶提取物（GBE）。此工艺的关键是吸附树脂的选用，Amberlite XAD-7、Duolite S-761 和国产的 ADS-17 树脂均有很好的吸附性能，都能通过吸附-洗脱一步使黄酮苷和萜内酯达到规定的指标。但是这 3 种吸附树脂在性能上差别很大，所得到的提取物的质量也差别很大。

黄酮苷的结构特点是含有多个羟基，能与羰基形成氢键，增加树脂的吸附选择性。萜内酯则不同，只能与含有羟基的基团形成氢键。Amberlite XAD-7 含有酯基，对黄酮苷的吸附很好，可得到含量较高的提取物（>30%）。但对萜内酯的吸附不好，提取物中内酯的含量难于达到要求。Duolite S-761 对黄酮苷和萜内酯的吸附比较均衡，可以得到符合标准的提取物，但两类成分的含量都不太高。ADS-17 在性能上远超过前两种树脂，不仅能够制备符合标准的提取物，还能制备达到二类新药要求的高含量的银杏叶提取物。

利用黄酮苷和萜内酯在分子结构上的差别，通过酰胺型（—CONH）大孔树脂 ADS-F8 可将黄酮苷与萜内酯分离。此树脂对黄酮苷的吸附能力较强，对萜内酯的吸附较弱，因此在一定的条件下可只吸附黄酮苷而不吸附萜内酯，分别得到含量为 60%～65%黄酮苷和 25%～30%萜内酯的产品Ⅰ、产品Ⅱ（表 3-19）。

表 3-19　一些吸附树脂在 GBE 提取中的应用效果

吸附树脂牌号	黄酮苷（%）	萜内酯（%）	收率（%）
Duolite S-761	25.7	5.58	3.0
Diaion HP-20	20.0	5.0	3.0
AB-8	18.2	4.9	3.2
ADS-16	32	8.0	2.0
ADS-17	32	8.0	1.9
ADS-F8	—	300	—

此表中的 Diaion HP-20 如果采用分步洗脱法，所得黄酮苷的含量可超过 35%，但和其他树脂一样，分步洗脱会导致萜内酯的损失。ADS-17 的优点是不需分步洗脱即可得到高含量的提取物，并且黄酮苷和萜内酯的含量可在 24%～45%和 6%～10%任意调节。

其他中草药的黄酮类成分也可用吸附树脂进行纯化，如毛冬青根、山楂、葛根、黄芩、苦荞麦、沙棘等所含黄酮类成分的纯化都取得了较好的效果。

案例 3-11　　　　　　　皂苷类药物的纯化

1. 案例摘要　绞股蓝的茎、叶中含有多种皂苷成分，其中有几种皂苷成分与人参皂苷相同。绞股蓝（总）皂苷与人参（总）皂苷的药理作用也相似，其提取工艺也已工业化。皂苷类化合物系由亲脂性的苷元部分与亲水性的糖基构成，因其具有水溶性故可用水提取，而亲脂性苷元部分又使其能被大孔树脂吸附。但某些杂质，特别是色素类也会被吸附，所得到的提取物往往颜色较深，需要进一步脱色。这不仅使提取工艺变得复杂，而且还会造成皂苷的损失。

2. 案例问题　怎样提高树脂吸附的选择性？

3. 案例分析　为了提高树脂吸附的选择性，从杂质（色素）的特点考虑，研制出了强极性大孔树脂 ADS-7、S-038。此类树脂对皂苷类有较好的吸附性能，但对色素的吸附力更强，可在洗脱时将皂苷与色素分离，得到质量很高的皂苷提取物。如用 S-038 极性大孔树脂从绞股蓝茎叶提取水溶液中吸附绞股蓝皂苷，吸附量可达 65.5mg/ml，用 70%乙醇溶液可将绞股蓝皂苷洗脱下来，被吸附的色素再用更强的溶剂洗脱。S-038 吸附时绞股蓝皂苷无泄漏；解吸峰也很集中。

人参皂苷的提取液存在脱色较难的问题，采用极性大孔树脂 ADS-7 可使此问题大大简化。用粗品人参皂苷配成 4%的溶液（呈棕色），用 ADS-7 吸附，然后用 70%乙醇溶液解吸，人参皂苷被解吸下来，色素则留在树脂上。ADS-7 起到了吸附与脱色双重作用，使工艺变得比较简单。把洗脱液蒸干，得白色或微黄色人参皂苷，其外观甚至优于用脱色树脂制得的产品。

除皂苷外，其他苷类也可用大孔树脂分离。尤其是含糖较多的苷类，如赤芍苷、天麻苷、人参皂苷（由人参提取）均可用非极性大孔树脂使之与糖类分离。ADS-7 用于芍药苷的提取也可以得到较好的产品，芍药苷的含量可以达到 65%以上，分离效果远远超过普通吸附树脂。

案例 3-12　　　　　　树脂吸附法纯化生物碱

1. 案例摘要　生物碱广泛分布于多种中药中，绝大多数具有显著的生理活性。生物碱的种类很多，结构复杂，既有亲脂性生物碱，也有亲水性生物碱，但其共性是具有一定的碱性，可与酸成盐。喜树碱是从喜树中提取分离得到的具有抗肿瘤活性的生物碱。从分子结构上看，喜树碱属于弱碱，在中性和碱性条件下疏水性较强，可用非极性树脂进行吸附分离。

2. 案例问题　提取液中分离生物碱的方法有哪些？

3. 案例分析　生物碱的碱性差异很大，其碱性可用其共轭酸 pK_a 值表征

$$BH^+ = B + H_3O^+ \tag{3-15}$$

$$K_a = \frac{[B][H_3O^+]}{[BH]^+} \tag{3-16}$$

$$pK_a = pH + \lg\frac{[BH]^+}{[B]} \tag{3-17}$$

生物碱分子中一般有较大的疏水部分，可以疏水机理被吸附。氮原子上有未成对电子，

能与羟基上的氢形成氢键，也能与某些金属离子络合。由此可以想象生物碱可有多种分离方法，萃取法、离子交换法或吸附法都是可供选择的方法，通常萃取法工艺比较复杂，离子交换法不能用单纯的有机溶剂洗脱，吸附法是较好的一种方法。在吸附法中又有多种可供选择的树脂。

有研究报道喜树碱的提取方法为：将喜树果粉碎，用乙醇溶液浸取、过滤、回收乙醇，将水溶液的 pH 调为 8，以降低其水溶性。然后用 AB-8 树脂吸附。喜树碱在 AB-8 树脂上的吸附符合 Langmuir 公式，在 pH 为 8，盐浓度为 1～2.5mol/L 时，AB-8 对喜树碱的吸附量最大，可达 160mg/g 以上。喜树碱的水溶性较差，用醋酸水溶液进行解吸效果极差，而用 1：1 的氯仿/乙醇溶液的解吸率较高，洗脱峰非常集中。当解吸液的 pH 调到 3 时，解吸率可达 96%。解吸液经浓缩、干燥，再用氯仿/甲醇（1：1）重结晶，可得到纯度在 90% 以上的喜树碱，产品收率在 3% 左右。

喜树碱也可以用磺酸型阳离子交换树脂吸附，由于吸附力较强，必须用碱性有机溶剂才能洗脱下来。用弱酸性羧酸树脂吸附，可像一般吸附树脂一样用乙醇溶液洗脱。用阳离子交换树脂吸附的优点是减少疏水性杂质的吸附。但提取液中的含有氨基的蛋白质、氨基酸等杂质有可能被吸附。从实际应用的效果考虑，不管采用哪种树脂都必须有相应的工艺相配合，以充分发挥其优点，避免其缺点。

第五节　膜 分 离 法

一、基 本 原 理

膜分离是一种新型分离技术，它利用经特殊制造的具有选择透过性的薄膜，在外力（如膜两侧的压力差、浓度差、电位差等）推动下对混合物进行分离、分级、提纯和浓缩等操作，以获取需要的产品。

（一）膜分离的原理

膜分离主要有两种原理：①筛分分离原理：利用待分离混合物中各组成成分在质量、体积和几何形态方面的差异，以过筛的原理，截留大于分离膜上微孔的组分，而小于微孔的组分容易通过，从而达到分离的目的。微滤、超滤、纳滤和渗析一般采用该原理分离混合物。②亲和分离原理：依靠分离膜组成材料的理化性质，利用待分离混合物中各组分对膜亲和性的差异，用扩散的方法使那些与膜亲和性大的成分，能溶解于膜中并从膜的一侧扩散到另一侧，而与膜亲和性小的成分，很难通过扩散作用透过膜，从而达到分离的目的；反渗透、气体分离、液膜分离、渗透蒸发等膜分离过程一般属于该原理。膜分离原理示意图见图 3-13。

膜分离与其他分离技术如离心、常规过滤、吸附、萃取、蒸馏等相比，具有如下特点：①膜分离具有高效的分离能力。例如按物质颗粒大小进行分离，常规离心法和过滤法的最小极限是微米级，而膜分离技术（如超滤和纳滤）可以将纳米级大小的不同分子混合物（分子量在数千或数百）分离。②对被分离物质破坏少。大多数膜分离过程不发生相变化，且通常是在常温下进行，因而特别适用于对热敏感的物质的处理。③膜分离能耗通常比较低。膜分离过程一

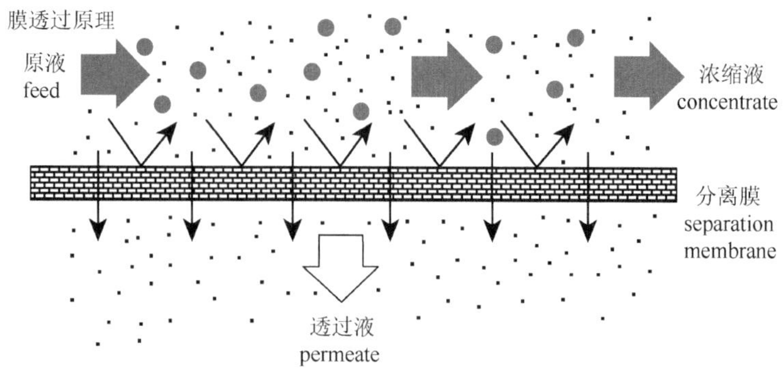

图 3-13 膜分离原理示意图

般在室温下操作且不发生相变化，而加热、冷却和相变化的能耗比较大。④膜分离设备容易放大，易维护、工艺简单、操作方便、占地面积少、化学品消耗少，不产生二次污染。

（二）膜分离过程及其分类

膜分离过程是一种物质被透过或被截留于膜的过程。按分离原理一般可分为微孔过滤（microfiltration，MF 或微滤）、超滤（ultrafiltration，UF）、反渗透（reverse osmosis，RO）、电渗析（electrodialysis，ED）、渗透气化（pervaporation，PV）、液膜分离（liquid membrane，LM）、透析、控制释放、气体分离等，部分特点和使用范围见表 3-20。

1. 微滤　所截留的粒径范围大于 $0.1\mu m$，可以用于除去中药提取液中的大部分固体微粒，对中药液体制剂具有澄清效果；也可以用于中药生产的空气过滤、无菌过滤、注射液的预滤等。

2. 超滤　小分子物质容易透过超滤膜，而蛋白质、鞣质、大多糖、黏液质和微粒等大分子物质很难透过，所截留的粒径范围在 100nm 以下（截留分子量 1000～1 000 000）。超滤技术广泛用于医药、化工、环保、食品和水处理。超滤可以用于中药注射剂的终端过滤，除去细菌和热原，提高澄清度；也可以用于中药口服液的澄清和中药固体制剂的精制，以及中药有效成分的分离。

3. 纳滤　是介于反渗透和超滤之间的一种由压力驱动的新型分离膜。纳滤的截留粒径范围在 0.1～10nm，常用于截留小分子有效成分，除去无机盐和水，具有除盐和浓缩效果，可用于中药热敏性小分子有效成分的纯化。

表 3-20　制药生产中的膜分离

种类	膜类型	膜孔径	操作压力差	分离原理	主要应用
微滤	多孔膜	≥0.1μm	0.1MPa	筛分等	除菌过滤、微粒截留
超滤	非对称膜	100nm 以下	0.1～1MPa	筛分等	去除菌丝、病毒、热原；大分子溶液的分离、浓缩、纯化
纳滤	非对称膜或复合膜	0.1～10nm	0.5～1.5MPa	筛分、Donnan 效应等	药物纯化、浓缩除盐
反渗透	非对称膜或复合膜	0.5～10nm	1～10MPa	溶解扩散等	药物纯化、浓缩；无菌水制备

4. 反渗透　反渗透膜表面微孔很小（0.5～10nm），溶解的无机盐及小分子物质通过扩散方式透过膜，截留的粒径范围在 1nm 以下。反渗透具有耗能低、设备使用和保养方便等优点。

5. 透析 靠浓度差而不是靠压力差进行分离，可溶性小分子物质可透过膜，而大分子物质（如多糖、蛋白质等）不能透过，可截留的粒径范围 0.02～1μm，通常用于多糖类和蛋白质类中药有效成分的精制以及血液透析。

（三）分离膜的分类、形态结构和性能

1. 分离膜的分类 分离膜与一般塑料薄膜不同，它具有选择透过性，是膜分离技术的核心，一般按如下四种方法分类：①按膜材料的化学组成分类：可分为无机膜（玻璃膜、金属膜和陶瓷膜）和有机膜（纤维酯系膜、聚酰胺系膜、聚砜系膜等）。②按膜的形态结构分类：按膜孔分为致密膜和多孔膜，后者又可分为微孔膜和大孔膜。按形态分为对称膜（均质膜）、非对称膜和复合膜。按相态分为固体膜和液体膜，液体膜的结构与固体膜完全不同。按固体膜的形状可分为板式膜、管式膜、卷式膜和中空纤维膜。③按作用机理分类：可分为吸附性膜、扩散性膜、离子交换膜、选择渗透膜、非选择性膜。④按膜的功能分类：分为微滤膜、超滤膜、反渗透膜、渗析膜、气体渗透膜和离子交换膜等，其中只有离子交换膜是荷电膜，其余都是非荷电膜。

2. 分离膜的形态结构 分离膜的形态结构主要包括两个方面：①膜的分层数和各层厚度；②每一层膜所含的微孔形态、大小和数量。分离膜从形态上可以分为均质膜、非对称膜和复合膜。均质膜不分层，膜的任何一部分都具有相同的形态和化学组成，既可以是致密的，也可以是多孔的，但均质膜的膜通量一般比较小，主要用于电渗析和个别气体分离。非对称膜和复合膜均由两层组成，表面的一层非常薄，厚度在几十个纳米到数微米，通常叫皮层，可以是致密的也可以是多孔的，起分离作用（选择透过作用），因此也称为分离层；下面一层膜是多孔的，厚达 100 多微米，起支撑作用，称为支撑层或支持层。有的分离膜在支撑层和皮层中间还有多孔性的过渡层，形成三层结构。若皮层和支撑层由同一材料组成，在制膜过程中同时形成，习惯上称非对称膜。若皮层和支撑层由不同材料组成，在制膜过程中先制成支撑膜，再把皮层复合到支撑层的表面上，习惯上称为复合膜。无机陶瓷膜的层结构和表面显微镜照片见图 3-14。

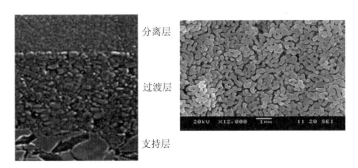

图 3-14　无机陶瓷膜的层结构显微镜照片（左）和表面电子显微镜照片（右）

皮层对分离膜的性能起决定性影响。通常要求皮层愈薄愈好，有的分离膜皮层厚度仅为 30nm。皮层如果属于多孔性的，则皮层上的孔不仅要求愈多愈好，而且最好孔径的大小和分布均匀，这样才能保证膜的高分离能力和高透过能力。无论是多孔的还是致密的分离膜，皮层都不允许有大孔（缺陷）存在。总之，一张高性能的分离膜除了选择合适的膜材料外，它应具

有非对称结构，即具有致密或多孔的、无缺陷的、超薄的皮层和孔隙率高的多孔支撑层。分离膜的制造工序繁多而严格，最终产品合格率很低，因此分离膜价格一般较贵。

3. 分离膜的性能　分离膜的性能包括分离能力、透过能力、理化稳定性和经济性四个方面。适合于中药制药行业工业化生产的分离膜应具有较强的分离能力和较高的透过能力，并且理化稳定性好、成本低。

（1）分离膜的分离能力：分离膜必须对被分离的混合物具有选择性透过能力，即具有分离能力。分离膜的形态结构（膜孔径、机械强度、荷电性、膜表面粗糙程度和内部构造等）和膜材料的化学性质共同决定分离膜的分离能力，但操作条件也有一定的影响。不同膜分离过程的分离能力有不同的表示方法，如用平均孔径表示微滤膜的分离能力，即液体中体积大于此孔径的溶质或悬浮固体，都可以被微滤膜截留。在超滤中以截留分子量来表示超滤膜的分离能力，如截留分子量为 67 000 的超滤膜表示该膜可以将液体中比牛血清蛋白（相对分子质量为 67 000）大的成分截留住（一般指截留 90%），只让相对分子质量小于 67 000 的成分通过。在反渗透中以脱盐率来表示反渗透膜的分离能力，90% 脱盐率表示膜可以将水溶液中 90% 无机盐除去，用于一级海水淡化的反渗透膜要求脱盐率 ＞99%，而用于苦咸水淡化的反渗透膜只需 90%～95% 的脱盐率。在中药膜分离应用中，常以杂质除去率和有效成分保留率两个指标综合衡量分离膜的分离能力。

（2）分离膜的透过能力：分离膜的透过能力也就是通常所说的膜通量大小。膜通量系指在一定温度（通常 25℃）下，单位压力、单位时间透过单位膜面积的液体量，单位是 $L/(h \cdot m^2 \cdot bar)$。膜透过能力越大，药液批处理能力越大，运行成本越低，生产效率越高。

分离膜的分离能力和透过能力相互关联，通常是分离效果越好，膜通量越低；但膜通量太低，在生产中就没有实际应用价值。因此必须在分离膜的分离能力和透过能力之间进行均衡，并不是分离能力越高越好。在选择需要的分离能力后，再尽可能提高膜的透过能力。分离膜的透过能力首先取决于分离膜材料的化学特性和分离膜的形态结构；其次，膜装置的操作条件也有较大影响，如不少膜分离过程与压力差之间在一定范围内呈直线依赖关系，增大压力差可以显著增加膜通量。

（3）分离膜的理化稳定性：分离膜的理化稳定性决定着膜的使用寿命，进而影响生产成本。分离膜的理化稳定性主要由膜材料的化学性质决定，包括耐热性、耐酸性、耐碱性、抗氧化性、抗微生物分解性和机械强度等。无机膜的理化稳定性能好，而高分子有机膜的理化稳定性较差，这是因为高分子材料特别是纤维素等天然高分子材料容易被微生物降解，可与光、热、酸碱、氧气发生缓慢反应，导致材料老化。不同的膜分离过程对膜的使用寿命要求是不同的，当然都是愈长愈好，但根据经济核算后通常都有一个最低的使用寿命要求。例如在一级海水淡化中要求反渗透膜使用寿命平均为 3 年以上，而在干扰素等高科技生物产品分离中，分离膜是一次性使用的。

（4）经济性：分离膜的价格不能太贵，否则生产上就无法采用。分离膜的价格取决于分离膜材料和制造工艺两个方面。

■（四）分离膜的组成材料

1. 有机高分子膜材料　目前使用的大多数分离膜为有机高分子材料，可以分为纤维素衍生物类、聚砜类、聚酰胺类、聚酯类、聚乙烯类、硅橡胶类、含氟有机高分子等 7 类，其中纤维素衍生物类、聚酰胺类和聚砜类是目前膜分离技术中最重要和最常用的膜材料。

（1）纤维素衍生物类：醋酸纤维素（CA）主要用作反渗透膜、超滤膜和微滤膜材料，其优点是价格便宜、膜的分离与透过性能良好，缺点是 pH 适用范围窄（pH 宜在 4～8），容易被微生物分解以及在高压下长时间操作容易被压密，引起膜通量下降。硝酸纤维素（CN）用作透析膜和微滤膜材料，一般与醋酸纤维素混合使用。

（2）聚砜类：聚砜类耐酸碱，缺点是耐有机溶剂的性能差，但双酚 A 型聚砜（PSF）克服了上述缺点，一般用作超滤和微滤膜材料，也可用做复合膜的支撑层材料。聚砜类材料可以制成带有负电荷或正电荷的膜材料，其抗污染性能特别好。聚芳醚砜（PES）、酚酞型聚醚砜（PES-C）、聚醚酮（PEK）、聚醚醚酮（PEEK）也是制造超滤、微滤和气体分离膜的材料。

（3）聚酰胺类：聚酰亚胺（PI）耐高温、耐溶剂，具有高强度，是用于耐溶剂超滤膜和非水溶液分离膜的首选膜材料。聚酯酰亚胺和聚醚酰亚胺的溶解性能较聚酰亚胺大有改善，已成为新兴的高性能膜材料。

（4）聚酯类：具有强度高、尺寸稳定性好、耐热、耐溶剂、耐化学试剂等特点。聚碳酸酯膜用于制造核辐射蚀刻微滤膜，这种膜是有机高分子分离膜中唯一的孔呈圆柱形、孔径分布非常均匀的膜。

（5）聚乙烯类：低密度聚乙烯（LDPE）和聚丙烯（PP）薄膜通过拉伸可以制造微滤膜，孔一般呈狭缝状，也可以用双向拉伸制成接近圆形的椭圆孔。高密度聚乙烯（HDPE）通过加热烧结可以制成微孔滤板或滤芯，也可作分离膜的支撑材料。聚丙烯腈（PAN）是仅次于聚砜和醋酸纤维素的超滤和微滤膜材料，也用来作为渗透气化复合膜的支撑体。聚乙烯醇（PVA）是目前唯一获得实际应用的渗透气化膜，聚氯乙烯和聚偏氟乙烯用作超滤和微滤的膜材料。

（6）硅橡胶类：主要用于制造气体分离膜。

（7）含氟有机高分子类：聚四氟乙烯（PTFE）可用拉伸法制成微滤膜，化学稳定性非常好，膜不易被堵塞和污染，且极易清洗。聚偏氟乙烯具有较强的疏水性能，除用作超滤膜、微滤膜材料外，还是膜蒸馏和膜吸收的理想膜材料。

2. 无机分离膜材料　有机高分子膜在耐热、耐微生物、耐酸碱、耐有机溶剂和使用寿命等方面具有很大的局限性。因此具有优良理化稳定性的无机分离膜越来越受到重视。无机分离膜包括陶瓷膜、玻璃膜、金属膜、分子筛炭膜，以及以无机多孔膜为支撑体再与有机高分子材料超薄致密层组成的复合膜等。无机陶瓷膜的材料主要是氧化铝（Al_2O_3）、氧化锆（ZrO_2）和氧化钛（TiO_2）等金属氧化物，其中氧化铝陶瓷膜是目前工业上最常用的无机分离膜。

二、工艺流程

中药膜分离工艺流程见图 3-15。基本工艺流程为：选择膜分离的方法（微滤、超滤、纳滤）→选择分离膜材料、孔径和膜组件→中药提取液的预处理→筛选膜分离工艺条件（药液浓度、温度、pH、膜通量、错流速率、膜完整性检测、膜分离终点判定）→收集目标产物→污染膜的清洗与再生。

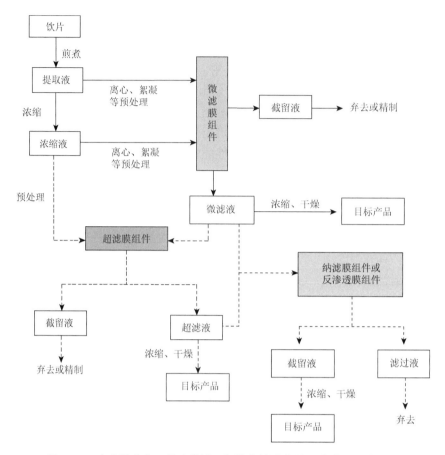

图 3-15　中药膜分离工艺（微滤、超滤和纳滤的单用或联用）流程图

三、操作方法与工艺参数

（一）操作方法

1. 药液的预处理操作　药液预处理主要包括以下几个方面。

（1）去除微粒和部分高分子杂质：0.3～5μm 的悬浮颗粒和可溶性大分子胶体最易引起膜的污染，通常采用高速离心法或絮凝澄清法处理。

（2）去除微生物：中药水提液通常经过高温煎煮处理，一般情况下不含微生物，但如果生产环境不佳，生产周期太长，药液有可能繁殖微生物。微生物的繁殖和新陈代谢会对有机高分子材料制成的分离膜产生侵蚀，因此需要重新加热灭菌。

（3）调节药液温度：各种膜特别是有机高分子材料制成的分离膜均有其适宜的使用温度范围，在适宜的温度范围内，提高进料药液温度可提高药液的透过速率。在微滤和超滤过程中，泵强制药液循环会产生大量的热，导致药液温度不断升高。当温度超过最高允许值时，分离膜的水解速率加快，导致膜结构发生不可逆的变化。进料药液的温度一般以调整到 20～30℃为宜。当进料液温度超过最高允许使用温度时，可采用冷却装置降温。

（4）进料药液 pH 的调整：以有机高分子材料制成的分离膜有其适用的 pH 范围，当超出允许范围时，就需要对进料液的 pH 进行调整。此外，对弱碱性有效成分，可调 pH 至酸性；对弱酸性有效成分，可调 pH 至碱性。如超滤含黄芩苷成分的药液时，在膜允许的条件下，可将 pH 调至 8.0，否则黄芩苷透过率很低。

在生产和研究中究竟需要对进料药液采用何种预处理，取决于药液的理化性质、分离膜材料的理化性质和膜分离过程中所采用的膜组件类型。一般而言，卷式膜组件和中空纤维膜组件对药液的预处理要求高，而管式膜组件和板框式膜组件对药液的预处理要求低；微滤对药液的预处理要求低，而超滤、纳滤和反渗透对药液的预处理要求高；无机膜对药液的预处理要求低，而高分子有机膜对药液的预处理要求高。

2. 膜分离操作　膜分离的操作有死端操作和错流操作，见图 3-16。

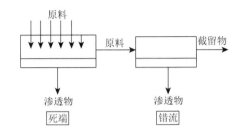

图 3-16　膜分离的死端操作和错流操作示意图

常规过滤、小体积或贵重药液微滤一般采用死端操作。在死端操作中，所有药液均被强制通过分离膜，原料药液中被截留组分的浓度随时间不断增加，膜通量衰减严重，但死端操作有其优点，即药液回收率高。

超滤和工业化微滤一般采用错流操作，在错流操作中，原料药液在泵的推动下平行流过膜表面，滤液则垂直通过膜表面被收集。错流操作有利于控制膜污染和膜孔阻塞，药液透膜速率快，但药液回收率比死端系统低得多，耗能也大。在膜分离操作中，应注意优选操作压力、错流速率、反冲时间、反冲次数等操作参数。

膜分离操作还可分为单程操作和循环操作，见图 3-17。单个膜组件单程操作一般采取分批操作，但由于单个膜组件的通过能力和流道长度都有限，所以单程操作通常不采用单个膜组件，而是采用多个膜组件串联使用，构成单程连续操作，即原料药液用泵增压后，流过一系列膜组件，不断分出透过液，待浓缩到指定浓度后再减压取出浓缩液。药液在单程连续操作系统内的停留时间比单程分批操作短得多。由于膜组件有最高操作压力的限制，所以单程连续操作中可串联的膜组件数是有限的。

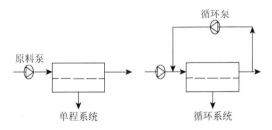

图 3-17　膜分离的单程操作和循环操作示意图

循环操作是将一批原料药液置于储液罐中，用泵加压后送往膜组件，操作时连续地排出透过液，同时将截留液经调节阀减压后返回储液罐中。过程延续到截留液浓度达到预定值为止。通常按每批处理量和所分配的操作时间来选择膜组件的规格、组件数及其组合方式。

膜组件的配置方式有一级配置和多级配置。一级配置是指原料药液经一次加压的膜分离，二级配置是指原料药液经二次加压的膜分离，以此类推。在同一级配置中，排列方式相同的组件组成一个段，见图 3-18～图 3-21。

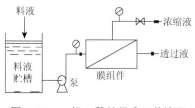

图 3-18　一级一段单程式工艺流程

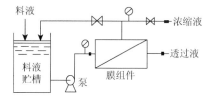

图 3-19　一级一段循环式工艺流程

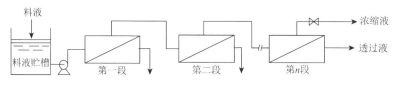

图 3-20　一级多段单程连续式工艺流程

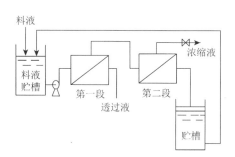

图 3-21　一级多段循环式工艺流程

3. 后处理操作　中药膜分离的后处理工艺主要包括两个方面：一是分离膜污染后为恢复膜的性能而进行的膜清洗工艺。二是对需要的中药透过液或中药浓缩液的进一步加工处理，如浓缩、干燥、采用其他技术进一步分离纯化处理、制剂加工等。

（1）污染膜的清洗：在搞清楚中药水提液污染分离膜的机理和物质基础后选择合适的方法清洗。膜清洗一般采用原位清洗法，即直接针对固定在组件上的分离膜进行清洗而不必将膜与组件分开。应注意不能等到膜污染很严重时才清洗，否则会增加清洗难度。常用的清洗方法有物理方法和化学方法两类。

1）物理清洗方法：①机械刮除法：对于管式膜而言，可以在膜管中放入软质泡沫塑料球、海绵球或利用海绵球自动清洗机对其进行清洗，利用球的冲擦作用机械刮除膜面的污垢。②冲洗及浸泡：在进行冲洗时多用低压大流量方式，即降低操作压力并加大冲洗液的流量，这样可以较好地除去沉积在膜面的污染物。在膜装置停止运转后用纯水浸泡 10h 以上，也可使部分污染物从膜上扩散到水中达到部分清洗的目的。在某些应用中（如超滤多糖等），温水浸泡清洗即可基本恢复初始膜通量。③逆洗法：也叫反冲法，是指让液体或气体逆向从膜的透过侧流向膜面而将膜孔及膜面的沉积物除去的方法。通常逆洗法的效果比非逆洗法的效果好，用滤液逆洗的效果比用空气逆洗的效果好。此外，通过泵抽吸膜面的药液而将膜外侧的滤液或空气吸入膜面一侧的负压清洗方法效果好于一般的冲洗和反压清洗法。在进行负压清洗时，膜面的压力低于大气压，因此对膜的压实恢复很有利，而且由于膜两侧的压力差最多为 0.1MPa，因此膜不容易被损坏。

2）化学清洗方法：在使用物理方法清洗效果不佳时，可采用化学清洗方法即选用化学试剂对膜进行处理。常用的化学试剂有碱、酸、氧化剂、还原剂、表面活性剂、酶等，应结合中药药液的性质加以选用。有些化学试剂如表面活性剂、酶清洗剂、氧化剂等使用不当会造成新的污染，影响产品质量，甚至使膜面结构受到破坏，在选用时应加以注意。化学清洗的一般原则是高流速、低压力下进行。有时配以反冲，以发挥物理方法的作用，最大程度的恢复膜通量。化学清洗结束后需用清水漂洗至不含该清洗剂为止。化学清洗剂的选择和清洗方法的确定应根据不同的中药提取液通过实验确定。

化学方法清洗污染膜的机理如下：①中药水提取液中的微粒和可溶性大分子成分是阻塞膜孔的主要物质基础。微粒可以分为有机微粒和无机微粒，前者如药渣、淀粉粒、纤维、高分子聚合体、油滴、乳浊液微滴等；后者主要是泥沙、草酸钙和碳酸钙晶体等。合适的化学清洗剂能够溶解可溶性大分子成分和微粒的组成成分，使微粒变小或溶解，从而在压力下透过膜孔，解除对膜孔的阻塞。②合适的化学清洗剂能够与吸附和沉积在膜表面、膜孔边缘和膜孔内部的污染组分作用，如脱吸附、发生化学反应生成可溶性成分，而使吸附或沉积在膜表面的组分除去，从而解除膜污染，恢复膜的性能。

常用化学清洗剂的一般规律是：①盐酸、硝酸等无机强酸使难溶性生物碱、草酸钙、碳酸钙、泥沙、以及微量重金属等无机盐类微粒、沉积物或吸附物变成可溶性物质；②醋酸、柠檬酸等有机酸主要清除无机盐的沉积和吸附；③表面活性剂（市售洗涤剂）主要清除吸附和沉积的难溶性有机物，如动物脂肪、植物油脂和树脂等；④氢氧化钠等强碱主要用于清除吸附或沉积在膜表面上的油脂、蛋白、多糖类、黄酮类、蒽醌类、萜类、酚类、苷类、有机酸、细菌等；⑤酶清洗剂主要用于细胞碎片、蛋白质、多糖类等污染体系；⑥对于污染非常严重的膜，通常采用强碱、强酸交替清洗，并加入次氯酸钠等氧化剂或表面活性剂。

（2）膜组件的灭菌：微生物主要通过药液和冲洗用自来水进入膜组件，并在膜组件和管道内繁殖生长，形成活性污泥，导致膜分离系统的污染。为了防止和抑制微生物污染，可用 50ppm 的氯水或 2%福尔马林进行灭菌。灭菌应尽量做到不影响膜的寿命，宜在不拆卸装置的条件下进行灭菌，即所谓"原位灭菌"。

（二）工艺参数

1. 截留分子量 超滤膜的孔径大小通常以被截留分子的分子量来表征，即截留分子量（molecular weight cut off，MWCO），即 1 摩尔分子的 90%以上可被该超滤膜截留。

2. 操作压力 是指从膜结构的进料侧（中药水提取液测）穿过渗透侧（微滤液或超滤液测）的平均压力差，又称膜压差，微滤和超滤依靠此压力差作为推动力进行中药水提取液的固液分离。

3. 错流速率 是指中药水提取液在与膜表面平行的方向上流动的平均速率，又叫膜面流速，单位是 m^3/h，或 m/s。

4. 微滤液（超滤液）收率 当微滤（超滤）过程完成后，全部微滤（超滤）液占中药水提取液的体积比（%）。

5. 浓缩因子 当微滤过程结束后，中药水提取液与截留液体积之比。

四、常用设备

（一）膜分离装置

　　膜分离装置至少应包括膜分离组件、泵、阀门、仪表和管道，此外还可配备常规预滤器、贮液罐和自动化控制装置等。膜分离组件简称膜组件，它将分离膜以某种形式组装在一个基本单元设备内，在外力的驱动下能对混合物进行分离。膜组件是膜分离装置的核心部件，泵提供分离压力和药液流动的能量，阀门和仪表对各种操作参数进行显示和控制，装置图见图 3-22 和图 3-23。

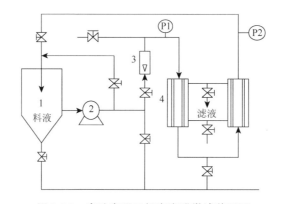

图 3-22　实验室用无机陶瓷膜微滤装置图

1.原料液储槽；2.离心泵；3.流量计；4.膜组件；P1、P2.压力表

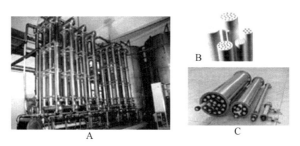

图 3-23　陶瓷膜组件及其装置实物图

A.为大生产用陶瓷膜微滤装置；B.为管式膜；C.为管式膜组件

（二）膜分离组件

　　膜分离组件又称为膜分离单元，主要有板框型、圆管型、螺旋卷型和中空纤维型四种类型，它们又分别称为板式膜、管式膜、卷式膜和中空纤维膜。其中管式膜又分为内压管膜、外压管膜和内外压组合管膜。中空纤维膜又分为内压中空纤维膜、外压中空纤维膜和内外压中空纤维膜。一个膜组件，其分离膜的装填密度可达到每立方米空间有数百平方米到上万平方米的膜面积，在实际生产中可以使用几个至数百个膜组件来分别满足不同的生产能力的要求。

　　一种性能优良的膜组件应具备如下条件：①对膜能提供足够的机械支撑并使高压原料液和低压原料液严格分开；②在能耗最小的条件下，使原料液在膜面上的流动状态均匀合理，以减少浓差极化；③具有尽可能高的装填密度（即单位体积的膜组件中填充较多的有效膜面积），并使膜的安装和更换方便；④装置牢固、安全可靠、价格低廉和容易维护。

四种类型膜组件的比较见表 3-21。在中药膜分离工艺中，必须根据待处理药液的理化性质和各种膜组件的特点选择最佳的膜组件，通常无机膜选择管式膜，有机膜选择板框式和中空纤维膜。

表 3-21　四种类型膜组件的优缺点比较

比较项目	板框式膜组件	管式膜组件	卷式膜组件	中空纤维式膜组件
组件结构	非常复杂	简单	复杂	复杂
膜装填密度	$160\sim500m^2/m^3$	$33\sim330m^2/m^3$	$650\sim1600m^2/m^3$	$16\ 000\sim30\ 000m^2/m^3$
膜支撑结构	复杂	简单	简单	不需要
膜清洗	易	内压式易 外压式难	难	难 内压式中空纤维超滤易
膜更换方式	更换膜	更换膜（内压） 更换组件（外压）	更换组件	更换组件
膜更换难易	一般	内压式膜组件难、内压式易	易	易
膜更换成本	中等	低	较高	较高
对水质要求	较低	低	较高	较高
要求泵容量	中	大	小	小
按比例放大	重新研制	易	重新研制	重新研制

1. 板框式膜组件（以超滤为例）　板框式膜组件是应用最早的膜组件，其设计理念来源于常规的过滤概念，由于此构型的超滤膜在超滤过程中，操作压力垂直于超滤膜表面，容易引起浓差极化，以及不溶性微粒、黏液质等物质在膜表面的沉积，形成污染层，造成膜通量迅速下降。经改进后的板框超滤膜通过进液口与出液口形成湍流，溶液在膜表面的剪切过滤，降低了浓差极化的形成，目前在中药制药生产中应用较为广泛，如江苏连云港康缘药业的热毒宁注射液采用了板框超滤工艺。板框式超滤器见图 3-24。

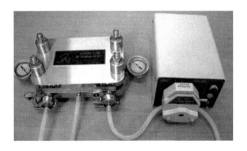

图 3-24　板框式超滤器

2. 管式膜组件　管式超滤膜是指在圆筒状支撑体的内侧或外侧刮制上半透膜而得到的圆管状的分离膜，支撑体的材质常用纸质或玻璃纤维，管式膜和支撑体均填充于塑料或钢质的承压外壳中。目前管式超滤膜在每个套管中填充数十根直径在 0.5～1.0cm 的膜管。管式超滤膜见图 3-25。

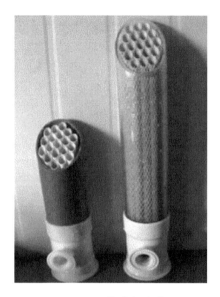

图 3-25　管式超滤膜

　　管式超滤膜对药液中的悬浮物具有一定的承受能力，在膜通量下降时可以采用海绵球清洗而无需拆开设备，虽然单位体积内的膜比面积较低，但是膜通量相对较大。目前管式过滤多用于废水处理、蛋白分离、药液预处理等。

　　3. 卷式膜组件　卷式超滤膜也称为螺旋卷膜，卷式超滤膜具有单位体积内膜面积大，膜芯填装密度高，单位膜面积造价低等优点。卷式膜组件的膜片之间具有进料液隔网，其作用是为了药液在进入超滤膜时，在膜表面形成湍流，降低浓差极化效应。但是卷式超滤膜对药液的要求偏高，当溶液中含有中等浓度的悬浮颗粒时，容易引起膜组件中结垢。卷式超滤膜见图 3-26。

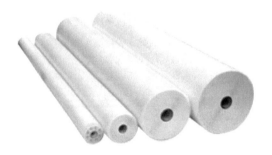

图 3-26　卷式超滤膜

　　4. 中空纤维式膜组件　中空纤维式超滤膜是现在应用较为普遍的一种，也是超滤技术中最为成熟与先进的一种技术，一般中空纤维外径为 0.5～2mm，内径为 0.3～1.4mm，中空纤维管上布满微孔，见图 3-27、图 3-28，孔径以截留分子量标示。根据进液在中空纤维外侧或内腔加压，分为外压式与内压式，溶液在膜表面通过剪切过滤，降低浓差极化，同时单位体积内膜比表面积大，因此其过滤性能较高。但是长时间使用或操作压力过高时，容易出现膜丝断裂，影响超滤效果；反之膜丝出现堵塞，也难以清洗，大大降低了中空纤维膜的使用寿命。

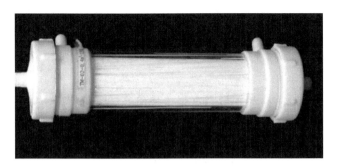

图 3-27　中空纤维超滤膜组件

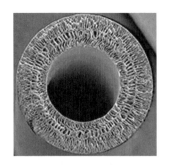

图 3-28　中空纤维膜横截面

（三）泵的选择

泵在微滤、超滤和纳滤等膜分离装置中具有重要作用，主要用于强制药液循环（错流过滤），并且提供压力（分离推动力）。选择泵时主要考查它的扬程和流量。泵分为容积式和非容积式两类，容积式泵包括往复式（柱塞泵和隔膜泵）和螺旋式（齿轮泵、转子泵、叶片泵、螺杆泵、偏心泵和蠕动泵），非容积式泵包括离心泵和旋涡泵。超滤常用离心泵和旋涡泵。三种类型泵的比较，见表 3-22。

表 3-22　三种类型泵的比较

类型	离心泵	柱塞泵	旋涡泵
流量	均匀，量大，压头变化时流量全变化	不均匀，量小但恒定，流量不因压头而变化	不均匀但比柱塞泵好，量小恒定，流量不因压头而变化
扬程	不高，单级在 20m 液柱以下，扬程与流量相关且不能改变	很高，扬程与流量无关且可根据需要改变扬程	很高，扬程与流量无关且可根据需要改变扬程
效率	最高在 0.60～0.80，在设计点最高，随流量变化	最高在 0.72～0.93，在不同压强下仍可保持较大值	最高在 0.60～0.90，压强较高时效率降低
结构	简单、价廉，安装容易，可同电机直接相连，但对填料要求高，不能漏气	零件多、构造复杂，安装困难，需汲入和排出活门	零件小但精密度要求高、不需要活门，可直接与电机相连
操作	开泵时需要水，运转时不能漏入空气；流量可以用阀门调节，但管路不能阻塞；维护和操作方便	设备易发生故障，检修麻烦，流量只能通过旁路阀调节，但操作弹性好，效率高	检修难度界于离心泵和柱塞泵之间，流量只能通过旁路阀调节
适用范围	适用流量大、压力低的情况；可输送腐蚀性或悬浮液体，但不适用高黏度液体；适合于超滤和微滤	高压、小流量，液体干净，隔膜泵可输送腐蚀性液体和悬浮液；适合于反渗透	高压、小流量，对高黏度液体也适用；适合于压力较高的超滤

五、应用案例

案例 3-13　无机陶瓷膜微滤技术精制降糖方水提液

1. 案例摘要　降糖胶囊是一种治疗糖尿病及其并发症的中药新药，处方由黄连、生地、金银花、天花粉、地骨皮等 10 味中药组成，剂量大，胶囊制剂成型困难。拟采用无机陶瓷膜微滤新技术对处方药物水提液进行精制处理，以除去水提液中不溶性固体杂质，达到降低服用量，提高制剂质量的目的。本案例对无机陶瓷膜微滤工艺参数进行了优选，对其他膜分离过程具有参考价值。

2. 案例问题　微滤技术的分离原理是什么？微滤膜材料有哪些？无机陶瓷膜微滤技术用于中药精制有何优点？

3. 案例分析

（1）提取和药液预处理方式：该处方中黄连所含的小檗碱等成分与其他药味成分在水溶液中发生酸碱沉淀反应，会导致有效成分损失，因此将处方中药味分成 A、B 两组，分别进行提取和微滤。A 组含黄连等 5 味根茎类饮片，含有较多多糖类成分是其共性，其水煎液黏度大，难过滤，微滤前需采用高速离心等方法进行预处理，以减轻膜污染。B 组为金银花和地骨皮等 5 味非根茎类饮片，其水煎液黏度小，易过滤，不需预处理。

（2）膜孔径的选择：膜孔径是影响膜通量、有效成分保留率和杂质除去率的主要因素。大量实验结果表明，选用 0.2μm 的膜孔径微滤既具有较大的膜通量，又能除去中药提取液中大部分的固体微粒，有效成分保留率高，能满足中药精制需要。故选择膜孔径为 0.2μm 的无机陶瓷膜作为降糖胶囊微滤的滤材。

（3）药液浓度和温度的选择：药液浓度高，对陶瓷膜的污染能力增大，平均膜通量小，处理能力降低，运行成本提高。因此降糖胶囊水提液不浓缩，直接微滤。药液温度高，对陶瓷膜的污染能力下降，平均膜通量大。无机陶瓷微滤膜与高分子有机微滤膜相比，其突出的优势之一是无机陶瓷膜抗污染能力强，耐高温。因此从多功能提取罐出来的高达 80~100℃的中药提取液可不经降温，直接用无机陶瓷膜进行微滤，以减少工序，降低生产成本，缩短生产周期。

（4）操作压力的选择：无机陶瓷膜微滤为压力推动的膜过滤过程，过滤压力对膜通量影响很大，但由于浓差极化因素的影响，过滤压力的增加与膜通量的增加并不呈线性关系。当压力增加到一定程度时，膜通量增加很少甚至反而下降。为降低能耗、获得较高的膜通量、避免操作条件的恶化，应确定合适的操作压力。图 3-29 和图 3-30 表明，A 组水提液和 B 组水提液的膜通量-压力曲线具有共性：在 0.12MPa 以下时，膜通量随操作压力呈线性增加，在 0.1~0.2MPa，膜通量增加趋缓，但当压力大于 0.2MPa 以上，膜通量已不再增加，甚至下降。因此适宜的操作压力应在 0.12~0.2MPa。

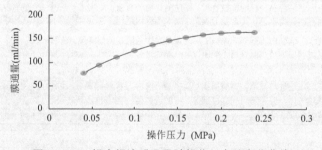

图 3-29　A 组水提液膜通量随操作压力的变化曲线

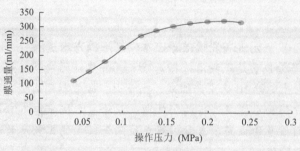

图 3-30　B 组水提液膜通量随操作压力的变化曲线

（5）错流速率的选择：无机陶瓷膜微滤为错流过滤，提高错流过滤速率有利于减轻浓差极化和膜污染，从而有效地提高膜通量。但速率过高，能耗大，且易产生大量泡沫，影响操作，故生产中应选择合适的错流速率。降糖胶囊微滤时的错流速率在 $2 \sim 3m^3/h$。

（6）无机膜微滤终点的判定：在微滤液收率达到煎煮原液重量的 80% 时，加入适量蒸馏水（一般为煎煮原液重量的 20%），继续微滤，当微滤液收率达到 90% 左右时，停止微滤。全部微滤液转入浓缩工序，截留液作为废液弃去。

（7）污染膜的清洗：当全部药液微滤完毕后，应采用化学清洗剂对污染膜进行清洗，以恢复陶瓷膜的性能。若微滤过程中膜通量下降至 $10L/(h\cdot m^2\cdot bar)$ 以下时，也应停机清洗，待陶瓷膜性能恢复后再继续微滤。化学清洗剂的选择和清洗方法的确定视原料液的体系通过实验确定。经过实验，微滤工艺中膜的清洗方法为：①放出截留液，用适量热自来水（60℃）在低压高速条件下循环清洗 5min。②再用适量 1.0% 氢氧化钠溶液（60℃）清洗 20min，放出氢氧化钠液，用适量热自来水冲去残留碱液。③用适量 0.5% 清洗剂 A 溶液清洗 15min，放出清洗液，用适量热自来水冲去残留液。④用适量热蒸馏水（90℃）循环清洗 10min。

（8）微滤工艺的评价：表 3-23、表 3-24 的结果表明，优选操作参数后的无机陶瓷膜微滤技术对降糖方水提液具有良好的精制效果，有效降低了剂量，便于后续制剂成型。

表 3-23 陶瓷膜微滤对降糖方水提液的精制效果

药液	水提液		微滤液		杂质除去率（%）	指标成分损失率（%）
	固含物（g）	指标成分含量（g）	固含物（g）	指标成分含量（g）		
A 组	1015.94	8.59（梓醇）	788.88	7.62（梓醇）	22.35	11.35
		7.01（小檗碱）		5.18（小檗碱）		26.17
B 组	238.23	10.99（总黄酮）	172.58	8.96（总黄酮）	27.56	18.51

表 3-24 降糖方水提液微滤后污染膜的清洗情况

药液	膜初始水通量 [L/(hr·m²·Bar)]	清洗前膜通量 [L/(hr·m²·Bar)]	清洗方法	清洗后膜通量 [L/(hr·m²·Bar)]	膜通量恢复率（%）
A 组	93.0	7.5	①先自来水 10kg	10.5	11.29
			②再 1% 氢氧化钠 8kg	52.5	56.45
			③再 0.5% 清洗剂 A 6kg	91.5	98.39
B 组	90.0	22.5	①先自来水 10kg	25.5	28.33
			②再 1% 氢氧化钠 8kg	67.5	75.00
			③再 0.5% 清洗剂 A 6kg	89.2	99.17

案例 3-14 膜分离技术在中药注射剂及口服液制备中的应用

1. 案例摘要 中药注射液的质量问题引人关注，例如药液颜色较深、不溶性微粒及热原检查不合格等，影响制剂的稳定性及使用安全性。中药口服液是临床常用剂型，药物浓度高，服用剂量小，但贮存中易产生沉淀而影响产品质量。采用膜分离技术可望解决这些问题。

2. 案例问题　不同的膜分离过程分离原理各不相同，在解决中药注射剂与口服液质量问题时常用的膜分离方法有哪些？膜分离技术在中药制剂生产中的应用优势有哪些？

3. 案例分析　注射剂中对不溶性微粒的控制要求较严格，生产工艺中常通过多级滤过工序以截留药液中的微粒。然而由于药液中成分复杂，可溶性杂质去除不完全常导致产品存放过程中产生不溶性微粒。热原具有水溶性，无法经常规滤过而去除。注射剂生产中采用超滤法可去除杂质、降低热原含量，提高产品质量。朱明岩等研究报道了采用中空纤维型、板式、卷式三种类型的膜组件在热毒宁注射液中的应用效果，以膜通量、指标性成分（栀子苷、绿原酸）转移率、指纹图谱相似度、固含物减少率、蛋白质、树脂为评价指标，发现3种膜组件均可适应热毒宁脱碳液体系超滤过程，用不同组件对其按比例进行超滤时，可使不同指标达到最优化。尹楠等研究报道了超滤膜分离技术在血塞通注射液制备中的应用，结果表明，超滤能有效去除药液中的细菌内毒素，去除效率达91%以上，超滤膜的截留分子量对有效成分的保留率影响显著。

改善口服液澄清度常用的膜分离技术包括微滤、超滤，或微滤-超滤联用。翟小玲等采用微滤-超滤联用技术对健儿消食口服液进行分离纯化，发现经200nm无机陶瓷膜进行粗滤后再采用截留分子量100 000的管式超滤膜进行精滤时，所得产品在保留有效成分（转移率大于93%）的同时可解决沉淀问题。

第六节　其他纯化方法

一、色　谱　法

色谱法是中药化学成分分离纯化中最常用的方法，其最大的优点在于分离效能高、快速简便。通过选用不同原理、不同材料、不同操作方式的色谱或将各种色谱组合应用，可达到对各类型中药成分的精制和分离，亦可用于化合物的鉴定。本节主要介绍色谱法的基本原理及中药提取纯化过程中应用较多的色谱类型，在中药单体成分分离过程中主要应用的色谱内容详见前期课程中的分析化学、中药化学等相关课程，在此不再赘述。

（一）主要色谱法的基本原理

1. 吸附原理　吸附色谱（absorption chromatography，AC）是利用吸附剂对被分离化合物分子的吸附能力的差异而实现分离的一类色谱。吸附剂的吸附作用主要通过氢键、络合作用、静电引力、范德华力等而产生，常用的吸附剂包括硅胶、氧化铝、活性炭、聚酰胺等。色谱分离时吸附作用的强弱与吸附剂的吸附能力、被吸附成分的性质和流动相的性质有关。色谱的操作过程中，当流动相流经固定相时，化合物连续不断地发生吸附和解吸附，将各成分之间的差异不断累积放大，最终可使混合物中各成分相互分离，分离过程示意图见图3-31。

2. 分子筛原理　凝胶滤过色谱（gel filtration chromatography，GFC）是一种以凝胶为固定相的液相色谱方法，凝胶是具有许多孔隙的立体网状结构的高分子多聚体，其原理主要是分子筛作用。根据凝胶的孔径和被分离化合物分子的大小而达到分离目的，分离原理见图3-32。在中药化学成分的研究中，主要用于分离蛋白质、酶、多肽、氨基酸、多糖、苷类、甾体及某些黄酮、生物碱类化合物等。

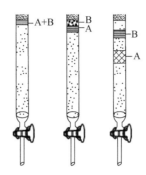

图 3-31 吸附原理柱色谱分离过程示意图

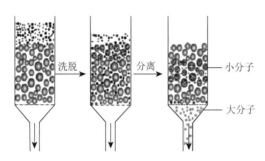

图 3-32 凝胶过滤色谱分离原理示意图

3. 离子交换原理 离子交换色谱（ion exchange chromatography，IEC）是利用混合物中各成分解离度差异进行分离的方法。该方法以离子交换树脂为固定相，用水或与水混合的溶剂为流动相，在流动相中存在的离子性成分与树脂进行离子交换反应而被吸附。离子交换树脂色谱法主要适合离子性化合物的分离，如生物碱、有机酸和黄酮类成分。当两种具有不同解离度的化合物被交换在树脂上，解离度小的化合物先于解离度大的化合物被洗脱，从而达到分离的目的。

4. 分配原理 分配色谱（partition chromatography，PC）是利用被分离成分在不相混溶的固定相和流动相之间的分配系数的不同而达到分离的目的。分配色谱法有正相与反相色谱之分。①在正相分配色谱中，流动相的极性小于固定相的极性。常用的化学键合固定相有氰基与氨基的键合相，常用的载体有硅胶、硅藻土、纤维素粉等。②在反相分配色谱中，流动相的极性大于固定相的极性。常用的固定相有十八烷基键合相硅胶或八烷基键合相硅胶，流动相常用甲醇-水或乙腈-水。

（二）工艺流程

各种色谱法基本操作相近，具体流程见图 3-33。

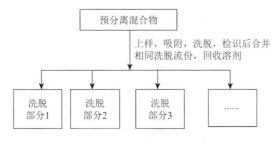

图 3-33 色谱法纯化工艺流程

（三）操作方法与工艺参数

不同原理、不同类型色谱的具体操作过程及参数不尽相同，本节以在中药有效成分分离纯化中应用较多的离子交换色谱为例简单介绍。

离子交换色谱（ion exchange chromatography，IEC）是以能交换离子的材料（树脂、纤维素等）为载体（称为离子交换剂），利用其在水性溶液中能与样品混合物溶液中的离子进行交换的性质进行成分的分离纯化的色谱方法。该方法主要基于混合物中各成分解离度的差异进行分离。

离子交换剂主要包括离子交换树脂、离子交换纤维素和离子交换凝胶三种。其中，离子交换树脂的应用最为广泛。离子交换纤维素和离子交换凝胶是在纤维素或葡聚糖等大分子的羟基上引入能释放离子的基团所形成的，既有离子交换性质，又有分子筛的作用，对水溶性成分的分离十分有效。本节主要对离子交换树脂色谱的应用作介绍。

离子交换树脂为球形颗粒，不溶于水但可在水中膨胀，由母核和可交换离子组成。母核部分是苯乙烯通过二乙烯苯交联而成的大分子网状结构，网孔大小用交联度表示（即加入交联剂的百分数）。不同交联度适用于不同大小分子的分离。交联度越大则网孔越小，越紧密，在水中膨胀度越小，反之亦然。根据可交换离子的类型不同，离子交换树脂可分为阳离子型及阴离子型两类。阳离子交换树脂包括强酸型（—SO$_3$H）和弱酸型（—COOH）等，阴离子交换树脂包括强碱型[—N(CH$_3$)$_3$X、—N(CH$_3$)$_2$（C$_2$H$_4$OH）X]和弱碱型（NR$_2$、—NHR 和—NH$_2$）等。在离子交换树脂中，强酸型和强碱型的应用范围最广。但被分离的离子吸附性强（交换能力强）时宜选用弱酸或弱碱型离子交换树脂，否则会由于吸附过强而难于洗脱。离子交换树脂使用后，可以通过再生处理重复应用。

1. 操作方法　离子交换树脂色谱用于中药化学成分的分离纯化时，与其他色谱类型基本近似，需经过树脂的预处理、装柱、上样、洗脱，最终实现分离纯化的目的。在洗脱剂的选择方面，大多数离子交换树脂色谱都选用水为洗脱剂，有时也采用水-甲醇（乙醇）混合溶剂。也常采用各种不同离子浓度的含水缓冲溶液为洗脱剂，如在阳离子交换树脂中常用乙酸、枸橼酸、磷酸缓冲液，在阴离子交换树脂中则使用氨水、吡啶等缓冲液。对复杂的多组分则可采用梯度洗脱方法。

2. 工艺参数　离子树脂交换色谱操作时的主要参数有树脂类型、树脂型号、上样液浓度、上样量、洗脱剂种类、洗脱剂体积流量、洗脱剂用量、药液 pH 等。实际应用时，需根据样品性质进行优化选择。

（四）应用案例

案例 3-15　　　　　　　　　　离子交换树脂纯化荷叶总生物碱

1. 案例摘要　荷叶是睡莲科植物莲 *Nelumbo nucifera* Gaertn.的干燥叶，具有清暑化湿、升发清阳、凉血止血等功效。现代药理学研究表明，荷叶中的生物碱具有降血脂、抑制胆固醇、抗氧化等药理活性，是荷叶的主要有效成分。本案例采用离子交换树脂纯化荷叶总生物碱。

2. 案例问题　荷叶中生物碱的特点是什么？应用离子交换树脂纯化时，应选择的树脂类型是什么？离子树脂交换色谱操作时的主要参数有哪些？

3. 案例分析

（1）本案例以荷叶主要有效成分荷叶碱为指标，通过考察树脂类型、氨水浓度、乙醇溶液浓度等色谱参数，对荷叶总生物碱的阳离子交换树脂纯化工艺进行了优化。

（2）荷叶的主要成分是阿普菲类生物碱，碱性较弱，故选用强酸性阳离子交换树脂进行交换。树脂吸附、解吸附实验结果见表 3-25。结果表明，吸附效果和解吸效果均以"001×1"树脂类型（强酸性苯乙烯系阳离子交换树脂的一种）最理想，因此选择该型树脂作为纯化荷叶总生物碱的树脂类型。该树脂在上样过程中，泄露量一直在不断地增大，当上样量达 140ml 时趋于饱和。最终选定吸附量不小于 95%（即泄露量不超过 5%）的用量50ml 为最佳上样量。

表 3-25　不同树脂类型对荷叶生物碱的动态交换结果

树脂型号	吸附率（%）	解吸率（%）
001×7	91.05	61.58
001×1	97.32	94.15
D001	38.37	21.81

（3）上样液 pH 考察结果显示，pH 1.0 与 pH 2.0 时流出曲线的形状以及有效交换容量比较接近。而 pH 为 4.0 时，树脂柱的交换容量明显下降，穿透时间缩短。最终确定 pH 2.0 为上样条件。

（4）本案例采用碱性洗脱剂（氨水）进行洗脱，考察了氨水的浓度，最终确定 1.0mol/L。在碱性环境下，生物碱多以游离态的形式存在，降低了其在水溶液中的溶解性，因此选用乙醇作为助溶剂，以提高生物碱在洗脱剂中的溶解度，得到良好的解吸效果。实验结果显示，随着乙醇溶液浓度的增大，解吸率增大，但体积分数 60% 乙醇溶液洗脱剂的解吸率与体积分数 70% 乙醇溶液洗脱剂的解吸率相近，故确定洗脱剂的乙醇溶液浓度为 60%。

（5）最终纯化工艺验证结果表明，以含 1.0mol/L 氨水的体积分数为 60% 的乙醇溶液进行洗脱，总固形物得率由过柱前的 18.35% 降低到过柱后的 4.36%，荷叶总生物碱的纯度约为 632.8mg/g，保留率达 85.68%，纯化效果理想。

二、盐　析　法

盐析法是指在中药水提液中加入无机盐至一定浓度或达饱和状态、使某些成分沉淀析出而达到分离纯化的方法。常作盐析的无机盐有氯化钠、硫酸钠、硫酸镁、硫酸铵等。

中药水提液中某些含量较高的成分的分离纯化常采用盐析法。例如三七的水提取液中加硫酸镁至饱和状态，三七皂苷乙即可沉淀析出，自黄藤中提取掌叶防己碱、自三颗针中提取小檗碱在生产中都是用氯化钠或硫酸铵盐析制备。有些成分如原白头翁素、麻黄碱、苦参碱等水溶性较大，在提取时，亦往往先在水提取液中加入一定量的食盐，再用有机溶剂萃取。此外，该法还可用于挥发油的提取与分离，可在蒸馏液中加入一定量的盐（常用氯化钠），然后蒸馏，可加速挥发油的馏出。在重蒸馏液中加入一定量的氯化钠，可促使油水分层。盐析法也用于蛋白质的分离纯化。

（一）基本原理

在中药水提液中加入某种无机盐至一定浓度或达饱和状态，可使水提液中某些成分（多为含量较高的成分）在水中的溶解度相应降低，从而沉淀析出与水溶性大的杂质分离。

用于蛋白质的分离纯化时，蛋白质溶液中加入中性盐后，由于中性盐与水分子的亲和力大于蛋白质，致使蛋白质分子周围的水化层减弱乃至消失。同时，中性盐加入蛋白质溶液后由于离子强度发生改变，蛋白质表面的电荷大量被中和，更加导致蛋白质溶解度降低，使蛋白质分子之间聚集而沉淀。由于各种蛋白质在不同盐浓度中的溶解度不同，不同饱和度的盐溶液沉淀的蛋白质不同，从而使之从其他蛋白中分离出来。

（二）工艺流程

盐析法基本操作流程见图 3-34。

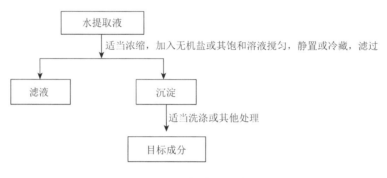

图 3-34　盐析法工艺流程

（三）操作方法与工艺参数

1. 操作方法　无机盐可按两种方式加入样品溶液中。

（1）直接加入无机盐固体粉末：此法适用于工业化生产或需要无机盐浓度较高时。无机盐要分批加入，充分搅拌，静置或冷藏，沉淀析出完全后，滤过，得到的沉淀经过再次洗涤或其他适当处理后，即可得到纯化后的目标成分。

（2）加入无机盐饱和溶液：此法适用于实验室研究或小规模生产（样品溶液体积不大）或无机盐浓度不需过高时。要注意防止溶液局部浓度过高，充分搅拌，静置或冷藏，以下操作同上。

盐析法操作可分为间歇式和连续式两种，不同操作方式盐析效果可能不同。也可根据需要进行分段盐析。此外，盐析法常常配合萃取法操作，应用于沉淀不明显的目标成分的获得。

2. 工艺参数　应用盐析法时，主要参数涉及样品溶液浓度、无机盐或无机盐饱和溶液的用量、加盐时的温度（一般在室温或低温）、溶液 pH（尤其在分离纯化蛋白质时）、静置沉淀时间及冷藏或冰浴温度等，需要结合样品性质综合优化确定。

（四）应用案例

案例 3-16　　　　　　盐析辅助水蒸气蒸馏法提取红松壳挥发油

1. 案例摘要　红松又名海松、果松、朝鲜松，主要分布于长白山、完达山和小兴安岭地区的山地。松仁中含有大量的粗蛋白、粗脂肪、多糖以及维生素、矿物质，以及钙、磷、铜、锌、铁等微量元素，松子壳、松针、松塔中含有萜类、多酚、黄酮、多糖、挥发油等活性成分，分别具有软化血管、降低血脂、防止衰老、预防动脉粥样硬化等作用。

2. 案例问题　盐析辅助水蒸气蒸馏法主要工艺考察因素有哪些？

3. 案例分析

（1）本案例开展了盐析辅助水蒸气蒸馏法提取红松壳中的挥发油的研究，考察了蒸馏时间、固液比、无机盐种类及磷酸氢二钠的浓度、萃取剂对挥发油提取率的影响，无机盐种类、用量对挥发油提取率的影响实验结果见图 3-35。

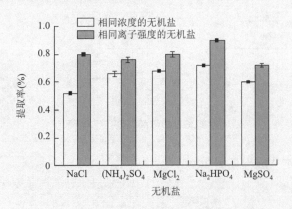

图 3-35　无机盐对红松壳挥发油提取率的影响

（2）从上图可以看出，相同浓度的两种氯盐中，氯化镁盐析效果显著，Mg^{2+} 的盐析效果大于 Na^+，提示高价金属离子的盐析效应显著。在相同浓度两种硫酸盐中，NH_4^+ 的盐析效应大于 Mg^{2+}。在相同离子强度的 5 种无机盐中，加入磷酸氢二钠辅助提取得到的挥发油最多，此外由于磷酸氢二钠具有一定的碱性，也有利于挥发油的溶出。

（3）其他实验结果显示，红松壳挥发油的提取率随磷酸氢二钠浓度的增加而逐渐升高，质量浓度 4mg/ml 时达到最大，继续增加磷酸氢二钠的浓度，红松挥发油提取率开始降低，推测是由于磷酸氢二钠溶液的浓度过高会导致溶液暴沸，蒸馏无法控制。因此确定 4mg/ml 磷酸氢二钠辅助提取效果最佳，提取率为 0.9%。

三、酸　碱　法

　　酸碱法是指利用混合物中各组分酸碱性的不同，应用酸碱溶液进行分离纯化的方法。该方法主要适用于酸性、碱性、两性成分或在碱性条件下可以溶解、在酸性条件下又可沉淀析出的成分的分离纯化。酸碱法在中药成分的分离纯化中应用比较普遍，也可应用于中药中相应成分的提取。

（一）基本原理

难溶于水的有机碱性成分（如生物碱类）可与无机酸成盐溶于水，借此可与非碱性难溶于水的成分分离；具有羧基或酚羟基的酸性成分，难溶于酸水，可与碱成盐而溶于水；具有内酯或内酰胺结构的成分可被皂化溶于水，借此与其他难溶于水的成分分离。

（二）工艺流程

常用的酸碱法可分为两种，一种为碱溶酸沉法，另一种为酸溶碱沉法。

1. 碱溶酸沉法　工艺流程见图3-36。

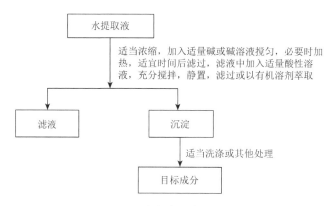

图 3-36　碱溶酸沉法工艺流程

2. 酸溶碱沉法　工艺流程见图3-37。

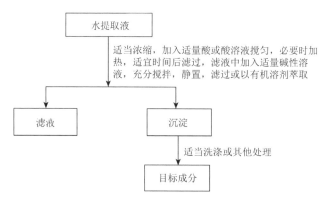

图 3-37　酸溶碱沉法工艺流程

上述两种方法均可进行梯度操作，即在加入用于沉淀成分的酸碱性溶液时，可以采用碱性或酸性由弱到强的梯度式加入方法，可以使酸性或碱性由强到弱的成分依次沉淀出来，分别收集，达到分离的目的。

（三）操作方法与工艺参数

1. 操作方法

（1）碱溶酸沉法：主要用于酚酸类成分（如醌类、黄酮类化合物等）的分离纯化。向中药提取液或浓缩液中加入适量碱性的溶液，这些成分可以溶解，将碱液分离出来，向其中加酸，这些成分呈游离态，又可沉淀析出或被有机溶剂萃取得到，从而与原来提取液中的其他成分分离。

（2）酸溶碱沉法：主要用于生物碱类成分的分离纯化。向中药提取液或浓缩液中加入适量酸性溶液，这些成分可以溶解，将酸液分离出来，向其中加适量碱性溶液，这些成分呈游离态，又可沉淀析出或被有机溶剂萃取得到，从而与原来提取液中的其他成分分离。

2. 工艺参数 酸碱法主要参数为酸性溶液或碱性溶液的 pH、加入溶液的量、沉淀时间等，需要结合样品溶液的性质综合考察确定。

（四）应用案例

案例 3-17 芷归片中决明子和白芷的纯化工艺研究

1. 案例摘要 芷归片为治疗便秘的有效中药制剂。为了减少服用量，增加患者的顺应性，本案例开展了该制剂中决明子和白芷的纯化工艺研究。以总蒽醌和欧前胡素的转移率以及浸膏收率为考察指标，比较了醇提水沉法、壳聚糖沉淀法、大孔树脂吸附法、酸碱法等纯化方法，优选纯化工艺参数。

2. 案例问题 碱溶酸沉法操作时，注意事项有哪些？最优纯化方法选择的依据有哪些？

3. 案例分析 通过几种纯化方法的实验比较，醇提水沉法、壳聚糖沉淀法的浸膏收率较高；大孔树脂吸附法的浸膏收率最低，纯化效果明显，但香豆素类物质损失量较大，且纯化操作复杂；酸碱法纯化后总蒽醌量和欧前胡素量损失较小，且浸膏收率能满足制剂要求，因此，确定选用酸碱法进行纯化，并进行了工艺参数优化。提取液用 20%石灰乳分别调 pH 6、7（第一次调 pH），静置 2h，再用稀硫酸分别调至 pH 2、4、6（第二次调 pH），静置 2h，实验结果见表 3-26。

表 3-26 酸碱法纯化工艺的测定结果

序号	第一次调 pH	第二次调 pH	总蒽醌（%）	欧前胡素（%）	浸膏收率（%）
1	6	2	74.97	80.78	8.78
2	6	4	63.54	86.04	9.40
3	6	6	78.93	89.56	9.83
4	7	2	64.16	76.47	8.26
5	7	4	71.95	78.99	8.39
6	7	6	35.85	64.48	6.48

实验结果表明，运用酸碱法纯化后蒽醌类成分和欧前胡素的损失均较小，浸膏收率能满足制剂要求，工艺简单可行。最佳纯化工艺为：用 20%石灰乳调 pH 6，静置 2h，滤过，减压回收溶剂后干燥。

四、结　晶　法

结晶法是利用结晶操作实现分离纯化的方法。结晶是将化学成分由非结晶态变为结晶态的操作。反复进行的结晶操作称为重结晶。结晶法是分离化学成分最常用也是最重要的方法。中药中多数化合物在常温下是固体状态，可以通过结晶的方法达到分离纯化的目的。

（一）基本原理

结晶法是利用混合物中各组分对某种溶剂的溶解度的差异而实现分离纯化的方法。结晶溶剂选择的基本原则是该溶剂对被结晶成分热时溶解度大、冷时溶解度小，而对杂质则冷热都溶解或冷热都不溶解。在选定的溶剂中，目标成分冷热时的溶解度差异越大，分离效果越理想。

（二）工艺流程

结晶法的基本操作流程见图 3-38。

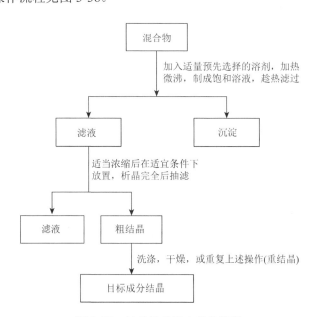

图 3-38　结晶法的基本操作流程

（三）操作方法与工艺参数

1. 操作方法　在烧瓶中加入欲分离纯化的样品和选定的适量溶剂，加热或回流适当时间，若仍有不溶物，继续加入适量溶剂至目标成分刚好完全溶解，趁热滤过入锥形瓶。取滤液静置（室温、低温甚至冷冻条件下）适当时间，待结晶析出完全后进行抽滤，得到粗品结晶，可进一步重结晶，直到得到符合要求纯度的结晶。

结晶法的关键是选择适宜的结晶溶剂。结晶法常用的溶剂有甲醇、乙醇、丙酮、乙酸乙酯、三氯甲烷、吡啶等，当单一溶剂不能取得满意的结晶效果时，可采用两种或两种以上的混合溶剂进行结晶。有些化合物只在特定的溶剂中易于形成结晶，实际应用时需要合理选择。例如大黄素在吡啶中易于结晶，葛根素、逆没食子酸在冰乙酸中易形成结晶，而穿心莲内酯亚硫酸氢钠加成物在丙酮中容易结晶。

结晶态物质可以用溶剂溶解再次结晶精制，这种方法称为重结晶法。结晶经重结晶后所得各部分母液，再经处理又可分别得到第二批、第三批结晶，称为分步结晶法或分级结晶法，通过此种操作可获得一种以上的结晶成分。需要注意的是，静置析晶时温度不能降低太迅速，以免结晶太快，杂质被包裹在结晶中，影响结晶的效果。静置较长时间仍无结晶析出时，可挥散部分溶剂，或置于冷藏或冷冻条件下，也可加入少量目标成分的晶种，以促进结晶析出。

2. 工艺参数　结晶法操作的工艺参数主要为结晶溶剂的加入量（以能够制成饱和溶液为佳）、结晶温度等。这些参数会极大地影响结晶效果，应结合经验及实验摸索合理确定。

（四）应用案例

案例 3-18　　　　　　　　**结晶法精制玉米须中植物甾醇**

1. 案例摘要　玉米须是禾本科植物玉米的干燥花柱和柱头，为《中华人民共和国卫生部药材标准》1985 版（一部）收录的常用药材品种之一，我国 1977 年版药典曾收录。玉米须性平、味甘，具有利尿、泄热等功效，可用于治疗肾炎、胆结石、糖尿病等症。玉米须中含有植物甾醇、多糖、生物碱、黄酮、皂苷、有机酸等多种成分，本案例以提取率为评价指标，研究了玉米须中植物甾醇的最佳结晶工艺条件。

2. 案例问题　甾醇类成分的一般溶解性表现是怎样的？怎样根据溶解性选择结晶溶剂？结晶操作中需要考察的主要因素有哪些？

3. 案例分析　植物甾醇是植物细胞的重要组分，多以游离状态或与糖形成苷而存在。游离的植物甾醇有较好的结晶形状和熔点，易溶于三氯甲烷、乙醚等有机溶剂，难溶于水，其苷则能溶于醇。

本案例中玉米须的无水乙醇提取液经 55℃减压蒸馏回收乙醇后，将提取物分散于水中，以适量三氯甲烷萃取，萃取液经 55℃减压蒸馏得到粗甾醇制品。在粗甾醇制品中加入适量乙酸乙酯，在低温下得到植物甾醇成分的粗结晶，再以甲醇重结晶，低温低速离心分离后得到白色的植物甾醇结晶制品。

在结晶操作中，结晶时间、结晶温度和液料比 3 个因素对结晶工艺影响较大，本案例中对这三个因素开展了实验研究。研究结果表明，三种因素影响程度大小依次为结晶温度、结晶时间、料液比，最佳工艺参数为：1g/ml 的料液比，在 0℃静置 12h，得到的植物甾醇晶体纯度为 87.61%。粗结晶再加入甲醇（料液比为 1∶2）后稍微加热至溶液呈悬浊状，降低温度至 10℃，在此温度下处理 20h，抽滤后得到白色甾醇重结晶制品。

案例 3-19　　　　**索氏抽提-溶剂结晶法纯化银杏叶提取物中银杏内酯**

1. 案例摘要　银杏 *Ginkgo biloba* L. 为银杏科银杏属植物，在我国分布广泛，占世界总量的 70%以上。银杏叶提取物的主要活性成分是黄酮醇苷及萜类内酯，其中萜类内酯主要为银杏内酯 A、B、C（分别简称为 GA、GB、GC）及白果内酯（BB），为银杏所独有的重要活性成分。对于银杏内酯的分离纯化，日本及欧洲一般采用有机溶剂多级萃取与硅胶吸附或活性炭吸附与醋酸铅沉淀法相结合的提取方法，所得产物虽然纯度较高，但得率较低且工艺烦琐。本案例建立了银杏叶内酯的索氏抽提-溶剂结晶纯化方法，在保障产物纯度和得率的同时，减少了操作时间，降低了过程能耗，有利于实现绿色生产。

2. 案例问题　银杏内酯的溶解性是怎样的？根据溶解性如何选择结晶溶剂？

3. 案例分析　本案例中内酯结晶的纯化方法为：用少量乙醇溶解索氏抽提产物，再添加与所用乙醇等体积的正己烷以促进萃取物中银杏内酯的结晶，结晶时间为1h，常温下进行。结晶完全后抽滤，将所得粗结晶80℃干燥，再以热乙醇溶解，−20℃下重结晶1h，抽滤，干燥，得到银杏内酯混合物。内酯纯度为97.82%，其中GA占49.30%、GB占35.42%、GC占15.28%。白果内酯在此条件下无法结晶，滞留于母液中。如若有白果内酯的纯化需求，还需要考察其他的工艺条件。

思　考　题

1. 常用的滤过、离心方法有哪几种？简述各种方法的操作特点及应用范围。
2. 离心分离法的主要工艺参数有哪些？简述各参数对离心效果的影响。
3. 水提醇沉法与醇提水沉法分别用于除去哪些杂质？
4. 常用的吸附澄清剂有哪两类？各举三种常用澄清剂。
5. 中药大孔树脂吸附分离技术的原理和特点是什么？
6. 表征大孔树脂的理化参数有哪些？
7. 大孔树脂吸附分离中药的基本工艺流程和主要操作参数是什么？
8. 膜分离法的原理和特点是什么？
9. 制药生产中的膜分离过程有哪几种，各有何特点？
10. 分离膜的性能有哪些评价指标？
11. 什么是膜污染？膜污染后如何恢复膜的分离性能？
12. 超滤在中药注射剂生产中主要用于哪些方面？有何优点？
13. 请阐述膜分离技术在中药制药行业的应用现状与发展前景。
14. 何谓盐析法？请列举在中药成分分离纯化中的应用。
15. 请阐述酸碱分离法可实现分级纯化的原理。

参 考 文 献

蔡一杰，金传山，吴德玲，等，2009. 大孔树脂纯化白芍总苷的研究. 安徽医药，13（3）：245～246

陈凡，2010. 索氏抽提-溶剂结晶法纯化银杏叶提取物中银杏内酯的研究. 漳州师范学院学报（自然科学版），（3）：132～137

陈佳亮，艾萍，张金玲，等，2012. 白芍中芍药苷大孔树脂纯化工艺研究. 时珍国医国药，23（5）：1159～1160

陈晓亮，阮佳，徐超群，等，2018. 芷归片中决明子和白芷的纯化工艺研究. 华西药学杂志，29（1）：51～53

邓亚宁，刘文娟，李艳艳，等，2012. ZTCII澄清剂对鬼针草提取液澄清效果的研究. 中国药物与临床，12（2）：185～186

冯福盛，宣春生，陈树伟，等，1998. 吸附树脂AB-8对甘草酸的吸附性能及其在提取纯化中的应用. 天然产物研究与开发，10（1）：60～64

高红宁，2017. 微滤-超滤法精制金银花水提液. 中国实验方剂学杂志，17（10）：54～55

高霞，王著明，温守俭，2009. 不同水提醇沉法纯化丹参总酚酸工艺的比较. 吉林医学，30（7）：614～615

龚行楚，闫安忆，瞿海斌，2013. 大孔树脂分离纯化中草药中皂苷类成分的研究进展. 世界科学技术—中医药现代化，15（2）：329～334

何炳林，黄文强，1995. 离子交换与吸附树脂. 上海：上海科技教育出版社

侯世祥，田恒康，2000. 大孔树脂在中药复方分离纯化工艺中的应用. 中药新药与临床药理，11（3）：131～133

匡海学，2011. 中药化学. 北京：中国中医药出版社

匡海学，2013. 中药化学实验方法学. 北京：人民卫生出版社

雷磊，李多伟，袁长荣，等，2014. 大孔树脂分离提取人参茎叶中的人参皂甙. 离子交换与吸附，30（3）：225～232

李晶，苏薇薇，王永刚，等，2017. 膜分离技术应用于麦冬多糖纯化工艺的研究. 中医药导报，23（4）：53～55

李小芳，2014. 中药提取工艺学. 北京：人民卫生出版社

李跃辉，李超，杨永华，等，2008. 大孔树脂纯化甘草总皂苷. 中国医院药学杂志，28（24）：2097～2100

李朝霞，李云谷，2008. 大孔树脂纯化丹参总酚酸的工艺研究. 中国实验方剂学杂志，14（3）：30～34

刘丽梅，陈琳，王瑞海，等，2010. 黄柏生物碱大孔树脂纯化工艺研究. 中草药，41（12）：1990～1993

罗朵生，杨晓琦，周修腾，等，2013. 离子交换树脂纯化荷叶生物碱的研究. 30（1）：68～71，77

麻秀萍，蒋朝晖，杨玉琴，等，1997. 大孔树脂对银杏叶黄酮的吸附研究. 中国中药杂志，22（9）：539～542

马朝阳，吕文平，娄在祥，等，2013. 大孔树脂分离纯化银杏黄酮苷元的研究. 山东农业大学学报，44（1）：40～45

马涵涛，2001. 免疫双调口服液的工艺研究. 华西药学杂志，16（2）：148

庞爱清，李勇军，何迅，2018. 四季草颗粒纯化工艺改进研究. 中国药业，27（1）：20～23

任慧梅，盛萍，2016. 大孔树脂纯化富集伊贝母总生物碱的工艺研究. 中国现代应用药学，33（6）：695～699

孙立霞，常桂娟，李秋萌，等，2013. 参玉口服液澄清工艺优选. 中国实验方剂学杂志，19（17）：4～7

王刚，朱靖博，杜庆爽，2013. 大孔树脂分离丹参酚酸转化液中丹酚酸A工艺研究. 广东化工，（7）：29～30

王兆华，张大军，2015. 大孔树脂分离纯化三七叶总皂苷工艺的研究. 山东化工，44（16）：25～27

尹楠，郑云枫，彭国平，2009. 基于超滤膜分离技术的血塞通注射液的工艺优化. 天然产物研究与开发，21（1）：159～162

袁怀波，叶明，刘文宏，2008. 甘草总三萜酸的大孔树脂分离纯化. 食品工业科技，（2）：212～214

翟小玲，蒋莉娟，黎志坚，等，2015. 微滤-超滤技术用于健儿消食口服液分离纯化的研究. 中药材，38（10）：2190～2193

张丹，刘有良，李凤林，2014. 大孔树脂纯化人参茎叶提取液皂苷工艺研究. 吉林农业科技学院学报，23（1）：16～18

张海燕，李黎，2018. 结晶法精制玉米须中植物甾醇. 河南师范大学学报（自然科学版），46（1）：113～117

张红，童明容，王永耀，等，1995. 大孔树脂提取喜树碱的研究. 离子交换与吸附，11（2）：145～150

郑云枫，黄利，魏娟花，等，2013. 不同类型树脂对4种丹参酚酸类成分的动态吸附研究. 中成药，35（8）：1648～1652

周琳，吴清，刘晓帆，2011. 大孔树脂富集丹参水溶性有效成分的工艺研究. 北京中医药大学学报，34（4）：266～270

朱明岩，凌娅，范庆龙，等，2015. 不同超滤膜组件处理热毒宁注射液脱炭液的效果比较. 中国实验方剂学杂志，21（11）：20～23

宗芳芳，包怡红，李德海，等，2016. 盐析辅助水蒸气蒸馏法制备红松壳挥发油研究. 南京林业大学学报（自然科学版），40（6）：122～128

第四章 中药提取液的蒸发与干燥

📚 学习目标

学 习 目 的

通过对本章的学习，理解、掌握常用蒸发和干燥方法的特点和应用，学会根据实际情况选择适宜的蒸发和干燥方法。

学 习 要 求

掌握常压蒸发、减压蒸发、薄膜蒸发和各种干燥技术的原理和特点。

熟悉蒸发与干燥的工艺流程及其操作。

了解相关案例。

第一节 蒸发方法与工艺设计

蒸发是用加热的方法使溶液中部分溶剂汽化分离，以提高溶液浓度或为溶质的析出创造条件的操作。适用于浸出液的浓缩、药物的精制等。

一、常 压 蒸 发

（一）基本原理

常压蒸发是在常压下加热使溶剂汽化的操作。蒸发器内产生的水蒸气（即二次蒸汽）直接与大气相通，压力即为常压。由于常压下溶液的沸点比纯水高，以及蒸发器内溶液静压头和管道系统内二次蒸汽压力的损失，使加热蒸汽（即一次蒸汽）和二次蒸汽之间的有效传热温度差比较小，生产强度比较低。常压蒸发适用于有效成分热稳定，且溶剂为不易燃、无挥发性、无毒害、无经济价值的待蒸发料液。

常压蒸发是最为传统的浓缩技术，操作简单。常压蒸发一般用于单效蒸发器，在多效蒸发系统中，某一效的蒸发过程也可以在常压下进行，并非独立系统。常压蒸发有较大的负载量，可浓缩大量药液，溶质不易夹带，若溶剂是水不需要回收，但需要减少废水排量乃至做到零排放，能降低废水处理的费用。

（二）工艺流程

蒸发系统由蒸发器、加热器、冷凝器等组成。工艺流程示意图见图4-1。

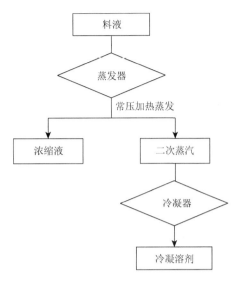

图 4-1 常压蒸发工艺流程示意图

料液经过预热加入蒸发器，进入加热室，在管外用热蒸汽加热管内的溶液，并使之沸腾汽化，浓缩后的完成液从蒸发器底部排出。汽化所产生的蒸汽在蒸发室及其顶部的除沫器中将其中夹带的液沫分离，送往冷凝器除去。

（三）操作方法与工艺参数

1. 操作方法 把料液输送到原料罐，打开蒸发系统的所有仪表和显示装置，开启进料管线上流量计前后的阀门，开启调节阀前后的阀门，打开循环水进出口阀门。

待原料罐累计一定液位后开启循环泵，经过流量计和预热器向蒸发器送料。调整进料流量，并打开预热器的蒸汽进出口阀门，控制进料温度在 100℃ 左右。

当蒸发器液位到达计量程的 30%～50% 时，启动循环泵，调节循环流量。打开蒸发器的蒸汽进出口阀门对物料进行加热，水汽通过除沫器除沫后，被分离经过冷凝器冷凝后被除去。

调节蒸汽量维持蒸发室内温度 100℃ 左右，微正压。打开蒸发器溢流口阀门，蒸发器进入正常操作。

待蒸发结束后，关闭蒸发系统，并对设备进行清洗和维护。

2. 工艺参数 在进行蒸发前要考虑和计算相关的工艺参数，如蒸发器的生产能力、生产强度、蒸发器的总传热系数 K、传热速率 Q、传热面积 S、蒸发传热的平均温度差 Δt、以及所选物料的浓度 C，同时还要考虑蒸发过程中物料和仪器设备的损耗量等。

单位时间内的溶剂蒸发量称为蒸发器的生产能力，即 W 值。在水溶液的蒸发过程中，蒸发器的生产能力即为单位时间内的水分蒸发量，而水分蒸发量取决于蒸发器的传热速率，蒸发器的生产能力可用传热速率衡量。蒸发器的生产强度也是衡量蒸发操作的一个重要指标，指单位时间内单位传热面积上被蒸发的溶剂量。

$$K = \frac{Q}{S\Delta t} \tag{4-1}$$

式中，K 为蒸发器的总传热系数 $[W/(m^2 \cdot ℃)]$，Q 为蒸发器的传热速率，S 为蒸发器的传热面积（m^2），Δt 为蒸发传热的平均温度差（℃）。

$$D = \frac{Wr_2 + FC_{pm}(t_2 - t_1) + Q_L}{r_1}$$ （4-2）

式中，D 为加热蒸汽消耗量（kg/s），r_1 为加热蒸汽的汽化潜热（kJ/kg），r_2 为二次蒸汽的汽化潜热（kJ/kg），t_1 为原料液温度（℃），t_2 为蒸发器中溶液的沸点（℃），W 为蒸发水量（kg/h），F 为原料液量（kg/h），C_{pm} 为原料液的平均比热[kJ/（kg·℃）]，Q_L 为蒸发器的热损失（kW）。

常压蒸发要严格控制蒸汽流量、压力、温度，防止焦煳和溢锅。

（四）常用设备

常压蒸发设备有蒸发锅、煮沸锅、夹层锅、球形浓缩器等。常压蒸发与常压蒸馏可看作是相似的单元操作，两者装置紧密相关，图 4-2、图 4-3 为常压蒸发及蒸馏操作中部分装置图。

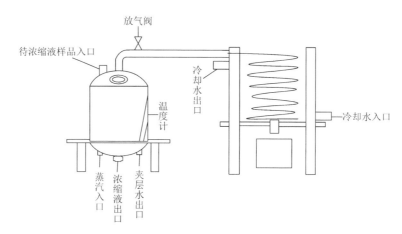

图 4-2　常压蒸馏装置示意图

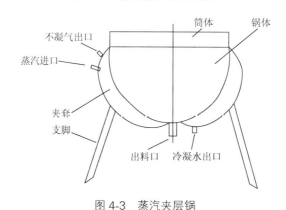

图 4-3　蒸汽夹层锅

（五）应用案例

案例 4-1　　　　　　　　甘草浸膏的制备

1. 案例摘要　甘草是豆科植物甘草 *Glycyrrhiza uralensis* Fisch.、胀果甘草 *Glycyrrhiza inflata* Bat.或光果甘草 *Glycyrrhiza glabra* L.的干燥根及根茎。甘草性平，味甜，是一味补气益脾的中药。甘草浸膏具有镇咳祛痰、补气益脾、清热解毒、通淋利尿的功效。甘草浸膏作为甘草初级加工制品在医药、食品等领域有较高的价值。

甘草浸膏的制备方法为：将甘草饮片置不锈钢蒸汽夹层锅内，加水煎煮 2 次，第 1 次加 10 倍量水煎煮 3h，第 2 次加 8 倍量水，煎煮 2h。两次煎液合并，滤过，滤液用蒸汽夹层锅在常压下加热蒸发。浓缩至相对密度为 1.3 时取出，得到甘草浸膏提取品，再进行精加工得到成品。一般 100kg 甘草原料，可以制得 15～20kg 甘草浸膏。

2. 案例问题　制备甘草浸膏时为什么选用常压蒸发？

3. 案例分析　甘草的提取溶剂为水，溶剂无毒、不易燃。水提取液体积较大，考虑到甘草提取物热稳定性较好，而常压蒸发有较大的负载量，可浓缩大量药液，不易夹带溶质，因此选用常压蒸发。

二、减 压 蒸 发

（一）基本原理

减压蒸发（evaporation under reduced pressure）又称真空蒸发，是指在低于大气压的条件下进行的蒸发。其原理是当蒸发器内形成一定的真空度（−13.0～−19.9kPa）时药液沸点降低，在较低的加热温度下即可实现沸腾蒸发。采用减压蒸发可防止或减少药液中热敏性成分的分解，且不易结焦，减少蒸发器的热损失；传热温度差增大，使蒸发过程传热推动力增大，蒸发速率加快；并且不断排除溶剂的二次蒸汽，利于蒸发顺利进行。

（二）工艺流程

减压操作可用于单效蒸发，也可用于多效蒸发，其蒸发流程见图 4-4。

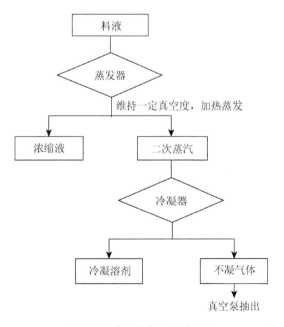

图 4-4　减压蒸发工艺流程图

1. 单效减压蒸发 单效蒸发是指将蒸发中汽化出来的二次蒸汽直接冷凝排放不再利用的蒸发操作，主要在小批量、间歇生产的情况下使用。原料液被连续加入，蒸发的溶剂气体经除沫装置除去雾沫后进入冷凝器由水直接冷凝。由于是减压操作，冷凝器的下部要有 10m 高（俗称大气腿）的出水管以保证冷凝水的顺利排除，不凝汽则通过真空泵系统排除（图 4-5）。

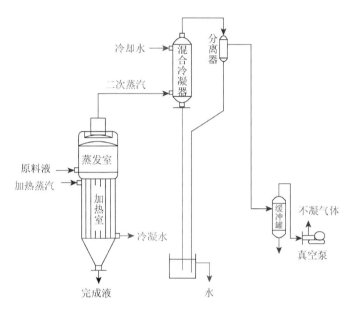

图 4-5　单效减压蒸发流程示意图

2. 多效减压蒸发 为了充分利用加热蒸汽、减少热能消耗，在大量生产中，可采用多效减压蒸发。即将加热蒸汽通入第一个蒸发器，液体受热沸腾，所产生的二次蒸汽通入第二个蒸发器，作为第二个蒸发器的加热蒸汽。这样将几个蒸发器连接起来一同操作，即组成多效蒸发器。自蒸发器所产生的用于下一个蒸发器加热的蒸汽统称为二次蒸汽。每一个蒸发器称为一效，通入加热蒸汽的蒸发器称为第一效、利用第一效二次蒸汽加热的蒸发器称为第二效，以此类推。通常第一效在一定的表压下进行操作，第二效、第三效的压强均较前一效的低，从而造成适宜的温度差，使第二效、第三效蒸发器中的液体得以蒸发，最后一效蒸发器所产生的二次蒸汽由于不能维持一定的温度差而不能再利用。在多效蒸发过程中，由于多次重复利用了热能，因而显著地降低了热能的耗用量。

根据溶液与蒸汽流向的不同，多效蒸发有并流、逆流、平流三种常用流程。

（1）并流流程：又称顺流流程，料液的流向与蒸汽的流向相同，即由第一效依次流入下一效，无需泵输送（图 4-6）。前一效溶液的温度较后一效的高，将出现过热状态，可自行蒸发，并产生二次蒸汽。其中，各效中的溶液浓度随温度降低而依次升高，使溶液黏度加大，恶化传热状况。并流流程适用于低黏度溶液的蒸发，不适用于黏度很大或黏度随温度变化很大的料液。

蒸汽流动方向：1→2→3

溶液流动方向：1→2→3

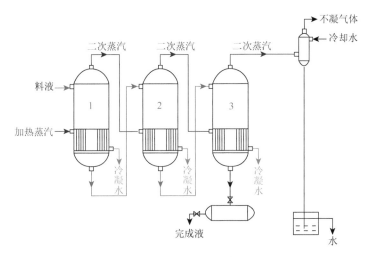

图 4-6　并流多效蒸发图

（2）逆流流程：料液由泵从末效依次送入前效，完成液由一效排出，料液与蒸汽逆向流动（图 4-7）。在此过程中，温度随溶液浓度增加而增高，故溶液黏度不会很大，使得传热效果均较好。但不足的是溶液自低压处向高压处流动，料液需用泵送入下一效，因设备较复杂，过程能耗和操作费用均较高。逆流流程适宜处理黏度随温度和浓度变化较大的溶液，不宜处理热敏性物料。

溶液流动方向：3→2→1

蒸汽流动方向：1→2→3

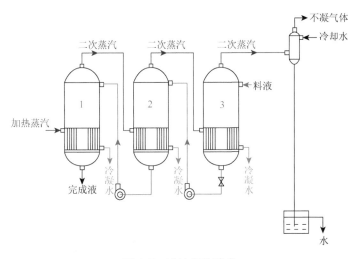

图 4-7　逆流多效蒸发

（3）平流流程：各效都独立进料，都从各自效的底部单独排出完成液，而蒸汽的流向是从第一效依次流至末效（图 4-8）。各效都有结晶析出，可及时分离结晶，一般用于饱和溶液的蒸发。此过程中，各效传热状况均较好，但物料停留时间较短。平流流程适用于黏度随温度和浓度变化较大的溶液蒸发。

蒸汽流动方向：1→2→3

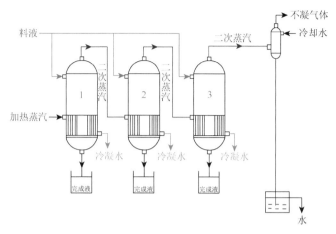

图 4-8　平流多效蒸发图

（三）操作方法与工艺参数

减压蒸发是指在密闭的蒸发器中，通过抽气，使其接近真空，以降低其内部的压力，使液体沸腾温度降低的蒸发操作。操作过程为：抽气→通蒸发液（蒸馏液）→抽气→通蒸汽加热→蒸发（蒸馏）→关闭真空泵，同时开放气阀。

以真空浓缩罐为例，先将罐内各部分洗干净，然后通入蒸汽进行罐内消毒，开出液口阀门和放气阀门，使空气和冷凝水逸出；然后关闭两个阀门，开真空泵抽真空，真空度达-0.065MPa左右，抽入药液；达到浸没加热管后，停止抽液，开蒸汽加热。注意温度不能太高，否则浸提液会随二次蒸汽跑出。蒸发完毕，先关蒸汽阀门，关闭真空泵，打开放气阀后再出料。

减压蒸发的工艺参数包括真空度、蒸发温度等。减压蒸发应严格控制真空度与温度，避免泡溢。

（四）常用设备

除了蒸发器外，减压蒸发设备还配置有真空泵、缓冲罐、气液分离器等辅助设备。实际生产中减压蒸发与减压蒸馏的设备是通用的，如 SPB913-09 型真空浓缩罐常被用于以水为溶剂浸出药液的浓缩，真空浓缩罐示意图见图4-9。表4-1为某真空浓缩机组的技术参数示例。

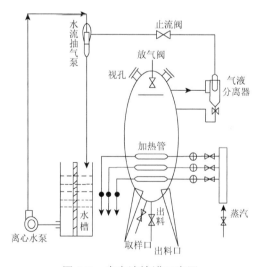

图 4-9　真空浓缩罐示意图

表 4-1　真空浓缩机组规格型号与对应参数

参数型号		ZN-300	ZN-500	ZN-700	ZN-1000
蒸发量（kg/h）		80	100	130	160
容积（L）		300	500	700	1000
受液槽（m³）		76	100	125	140
蒸汽压力（MPa）		0.09	0.09	0.09	0.09
真空度（MPa）		0.08	0.08	0.08	0.08
加热面积（m²）		1.3	1.5	2.0	2.5
冷凝面积（m²）		4.5	6	7.5	10
外形尺寸（mm）	长	1800	2100	2400	2390
	宽	1000	1200	1300	1300
	高	2900	2200	3400	3720
设备重量（kg）		715	3400	1015	1250
耗能（kJ/h）		92	115	150	185

（五）应用案例

案例 4-2　　　　　　　　**板蓝根浸膏的制备**

1. 案例摘要　板蓝根是十字花科植物菘蓝 *Isatis indigotica* Fort.的干燥根，可提取出多种化学成分，如靛蓝、靛玉红、氨基酸、有机酸等有效物质，在抗菌、抗病毒、抗免疫系统疾病方面也有着很好疗效。板蓝根浸膏采用水提醇沉工艺制备。板蓝根饮片水煎液加入95%的乙醇溶液，边加边搅拌，使含醇量达 60%。静置使其沉淀，滤取上清液减压浓缩即可制得板蓝根浸膏。

2. 案例问题　板蓝根浸膏制备过程中选用减压浓缩的目的是什么？

3. 案例分析　减压浓缩时药液沸点降低，在较低的加热温度下即可实现沸腾蒸发。由于传热温度差增大，并且不断排除溶剂的二次蒸汽，因此蒸发效率高，可防止或减少药液中热敏性成分的分解。

三、薄　膜　蒸　发

（一）基本原理

薄膜蒸发是使液体形成薄膜而进行的蒸发，具有使提取液受热温度低、时间短、蒸发速率快、可连续操作和缩短生产周期等特点。薄膜蒸发能加速蒸发的原理是料液在蒸发器内形成薄膜而具有极大的汽化表面积，热量传播快而均匀，没有液体静压的影响，能较好地防止出现物料过热现象。

薄膜蒸发的进行方式有两种：一是使液膜快速流过加热面而蒸发；二是使提取液剧烈地沸腾，产生大量泡沫，以泡沫内外表面为蒸发面进行蒸发。

（二）工艺流程

薄膜蒸发流程如图 4-10 所示。

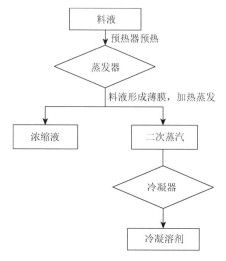

图 4-10　薄膜蒸发工艺流程

（三）操作方法与工艺参数

1. 操作方法

（1）启动：①先开启循环冷却水泵，使水力喷射冷凝器处于运行状态。打开浓缩液容器、抽真空阀。②打开进料阀，从高位槽中依靠真空度把料液抽进设备中。③接通电源，启动旋转薄膜蒸发器的电机，观察电机转动方向是否正确。④缓慢打开蒸汽阀，让蒸汽进入夹套，从旁通阀排除夹套内不凝性气体后，再接通疏水器。调节蒸汽压力在 0.15MPa 左右。⑤从底部视镜观察出料情况，严禁在设备内部充满液体情况下运转。⑥系统稳定 5min 后，取样分析浓缩液浓度，调节进料阀开启量大小使浓缩液达到预定需要的浓度。⑦当浓缩液容器液面将满时，按步骤切换至另一个容器。

（2）关闭：①先关蒸汽阀。②关闭进料阀。③待蒸发器中料液放净后，关闭出料阀。④向蒸发器中加进 60℃左右的冲洗水，把设备冲洗干净。⑤停电机。⑥停循环水泵，停喷射泵，打开真空破坏阀，使系统处于常压状态。

2. 工艺参数

（1）进料温度：考虑进料温度时，要满足料液进入蒸发器后达到操作真空度下的沸点温度。

（2）进料量：进料量的大小受蒸发器润湿比的影响。在蒸发过程中，流体的流速在加热筒体的高度方向上不断变小，使润湿比也不断减小。最小润湿比是能保证在底部刮板区域内形成液体薄膜所对应的润湿比。最大润湿比是指流体的流量高至不能在蒸发表面维持一定的薄膜流所对应的润湿比。薄膜蒸发器必须在引起上部液泛的最大润湿比和引起下部干枯结焦的最小润湿比这两个极限之间操作。

（3）传热温差：在蒸发操作过程中，温差的选择是很重要的。当温差过小时，在传热过程中所得到的热量不够，蒸发不能很好地进行。但温差过大时，也会使传热系数下降。因此选用适当的温度差以保证有较大的传热系数来提高蒸发强度是很重要的。

（4）真空度：在处理热敏性物料时，薄膜蒸发器需要在一定的真空度条件下操作，以保证物料在蒸发表面时，不会因温度高而发生热分解或热聚合而变质。

（四）常用设备

薄膜蒸发器包括长管型、圆筒型、刮膜板型和离心型等。其中长管型薄膜蒸发器又有升膜式、降膜式和升降膜式之分；刮膜蒸发器分为立式和卧式刮膜蒸发器两种；依蒸发次数又分为单流式和循环式。刮膜薄膜蒸发器如图 4-11 所示。

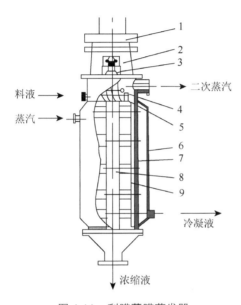

图 4-11　刮膜薄膜蒸发器

1.减速机；2.轴承座；3.机械密封；4.捕沫器；5.分布器；6.夹套；7.筒体；8.主轴；9.刮板

（五）应用案例

案例 4-3　　　　渗漉-薄膜蒸发连续提取吴茱萸总生物碱

1. 案例摘要　吴茱萸为常用的温里类中药，生物碱是其主要有效成分。吴茱萸生物碱主要含吴茱萸胺和吴茱萸次碱。鉴于吴茱萸生物碱在所选提取溶剂中溶解度不大及吴茱萸生物碱过热不稳定，故采用渗漉-薄膜蒸发连续提取法（以下简称连续提取法）提取吴茱萸总生物碱，并与回流法进行比较，进而找出最佳提取工艺。

渗漉-薄膜蒸发连续提取装置是由渗漉提取器、薄膜蒸发器及气液分离器等所组成，该方法将渗漉提取、浓缩及溶剂回收同时进行。将吴茱萸粗粉用适量90%乙醇溶液润湿过夜，移入渗漉提取器用90%乙醇溶液进行渗漉提取，提取液随即进行薄膜蒸发浓缩。

2. 案例问题　连续提取法与回流法这两种提取吴茱萸总生物碱的方法对目标物各有什么影响？

3. 案例分析　吴茱萸中含有挥发油、生物碱、苦味素、多糖、氨基酸和黄酮等多种有效成分，以上两种提取方法各有其优缺点。从中药的有效成分对热的稳定性、提取溶剂的耗用量和提取时间这三方面来考虑，则以采用渗漉-薄膜蒸发连续提取法工艺为最佳。该法既能保证对热不太稳定的有效成分不被破坏，又能在较短时间内提取完全，且能大大提高有机溶剂利用率，降低生产成本。

第二节　干燥方法与工艺设计

一、减压干燥

（一）基本原理

减压干燥又名真空干燥，是在密闭的容器中抽去空气减压进行干燥的一种方法。减压干燥温度低、速率快，干燥后的物料呈疏松海绵状且易粉碎；密闭操作减少了物料与空气接触的机会，避免了污染或氧化变质，挥发性液体可以回收利用。该法适用于热敏性物料和高温下易氧化物料的干燥，或干燥过程中汽化蒸汽有价值、有毒害、有燃烧性的物料的干燥。

（二）工艺流程

减压干燥的工艺流程见图4-12。

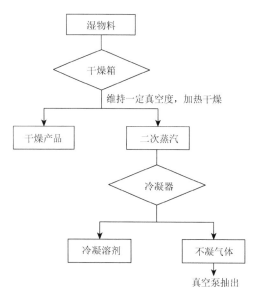

图4-12　减压干燥工艺流程

（三）操作方法与工艺参数

1. 操作方法　检查设备装置，熟悉各种管路及操作方法。将干燥盘连同被干燥物料放入干燥器内，将蒸汽通入干燥器的夹层，使干燥器内温度上升至指定温度。将干燥器阀门关上，旋紧螺丝，开启真空泵，使其维持一定的真空度，一般为-0.04～-0.05MPa。每隔一段时间，记录冷凝管内所积聚的冷凝液的量（此冷凝液的量即为除去的水分）。继续进行减压干燥操作，直到物料的重量不变即可停止。

2. 工艺参数　减压干燥的工艺参数主要包括真空度、干燥温度、干燥时间等。

（四）常用设备

减压干燥系统通常由箱体主机、加热系统、冷凝系统、真空抽气系统、测量系统、控制系统等组成。制药工业中常用的真空干燥机有箱式真空干燥机、双锥回转真空干燥机、真空耙式干燥机等。

箱式真空干燥机的基本结构如图 4-13 所示，其箱体主机由箱体、加热搁板、加热介质进入阀/排出阀、冷却水进入阀/排出阀、物料托盘与控制仪表等组成。箱体内被加热搁板分成若干层，加热搁板中通入热水或低压蒸汽作为加热介质，将铺有待干燥物料的物料托盘放在加热搁板上，关闭箱门，箱内用真空泵抽成真空。加热搁板将物料加热，水分蒸发后由真空泵抽走，当物料中湿分降到一定值时完成干燥过程。

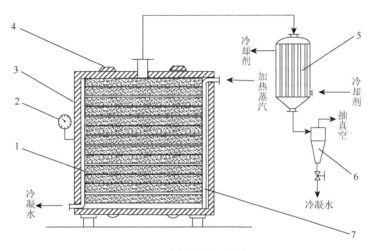

图 4-13　箱式真空干燥机

1.空心隔板；2.真空表；3.冷凝液多支管；4.加强筋；5.冷凝器；6.气水分离器；7.进气多支管

减压干燥时，在恒速干燥阶段水分排出强烈，物料温度接近于在该压强下水的沸点。但在降速干燥阶段物料温度上升，靠近壁面的物料接近于加热壁面的温度，因此可能产生过热现象，为避免这种情况的发生，可以采用能不断更新物料表面的减压干燥器，如锥形旋转减压干燥器（图 4-14）等。操作过程与上述相似，由于双锥形回转真空干燥器设有电气制动器，因此操作过程相对便捷一些。

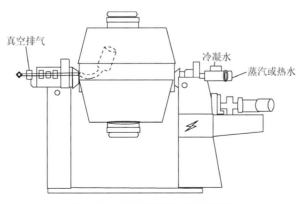

图 4-14　锥形旋转干燥器示意图

（五）应用案例

> **案例 4-4　　　　　减压干燥对苦参生物碱的影响**
>
> **1. 案例摘要**　苦参饮片加水在 70℃下减压回流提取 3 次，每次 1h，过滤，得苦参水提液。将水提液在 60℃减压浓缩至每 1ml 相当于原饮片 1g，60℃减压干燥，粉碎后得浸膏粉。与常压干燥相比，经减压干燥制得的浸膏粉中苦参碱与氧化苦参碱总量较高。
>
> **2. 案例问题**
>
> （1）为什么常压干燥所得浸膏粉中苦参碱与氧化苦参碱总量较减压干燥少？
>
> （2）减压干燥对苦参中的苦参碱、氧化苦参碱有什么影响？影响因素有哪些？
>
> **3. 案例分析**　减压干燥的原理与常压干燥基本相同，但是减压干燥是在远比大气压低的压强下操作，干燥效率高，物料受热时间短。减压干燥的温度、时间等均可影响干燥产品质量。本案例的研究结果表明，两种干燥方法均会使苦参碱和氧化苦参碱总量降低，其中常压干燥产品更为明显。

二、喷雾干燥

喷雾干燥技术是一种将溶液、悬浊液或乳浊液通过雾化器分散成微小的雾状液滴，并在高温干燥热气流的作用下进行热交换，使雾状液滴中的溶剂迅速蒸发，得到细颗粒状或粉末状产品的干燥技术。

（一）基本原理

喷雾干燥是流化技术应用于液态物料的干燥方法。空气通过过滤器和加热装置后，进入干燥室的热风分配器，通过热风分配器的热空气呈螺旋状均匀地进入干燥室。液体物料由供料泵输送至雾化器，料液通过雾化器分散成细小的雾状液滴，与干燥室内热空气充分接触，由于液滴具有巨大的比表面积，气液两相传热传质面积得以增加，液滴中的水分迅速蒸发，在极短的时间内即被干燥成粉状或细粒状制品。成品粉料经旋风分离器分离后，通过出料装置收集装袋。湿空气则由引风机引入湿式除尘器后排出。喷雾干燥速率极快，尤其适合含热敏性成分液态物料的干燥，产品呈细颗粒或粉状，复溶性能好。

（二）工艺流程

喷雾干燥工艺流程见图 4-15。

（三）操作方法与工艺参数

1. 操作方法　喷雾干燥过程可分为三个阶段：供料及料液雾化、雾滴干燥、干燥产品与废气分离。喷雾干燥设备通常由空气加热系统、料液雾化系统、干燥系统、气固分离系统和控制系统等部分组成，在生产使用时，一般步骤为：①开启离心风机，检查风机类设备的运行情况；②开启空气加热系统，进行筒身预热；③设定进风温度、出风温度、风机速率、进料泵速率、雾化器参数等；④待各参数达到设定值、雾化器运转正常后开启进料泵进料。同时打开干燥筒身底部和旋风分离器底部的收尘器，收集干燥成品；⑤喷料完毕后，按设备操作规程清洁设备。

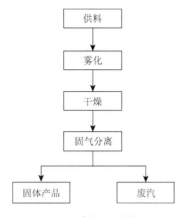

图 4-15　喷雾干燥流程图

2. 工艺参数

（1）料液相对密度：料液相对密度高，容易阻塞管路及喷嘴，药粉易黏壁；过低则蒸发量大，水分来不及蒸发时也容易产生黏壁。因此，应综合成本、生产安全性和高效性选择物料相对密度。通常被干燥料液的相对密度控制在 1.10～1.20（60℃），必要时在料液中添加适量糊精等辅料，以防止喷雾干燥出现"黏壁"现象。

（2）进料流量：进料流量过高时会造成溶剂蒸发不充分，出风温度降低，料液来不及干燥，容易黏壁。

（3）进风温度：进风温度较低时，干燥速率慢、粉末含水量高，容易黏壁。应根据药物的本身性质与成品率选择进风温度。

（4）其他：根据雾化器类型不同，雾化压力、雾化盘转速等参数也会对喷雾干燥产生影响。

（四）常用设备

喷雾干燥成套设备通常由空气加热系统、物料雾化系统、干燥系统、气固分离系统和控制系统等部分组成，如图 4-16 所示。不同型号的喷雾干燥设备，其空气加热系统、气固分离系统和控制系统区别不大，雾化系统和干燥系统则有多种配置。

1. 雾化系统　雾化器是喷雾干燥设备的核心部件，雾滴大小及其均匀程度是影响干燥效果的关键。雾化效果取决于雾化器的结构及其对料液的适应程度。按工作原理，雾化器可分为气流式、压力式和离心式三类。

气流式雾化器如图 4-17 所示，其中有气、液两个通道。其工作原理是利用高速气流使液膜产生分裂，高速气流可以采用压缩空气或蒸汽。当压缩空气或者是蒸汽以很高的环隙速率（一般为 200m/s 左右）从雾化器中喷出时，与流速很低的料液间存在很大的相对速率差，两者接触时产生很大的摩擦力和剪切力，液体在瞬间被拉成细长的丝，液丝在较细处很快断裂而形成微小的雾滴。

压力式雾化器如图 4-18 所示。经过高压泵加压后的料液以一定的速率沿切线进入喷嘴的旋转室，液体的部分静压能转化为动能，形成液体的旋转运动。根据自由旋涡动量矩守恒定律，旋转速率与旋涡半径成反比。因此越靠近轴心，旋转速率越大，其静压力越小，结果在喷嘴中央，形成一股压力等于大气压的空气旋流，而液体则变成绕空气旋转的环形液膜。从喷嘴喷出后，在料液物理性能的影响及介质的摩擦作用下，液膜伸长变薄，并撕裂成细丝，最后细丝断裂为液滴。

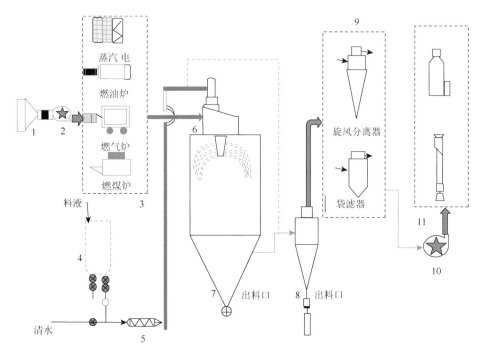

图 4-16　喷雾干燥设备示意图

1.过滤器；2.送风机；3.加热器；4.料槽；5.供料泵；6.雾化器；7.干燥塔；8.一级收尘器 (旋风分离器)；9.二级收尘器 (旋风分离器、袋滤器)；10.引风机；11.澄式除尘器 (水沫除尘器，文丘里丨)

　　离心式雾化器如图 4-19 所示，料液流入安装在干燥室内的在水平方向作高速旋转的圆盘上，在离心力的作用下，液流伸展成薄膜并向边缘加速运动。当液流以高速离开圆盘边缘时，形成薄膜，受空气的摩擦以及本身表面张力作用而成细丝或液滴。离心式雾化器没有前两种雾化器的效果好，但其最大的特点是不易堵塞，比压力式、气流式喷嘴更适于中药料液的进料喷雾。

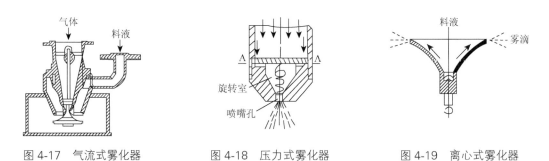

图 4-17　气流式雾化器　　　　图 4-18　压力式雾化器　　　　图 4-19　离心式雾化器

　　2. 干燥系统　热空气与料液接触方式有并流式、逆流式和混合流式 3 种。

　　并流式系指在干燥室内液滴与热空气呈同方向流动。图 4-20A、B 所示分别为垂直下降并流式和垂直上升并流行式。由于高温热风进入干燥室立即与喷雾液滴接触，室内温度急降，不会使干燥的物料受热过度，料温升高较小，因此适宜于热敏性物料的干燥。风与物料接触不充分，越到底部，传热温差小，传热速率小。

　　在并流系统中，最热的干燥空气与水分含量最大的液滴接触，因而迅速蒸发，液滴表面温度接近于空气的湿球温度，同时空气的温度也随着降低，因此，整个干燥过程中，物料的温度不高，对于热敏性物料的干燥特别有利。并流操作时所得产品常为非球形的多孔颗粒，具有较低的松密度。

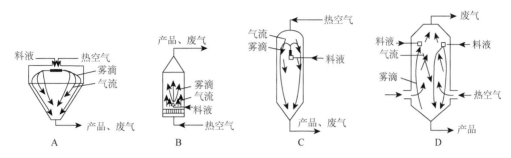

图 4-20　空气与料液在干燥器内的流动方式

混合流式如图 4-20C 所示，雾化器安装在塔的中上部，向上喷雾，与塔顶流入的热空气相接触，使料液水分迅速蒸发。气液两相先逆流后并流，这种流向也适用于热敏性物料，并且有并流的优点。但因逆流时传热、传质的推动力较大，以及停留时间较长，因而可以降低塔的高度。操作时，应注意防止在颗粒返回区产生黏壁现象。

逆流式系指在干燥室内液滴与热空气呈反方向流动。如图 4-20D 所示，雾化器安装在塔顶，热空气从塔底进入。喷出的雾滴与塔底上来的湿热空气相接触，蒸发速率较并流式慢。在塔底，最热的干燥空气与最干的颗粒接触，物料易过热，因此，若干燥产品能经受高温、需要较高的松密度时，用逆流系统最合适。

（五）应用案例

喷雾干燥由于操作简单、用时少、产品稳定且节省劳动力而应用广泛，特别是在中药的研发与生产过程中，喷雾干燥扮演着不可或缺的作用。

案例 4-5　　　　　　　　枣粉的制备

1. 案例摘要　大枣为鼠李科植物枣 *Ziziphus jujuba* Mill. 的干燥成熟果实，具有补中益气、养血安神等功效。

枣粉的制备工艺为：将洗净的枣放入 90～100℃ 的恒温干燥箱中进行烘烤，待红枣发出浓郁焦香，枣皮为微绽即可拿出。将烘烤后的枣放入不锈钢锅中加入一定量的水进行预煮，待枣稍微软化即可。向预煮后的枣中加入 0.05% 果胶酶，在 45℃ 下提取 2h，过滤，滤液中加入 70% 的麦芽糊精和 1.5% 的羧甲基纤维素钠，并均质。设定参数进行喷雾干燥。

2. 案例问题　枣粉采用喷雾干燥方法制备过程中需要注意什么问题？采用喷雾干燥法制备枣粉时，影响因素有哪些？

3. 案例分析　喷雾干燥的主要影响因素有温度、气流量、雾化频率、物料浓度等。喷雾干燥前必须将设备预热并达到设定温度，为了使物料获得较好的干燥效果，可在使用前进行调试。在使用过程中，要定时取出样品，防止样品的堵塞和损失。在停机时，必须等仪器温度降到 50℃ 以下才能关闭电源。

三、冷冻干燥

冷冻干燥包括真空冷冻干燥、常压冷冻干燥和微波冷冻干燥等多种干燥技术，目前在医药行业广泛应用的是真空冷冻干燥技术。真空冷冻干燥是将含水物料冷却至共晶点后持续维持低温状态，使物料中的大部分水冻结成冰，其余的水分和物料成分形成非晶态；然后在低温低压条件下使物料中的冰升华成气态并去除，达到干燥目的。冷冻干燥可以避免干燥过程中热敏性或易氧化药物成分分解。物料在升华脱水前冻结形成稳定的固体骨架，水分升华后产品呈多孔海绵状结构，具有理想的速溶性和快速复水性。

（一）基本原理

真空冷冻干燥是将湿物料冻结到共晶点温度下，使物料中的水分变成固态冰，然后在较高真空环境下，通过给物料加热，将冰直接升华成水蒸气，再用真空系统中的水汽凝结器将水蒸气冷凝除去，从而获得干燥制品。

真空冷冻干燥的原理可以用水的三相平衡图（图 4-21）加以说明。图中 O 为三相点，该点温度为 273.16K、压力为 610.62Pa，该状态下冰、水、汽共存。从图中可以看出当压力低于610.62Pa 时，不管温度如何变化，水都只有固态和气态两相存在，固态的冰吸热后升华为水蒸气，而水蒸气放热后转变为固态的冰，真空冷冻干燥就是根据这个原理进行的。

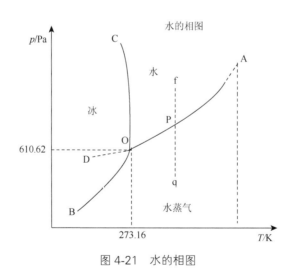

图 4-21　水的相图

（二）工艺流程

冷冻干燥的工艺流程见图 4-22。

（三）操作方法及工艺参数

1. 操作方法　真空冷冻干燥的过程由预冻、一次干燥（升华干燥）和二次干燥（解吸干燥）等阶段组成。其操作过程如下：

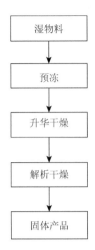

图 4-22　冷冻干燥的工艺流程

（1）预冻：湿物料应装入适宜的容器进行预先冻结，冻结后产品有合理且稳定的固体骨架，以便在真空下进行升华。根据冻干机的类型不同，可选择在冻干箱内预冻或箱外预冻。预冻最低温度必须低于制品共熔点温度。

（2）升华干燥：预冻完成后可开始抽真空升华。升华干燥过程中，热量从隔板传导至产品中，升华产生的水蒸气通过产品孔隙逸出，进入真空冷凝器（又称冷阱），冷凝器的温度在-40℃以下，升华出来的水蒸气冻结吸附在冷凝器的金属表面上，形成从干燥室到真空冷凝器的压强差，从而对升华产生推动力。升华干燥过程中制品温度不宜超过共熔点。

（3）解吸干燥：解吸干燥的目的是进一步去除制品中残留的水分。物料中的冰晶升华除去后，残留水分通常为 10% 左右，通过解吸干燥可使物品中的水分含量达到 2% 左右。该阶段可适当提高干燥温度和冻干箱的真空度，以缩短干燥时间。一般温度控制在 25～30℃，以不破坏产品的生物活性为宜。当冷冻干燥曲线中制品温度与冻干箱板层温度重合即达干燥终点。

2. 工艺参数　影响冷冻干燥的因素较多，包括制品的理化性质、分装容器的种类、制品在容器中的装量、冻干设备的性能等。冻干过程中最重要的工艺参数是制品的温度和干燥箱内的压力。由于影响因素众多，即使同一制品、生产厂家不同冻干曲线也不完全相同。生产中应通过实验，制定出最佳冻干曲线。

（1）预冻速率：预冻速率的快慢对制品冻结中晶粒的大小、升华速率均有直接影响。通常慢冻晶粒大，产品外观粗糙，升华速率快；速冻则与此相反。

（2）预冻温度：一般预冻最低温度应低于制品共熔点 5～10℃。

（3）预冻时间：预冻所需时间要根据具体条件而定，为使制品完全冻实，一般要求在制品温度达到预定最低温度后至少保持 1～2h。

（4）真空冷凝器的降温时间和温度：真空冷凝器的温度应根据制品升华的温度而定。升华温度低相应地要求真空冷凝器的温度也低。一般在制品预冻结束前 1h 左右就应使真空冷凝器降温。

（5）干燥时间：干燥时间取决于升华速率，而升华速率又取决于制品允许的最高干燥温度、干燥箱中搁板的供热能力和真空冷凝器的捕水能力。在操作上只要干燥箱的压力维持在允许的最高压力以下，升温速率就允许进一步提高。

（四）常用设备

冷冻干燥机组由干燥箱、制冷系统、真空系统、加热系统、控制系统及辅助系统等部分组成，基本构造见图4-23。

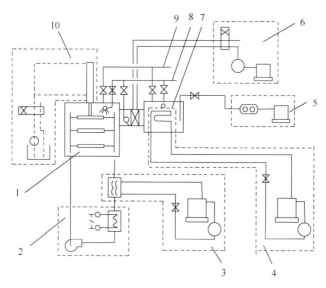

图 4-23　冷冻干燥机系统示意图

1.冻干箱；2.加热系统；3.冻干箱制冷系统；4.冷阱制冷系统；5.真空系统；6.气动系统；7.冷阱；8.CIP 系统进水管；9.SIP 系统进蒸汽管；10.液压系统

干燥箱内有若干层金属搁板，待冻干的产品通常分装在合适的容器内放置于搁板上。搁板内置有冷冻管和加热管，对制品进行冷冻或加热。搁板的制冷和加热都是通过导热油的传热来进行。箱门四周镶嵌密封胶圈，临用前涂以真空脂，以保证箱体的密封。

制冷系统由制冷压缩机及其辅助设施构成，为干燥箱和真空冷凝器提供冷源。为了保证制冷系统的稳定运行，冻干机的制冷过程系采用制冷剂经制冷压缩机冷却载冷剂，通过导热媒体泵输送载冷剂液体，流过真空冷凝器内的热交换器，控制冷凝器的温度。

真空系统主要由真空泵、真空阀门、真空管道、真空冷凝器（或称水汽凝集器、冷阱）等组成。冻干过程中，真空泵组产生强大的抽吸能力，在干燥室和冷凝器形成真空，促使干燥室内制品水分在真空状态下升华，并且在冷凝器和干燥室之间形成一个真空度梯度（压力差），将干燥室内的水蒸气推向冷凝器，并被冷凝器捕集。冷凝器是与干燥室和真空泵连接的密闭室，内部装有螺旋状冷凝蛇管数组，有较大的金属吸附表面，吸附面的温度一般要能降到−40℃以下，其功用是使干燥箱内升华出来的水蒸气在其金属吸附表面上重新凝结成冰。通常小型冻干机的冷凝器直接焊接在干燥室的下部，大中型冻干机的干燥室和冷凝器多分开配置，中间用真空管道连接。

加热系统主要由循环泵、加热装置、换热器、导热搁板层组成。加热装置可采用电加热、辐射加热或循环油间接加热。导热搁板层冷却及加热是靠导热媒体在搁板层内部的通道中强制循环得以实现，导热媒体在搁板内流动，均一地将能量传递给放置于搁板表面的制品容器，能量的传递贯穿整个冻干过程。

　　生产型冻干机具有对干燥箱体和真空冷凝器进行灭菌的在线灭菌（SIP）系统。运行参数测定控制系统由硬件和软件组成，应具有冻干曲线设定、除霜、灭菌、在线清洗（CIP）、真空控制、干燥状态检测、故障报警和维修检查的功能。

■ （五）应用案例

案例 4-6　　　　　　　　　中药蚓激酶冷冻干燥

　　1. 案例摘要　蚯蚓为我国常用的动物药，其中所含的药用成分具有预防心脑血管疾病、降低血压、溶解血酸、提高人体免疫力等作用。蚯蚓提取物蚓激酶的冷冻干燥工艺为：将蚯蚓放入制备好的溶液中，置于反应釜中进行反应，将提取液通过沉降离心机进行分离。将所得粗产物置入冷冻干燥机内，设定温度为共晶点以下 10℃，并保持 2～3h。预冷冻完成后，将其进行升华干燥（物料厚度不超过 10mm 为宜）。升华结束后，物料进行解析干燥，水分控制在 4% 左右为宜。

　　2. 案例问题　冷冻干燥的基本原理是什么？在升华的过程中，加热是否越多越好？

　　3. 案例分析　根据压力减小、沸点下降的原理，冷冻干燥是将湿物料冻结到共晶点温度下，使物料中的水分变成固态冰，然后在较高真空环境下，通过给物料加热，将冰直接升华成水蒸气，再用真空系统中的水汽凝结器将水蒸气冷凝除去，从而获得干燥制品。在升华的过程中，物料需要吸收热量。如果热量不足会使升华的速率降低，升华时间延长，进而使生产效率下降；但如果加热过多，多余的热量会引起药品的局部受热而出现起泡现象。

思　考　题

1. 简述减压蒸发和常压蒸发原理及适用范围。
2. 采用多效蒸发的优点有哪些？效级是不是越多越好？
3. 在蒸发操作中，什么情况下蒸发器传热温度差会增大，为什么？
4. 减压蒸发的优点有哪些？与其他蒸发方式相比，减压蒸发有哪些不足？
5. 简述薄膜蒸发的工艺流程，简述薄膜蒸发的要求和注意事项。
6. 举例说明喷雾干燥与冷冻干燥的使用方法和流程。

参 考 文 献

毕超，2018.真空冷冻干燥技术在生物制药中的应用研究.生物化工，4（2）：132～134

蔡津生，卢国宝，2015.中国食药用菌工程学.上海：上海科学技术文献出版社，76～84

邓林，刘延岭，2018.生姜真空冷冻干燥方便制品工艺技术的研究.中国调味品，43（3）：68～71

金利泰，2011.天然药物提取分离工艺.杭州：浙江大学出版社，113～128

李舒艺，伍振峰，岳鹏飞，等，2016.中药提取液浓缩工艺和设备现状及问题分析.世界科学技术-中医药现代化，18（10）：1782～1787

鲁储生，2018.刮膜式薄膜蒸发器的改进研究.包装与食品机械，36（1）：70～72

陆晋，2013.浅谈膏方的制备及贮存方法.山西中医，（6）：42

皮丕辉，杨卓如，马四朋，2001.刮膜薄膜蒸发器的特点和应用.现代化工，（3）：41～44

宋凯，徐仰丽，郭远明，等，2013.真空冷冻干燥技术在食品加工应用中的关键问题.食品与机械，（6）：232～235

孙守尚，1999.蒸汽夹层锅在中药炮制方面的应用.中成药，21（9）：487

汪生珍，1995.甘草浸膏及甘草酸的提取方法.现代农学，（1）：27

王玲，袁珂，刘延泽，2014.液体浓缩技术在中草药研究中的应用进展.中国医药指南，12（16）：80～81

徐桃珍，2018.简析真空冷冻干燥机.南方农机，49（3）：40～41

杨安元，2001.热泵蒸发和热泵蒸煮在板蓝根生产中的应用.化学世界，（9）：501～502

张福成，吴燕，徐荣，2011.药品食品冷冻干燥手册.北京：军事医学科学出版社

张庆奇，张震，杨福燕，2010.中药蚓激酶提取、冷冻干燥设备工艺的探讨.科技信息，（26）：743

张霄翔，陈虎，1996.渗漉-薄膜蒸发连续提取吴茱萸总生物碱的工艺研究.中药材，（6）：311～312

赵宗艾，1998.药物制剂机械.北京：化学工业出版社，15～16

庄越，曹宝成，萧瑞祥，1999.实用药物制剂技术.北京：人民卫生出版社，60～63

第五章 中药提取物制备工艺优化设计

学习目标

学习目的

本章对中药提取物制备工艺优化设计进行了概述，介绍了中药提取工艺质量源于设计和相关评价方法，中药提取工艺放大验证，中药提取工艺传质过程质量控制，中药提取自动化设计，旨在让学生对中药工艺设计、放大验证、自动化生产有更进一步的理解。

学习要求

掌握中药提取工艺优化设计的基本思路及评价方法。

熟悉中药提取工艺传质过程质量控制的主要技术手段及应用。

了解中药提取工艺放大验证基本要求，中药提取自动化设计及应用。

第一节 中药提取工艺优化设计

一、中药提取工艺优化设计思路

在制药工艺研究中，遵循质量源于设计（quality by design，QbD）理念对原辅料、工艺路线以及制剂产品的处方和工艺参数进行合理设计，才能保障药品质量。QbD 贯穿于药品的整个生命周期，它的实施意味着药品的弹性监管，而非以前的刚性监管，将有助于实现企业、监管部门和患者的三方共赢：一方面降低企业成本和减少现场检查过程中的质疑；另一方面，在不影响质量的前提下，减少监管部门对不同工艺审批的压力，同时保障患者获得优质药品。

（一）质量源于设计的理念

1. 概述 质量源于设计是在充分的科学知因和风险评估基础上，始于预设目标，强调对产品与工艺的理解及过程控制的一种系统优化方法。

质量源于设计理念的提出，标志着药品质量监管模式的重大变迁。与第一阶段药品质量源于检验的监管模式和第二阶段药品质量源于生产的监管模式不同，QbD 的理念在产品开发初期开始贯穿整个产品生命周期，以预先设定的目标产品质量特性作为研发的起点，在了解关键物质属性的基础上，通过实验设计，研究产品的关键质量属性，建立能满足产品性能且工艺稳健的设计空间，建立质量风险管理，确立质量控制策略和药品质量体系。

2. 质量源于设计的基本内容 QbD 的基本内容包括以下 6 个方面：

（1）目标产品质量概况（quality target product profile，QTPP）：目标产品质量概况是对产品质量属性的前瞻性总结。具备这些质量属性，才能确保预期的产品质量。由于不同制剂产品对原料药质量要求不同，因此对于原料药研发，必须与其制剂产品相适应并作为目标产品，总结出原料药的质量概况。目标产品质量属性是研发的起点，应该包括产品的质量标准，但不仅仅局限于质量标准。

（2）关键质量属性（critical quality attribute，CQA）：关键质量属性是指产品的某些物理和化学性质、微生物学或生物学（生物制品）特性，且必须在一个合适的限度或范围内分布时，才能确保产品质量符合要求。在原料药研发中，如果涉及多步化学或生物反应或分离时，每一步产物都应该有其关键质量属性。中间体的质量属性对成品有决定作用，通过进行工艺实验研究和风险评估，可确定关键质量属性。

（3）关键物料属性（critical material attribute，CMA）：关键物料属性是指对产品质量有明显影响的关键物料的理化性质和生物学特性，这些属性必须限定和控制在一定的范围内，否则将引起产品质量的变化。

（4）关键工艺参数（critical process parameter，CPP）：关键工艺参数是指一旦发生偏移就会对产品质量属性产生很大影响的工艺参数。在生产过程中，必须对关键工艺参数进行合理控制，并且在可接受的区间内操作。有些参数虽然会对质量产生影响，但不一定是关键工艺参数，这完全取决于工艺的耐受性，即正常操作区间（normal operating range，NOR）和可接受的区间（proven acceptable range，PAR）之间的相对距离（图5-1）。如果它们之间的距离非常小，就是关键工艺参数；如果大就是非关键工艺参数；如果偏离中心，就是潜在的关键工艺参数。

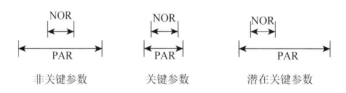

图 5-1　非关键参数、关键参数和潜在关键参数的关系

（5）设计空间（design space）：设计空间是指经过验证能保证产品质量的输入变量（如物料属性）和工艺参数的多维组合与相互作用，目的是建立合理的工艺参数和质量标准参数，设计空间信息的总和就构成了知识空间（图5-2）。其来源包括已有的生物学、化学和工程学原理等文献知识，也包括积累的生产经验和开发过程中形成的新发现和新知识。

在设计空间内运行的属性或参数，无需向药品监督管理部门提出申请，即可自行调整。如果超出设计空间，需要申请变更，药品监督管理部门批准后方可执行。合理的设计空间并通过验证可减少或简化药品批准后的程序变更。

如图5-3所示，一个制药工艺单元实验中的温度对药品质量的影响。可以把不能接受的温度设为失败的下限和上限，最佳温度为设定点，并在控制范围内进行操作，是理想的状态。如果发生偏差，在工艺经验证可接受的范围，仍然是正常的；如果超出此范围就不接受。通过QbD的研发方法开发出来的原料药，在设计空间内的变化不被考虑作为变更；超出设计空间的变动认为一个变更，需要报批。

（6）全生命周期管理：生命周期就是从产品研发开始，经上市到产品退市和淘汰的整个过程。对生产工艺的性能和控制策略定期评价、系统管理涉及原料药及其工艺的知识，如工艺开发活动、技术转移活动、工艺验证研究、变更管理活动等。不断加强对制药工艺的理解和认识，采用新技术和知识持续不断改进工艺。

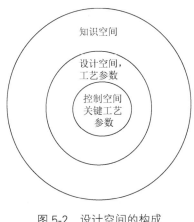

图 5-2　设计空间的构成

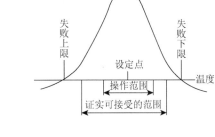

图 5-3　关键工艺参数与控制范围

3. 质量源于设计的工作流程　通过科学知识和风险分析，对目标产品进行理解，以预定制剂产品的质量属性为起点，确定原料药关键的质量属性。基于工艺理解，采用风险评估，提出关键工艺参数或关键物料属性，进行多因素实验研究，开发设计空间。基于过程控制，采用风险质量管理，建立一套稳定工艺的控制策略，确保产品达到预期设计标准。QbD 的工作流程是确定产品质量概况，建立关键质量属性，确定关键工艺参数（包括重要工艺参数）和关键物料属性，开发设计空间，建立控制策略（图 5-4）。

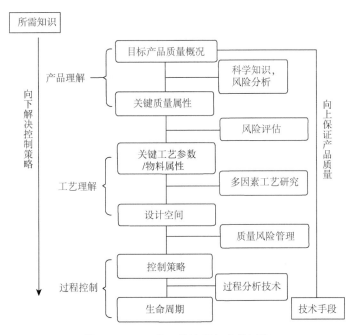

图 5-4　QbD 的工作流程与实施过程

原料药的研发包括 5 个要素：①识别原料药 CQA；②选择合适的生产工艺、规模和设计空间；③识别可能影响原料药 CQA 的物料属性和工艺参数；④确定物料属性和工艺参数与原料药 CQA 之间的关系；⑤建立合适控制策略，包括物料、工艺路线、工艺过程和成品质量。

QbD 将风险评估和过程分析技术、实验设计、模型与模拟、知识管理、质量体系等重要工具综合起来,应用于药品研发和生产,建立可以在一定范围内调控变量、排除了不确定性、保证产品质量稳定的生产工艺。而且,还可持续改进,实现产品和工艺的生命周期管理。传统方法和 QbD 方法在制药工艺研发中的比较见表 5-1。

表 5-1　传统方法和 QbD 方法在制药工艺研发中的比较

项目	传统方法	QbD
研发方式	单变量实验,确定与原料药有关的潜在的关键质量属性,建立一个合适的生产工艺	多变量实验 评估细化理解生产工艺 辨识物料属性和工艺参数 确定物料属性和工艺参数与 CQA 的关系
工艺参数	工艺参数是设定点,操作范围是固定的	工艺参数和单元操作,在设计空间内运行
控制策略	可大量重复的工艺验证,符合标准的检测	结合质量风险管理,建立优化控制策略
过程控制	离线分析,慢应答	PAT 工具,实时监测,过程操作可溯源
产品质量控制管理	中间体和成品的检验对问题应答,通过被动整改措施和纠错得以解决,偏重于遵守法规	用设计(研发)来保证质量 针对问题有预防性措施,持续性改进,在设计空间内调整监管部门批准,全生命周期管理

(二)制药工艺研发的工具

制药工艺研发的主要工具包括风险评估和过程分析技术,实验设计、模型与模拟、知识管理、质量体系等。实验设计是如何制订实验方案,提高实验效率,减少或排除随机误差或实验误差的影响,并使实验结果能有效地进行统计分析的理论与方法。本节重点介绍风险评估和过程分析技术、正交试验设计(orthogonal design)、均匀试验设计等。

1. 风险评估　风险是危害发生的概率和所造成后果的严重程度,世界各国对药品质量推行风险管理,包括风险的评估、控制、决策与执行等。

(1)风险评估方法:风险评估就是对风险进行识别、分析和评价,通过风险识别确认风险的潜在根源。通过风险分析,对这些来源的危害程度和可检测能力进行估量。通过风险评价,借助概率论和数理统计等方法,与给定的风险标准比较,对这些风险进行定量或定性的评价,确定风险的重要程度。风险控制就是通过减轻、避免风险发生,把风险降低到可接受的程度。

(2)风险评估的实施过程:在制药工艺中,采用风险评估工具,结合实验研究,确定关键参数和变量,建立合适的控制策略。

第一种是风险排序,主要危害性分析,基于产品药效、PK/PD、免疫性和安全性进行风险评估,风险分级主要考虑严谨性和不确定性。

第二种是决定树模型,一般用于过程中生物活性成分对安全作的评价,杂质安全系数(如 LD_{50})在产品中的水平。

第三种是失败模型与效应分析,适合于常用过程参数,是基于控制策略的风险评估分析,包括相关因素的严重性、发生质量问题的可能性及可检测性。

风险性评估要结合以往的文献、法规要求、平台资料、实验数据以及动物实验和临床数据进行分级。如果没有任何数据支持是高风险的属性,需要进行一些实验研究,以便能评估。第三种方法最常见,结合文献报告和实验数据行评估,数据越充分,评估越可靠。

2. 过程分析技术　与传统的离线分析不同,QbD 要求对工艺过程进行实时监测。为此,近年来国际上发展出现了过程分析技术（process analysis technology，PAT），是实施 QbD 的有效工具。

2004 年，美国 FDA 颁布了 PAT 行业指南，指出 PAT 是以实时监测原材料、中间体和工艺的关键质量和性能属性为手段，建立一种设计和分析控制生产过程的系统。PAT 的理念是通过对工艺过程中影响产品 CQA 的各参数实时测量和分析，理解生产过程中关键参数与产品 CQA 之间的关系，综合判断工艺的终点，达到实时放行进入下一工序的目的。

PAT 的主要过程包括数据采集和统计分析。使用过程分析仪器如光谱仪、色谱仪、质谱仪、核磁共振仪和传感器等，连续实时采集生产状态的多元数据，对生物或化学反应物体系组分（反应物、中间体、产物、副产物、杂质、催化剂等）、反应程度、反应速率、反应终点、临界条件和安全控制、工艺效率和无错率（质量、重复性和收率）等进行统计分析，将过程信息与产品 CQA 联系起来。

二、中药提取工艺优化设计方法

1. 单因素实验设计　全面实验是将每个因素组合起来进行实验，例如对于考察 4 个因素、每因素高中低 3 个水平的工艺研究，不计重复实验，需要做 4^3 即 64 次实验，当因素和变量非常多时，将难以完成所有实验。在这种情况下，可采用多次单因素实验，即固定一个因素的一个值，依次考察其他各因素的最佳值，对于 4 因素和 3 水平的工艺研究，不计重复实验，需要做 4×3 即 12 次实验。

单因素实验只适合于各因素之间无相互作用的情况，在工艺研究通常用于筛选主要工艺参数和范围，在此基础上，结合正交试验设计等方法可以进一步优化工艺参数。

在实验过程中，实验设备和人员是影响实验结果的变量。由于使用不同仪器设备、不同时间、不同人员可能造成实验结果产生偏差，因此要严格按照实验设计安排实验，严格按照实验规程或操作规程使用仪器设备进行实验。同时，在实验批次之间和批次内设置合理的重复，一般 3～5 个重复，使用科学统计方法，对数据分析，得出接受的结论。

2. 正交试验设计　事实上，工艺的各因素之间是相互影响的，因此可利用正交表进行多因素实验研究。

正交设计具有两个特点：①分散均匀。每个因素的水平都有重复实验，在实验的范围内是均匀分散的，每个因素的各个水平出现次数相同，每个点具有很强的代表性。也就是说，用部分实验点代替全面实验，用部分结果了解全面实验的情况，从全面实验点中，挑出最具有代表性的点进行实验，分析实验结果，推断出最优方案，还可获得各因素的重要程度。②整齐可比。实验点排列规则整齐，各因素同等重要，每个因素的各水平之间具有可比性，分析各因素对目标函数的影响。

正交设计的缺点是不能对各因素和交互作用一一作出分析，当交互作用复杂时，可能会出现混杂现象。

正交试验的过程包括实验方案设计与实施、数据整理与结果分析两个阶段。

（1）正交试验方案的设计与实施：正交试验设计有商业化的软件使用，可进行全因素设计或其他设计，取决于具体的实验研究内容和要求。在此只介绍设计和实施基本思路和统计分析方法。

查阅文献结合已有的经验等，在对工艺全面调研和了解的基础上，提出解决工艺中什么问题，然后分析工艺的影响因素，从众多影响因素中，选出需要进行实验的因素、影响较大的和未知的因素优先考虑。在工艺实验研究中，经常需要以得率或产量经济指标为重要参数（KQA），以起始物料选择、杂质和副产物生成等为关键质量参数（CQA），研究化学反应条件（温度、压力、配料比、溶剂、催化剂等）或生物培养条件（培养基物料选择、pH、溶解氧、温度等）等关键工艺参数（CPP）。选择关键参数的数目（即变量数或因素数）后，确定每个参数的取值范围具体值（水平数和水平值），一般选择 2～4 个水平，水平太多时（8 以上），实验次数剧增。

根据参数和水平数及其交互作用数，选择适宜的正交表。正交表记为 $L_n(q^m)$，L 表示正交表，n 为需要做的实验次数，q 为水平数，m 为因素数（包括交互作用、误差等）。在能安排参数和交互作用的前提下，尽可能选择较小的正交表，以减少实验次数。表头设计时，如果不研究交互作用，各参数可随机安排在各列中；如果有交互作用，就严格按正交表安排各参数所在列，防止交互作用的混杂。把正交表中的因素和水平转成实际的工艺参数和水平值，就形成了正交试验方案。

根据正交设计的实验方案进行实验，按要求测定、记录，收集原始数据。

（2）正交试验数据整理与结果分析：数据整理就是对原始数据的第一次演算，获得指标值，填入正交表。

实验结果分析是以数据为基础，分析各因素及其交互作用的主次顺序，判断各因素对指标的贡献程度，找出最佳因素水平组合，分析因素和水平变化时，指标是如何变化的，即变化趋势和规律；了解各因素之间的交互作用强度，估计实验误差，即实验的可靠性。

正交试验结果分析有两种方法，即极差分析和方差分析。

极差分析就是直观分析，可以帮助判断主次因素，确定优水平和优组合。极差值是指某因素在最优水平与最劣水平时实验指标的差值，即该因素在取值范围内实验评价指标的差值，某列的极差值体现了该列因素水平变化时，实验评价指标的变化幅度。极差越大，表明该因素对实验评价指标影响越大，该因素越重要，绘制因素与实验评价指标的趋势图，就能直观分析出实验评价指标与各因素水平之间的关系，推断出主次因素，某列因素的平均极差值可判断该列因素的优水平和优组合。根据各因素各水平下的实验评价指标的平均值，确定优水平，进而选出优组合。

为了评估这些实验数据的波动是由实验误差引起的，还是由不同因素水平引起的，即不同实验批次和不同实验条件下的实验结果是否具有统计学意义，必须运用数理统计的原理进行方差分析，对实验结果差异的显著性进行估计，从而得出科学结论。在具体的实验过程中，不同批次和同批次内的重复实验，得到的数据是不完全相同的。

方差基本分析过程是，计算因素偏差平方和误差偏差平方和，构成了总偏差平方和，计算因素的自由度和误差自由度，构成总自由度。进而计算因素的方差和误差的方差，计算 F 值（因素方差除以误差方差）；一般假设的置信度可取 5%或 1%，进行假设检验，如果 F 值超出了置信区间，表明该因素对实验评价指标有显著影响，反之则无影响。因素对实验评价指标没有影响，意味着其差异是由误差引起的，不是因素的水平改变引起的。

3. 均匀试验设计　1978 年，我国数学家方开泰和王元教授运用数理论的方法，不考虑正交设计的整齐可比，只考虑在实验范围内的均匀分散，创造了均匀设计（uniform design），均匀设计已经实现了计算机软件的辅助设计和实验结果的统计分析。

均匀设计的特点是，实验次数较少，每个因素的每个水平只做一次实验，任何两个因素的实验点在平面的格子点上，每行每列都有且仅有一个实验点；均匀设计表的任两列组成的实验方案一般不等价，此点要求每个均匀设计表必须有一个附加的使用表，当因素的水平增加时，实验次数按水平数的增加量而增加。

（1）实验方案的设计与实施：与正交设计类似，开展设计前需明确实验目的，确定评价指标。根据考察因素与水平选择均匀设计表，进行表头设计，明确实验方案后进行实验。

均匀设计表记为 $U_n(q^m)$，U 表示均匀设计表，n 为总实验次数，q 为水平数，m 为因素数。均匀设计表中，行数为水平数（实验次数），列数为安排的最大因素。根据实验目的，选择适合的因素相应的水平。选择适宜的均匀设计表，从使用表中选出列号，将因素分别安排到这些列号上，并将这些因素的水平按所在列的指示分别对号，完成实验方案的设计。根据均匀设计表，安排实验，检测和分析，获得实验数据。

（2）实验结果分析：均匀设计的实验结果没有整齐可比性，不能采用方差分析方法，通常采用多元回归分析方法，求解变量和因素之间的函数关系。根据函数关系，求出理论最优条件，进行最优条件的验证实验。

采用均匀设计，可揭示变量（目标函数）与各因素之间的定性关系及最优工艺条件。与正交设计相比，均匀设计适合于多因素多水平实验。但在制药工艺研究中，均匀设计并没有得到欧美药监部门的认可。

4. 效应面法　优化提取工艺时，采用单因素考察，无法考虑各因素的交互作用；采用正交设计或均匀设计，实验精度不够。如果采用效应面优化法（response surface methodolog，RSM）可提高其精度，达到更好的优化效果。

效应面优化法是集数学和统计学方法于一体的优化方式，就是通过描绘效应对考察因素的效应面，从效应面上选择较佳的效应区，从而回推出自变量取值范围即最佳实验条件。

设所考察的 n 个因素 x_1，x_2，x_3，$\cdots$，x_n 是自变量，要求 x_1，x_2，x_3，$\cdots$，x_n 是可准确控制的连续可测变量；所考察的指标或效应为因变量，用 y 表示。效应与考察因素之间的关系可用函数 $y = f(x_1, x_2, \cdots, x_n) + \varepsilon$ 表示（ε 为偶然误差），该函数所代表的空间曲面即为效应面。在实际实验中，建立的方程不一定就有统计学意义，此时可以利用软件对偏回归系数进行检验，剔除对结果影响不大的因素，并得以建立多元逐步回归方程。在线性与回归方程无统计学意义时，可考虑建立非线性的二次多项逐步回归方程。

效应面优化法步骤：①根据工艺优化要求选择可靠的实验设计以能够适应线性或非线性数学模型的拟合需要。②建立效应与因素之间的方程，再通过统计学中方差分析检验模型的可信度。③优选最佳工艺条件。如果方程是线性的，则在空间中的效应面应为平面；如果方程是非线性的，则在空间中的效应面应为三维曲面；在考察范围内，在距离较佳区域远的地方接近线性，越是接近较佳区，面的弯曲度就越大，所以在较佳区域里是非线性关系居多的；从效应面上直接寻找最佳工艺条件，是最简单直观的，也可根据模型采用解方程求极值或限定效应范围求解因素水平区间以获得较佳工艺条件。由于二次或更高次的非线性回归方程计算相当复杂，因此需借助统计软件完成。

5. 星点设计　星点设计（central composite design，CCD）是最常用的效应面设计，属于多因素五水平的实验设计，在两水平析因设计基础上增加极值点和中心点。设有 k 个因素（$k \geqslant 3$），实验表以代码形式编排，实验时再输入实际操作值。一般代码水平取值为 0、± 1、$\pm \alpha$，其中 0 为中值，α 为极值，$\alpha = (F)^{1/4}$，F 为析因设计部分实验次数，$F = 2^k$ 或 $F = 2^k \times 1/2$

（$k \geqslant 5$ 时采用）。CCD 设计表由三部分组成：

（1）$F = 2^k$ 或 $F = 2^k \times 1/2$ 析因设计。

（2）极值点。没有极值点就和二水平的析因设计一样，只能用作线性考察，不适合于非线性拟合。极值点在坐标上的位置称为轴点（axial point）或星点（star point）。使用向量（$\pm \alpha$, 0, …, 0）、（0, $\pm \alpha$, …, 0）…、（0, 0, …, $\pm \alpha$）表示，向量的组数应与因素数相等。

（3）一定数量的中心点重复实验。中心点的个数与 CCD 设计的正交性（orthogonal）或均一精密性（uniform precision）有关。星点设计是具有可旋转性（rotatable）的，即在实验设计中，如果 x 在某一取值点，预测效应 y 的方差只是该点到中心点距离的函数，而与向量的方向无关。当该设计围绕中心点旋转时，效应 y 的方差会始终保持不变，因此均一精密的 CCD 设计与正交试验设计相比，回归系数偏差更小，回归操作更准确可靠。

另外因素为 2 或 3 的特殊可旋转设计试验点分布于圆（$k = 2$）或球面（$k = 3$）上，称为等距设计（equiradical design）。在 3 因素星点设计中，为了使得试验点与中心点等距，选用的是 $\alpha = 1.732$ 而不是 $\alpha = 2^{3/4} = 1.682$，因为采用的是球面，所以有人称其为球面设计。利用星点设计进行效应面优化时，需严格地按照设计表进行试验，以控制试验误差在最小范围内，当数据重复性差时，就很难得到满意的试验结果。

第二节　中药提取工艺放大验证

一、中药提取中试放大工艺

1. 中试放大工艺　实验室工艺路线完成后，模拟工业化生产条件对工艺再研究，确保工业生产具有可行性、研发工艺与生产工艺具有一致性。中试放大工艺试验的目的是验证、复审及完善实验室工艺条件，研究确定工业化生产所需设备结构、材质、安装及车间布局等，为正式生产设计提供实验依据。

中试放大工艺试验规模一般比小型试验规模放大 50～100 倍。通过中试放大研究，有助于理解在工艺放大过程中，设备、工艺、安全预案的变化，确保生产的合理性与安全性。中试放大方法主要有经验放大法、相似放大法和数学模拟放大法三种方法。

中试放大工艺试验的内容主要包括：①小试工艺路线验证，考察工艺路线是否成熟合理，主要经济指标是否接近生产需求；②使用的工业化原料产品、质量控制以及成品品质控制要求；③中试工艺参数确定以及设备、管道等设备需求汇总；④生产成本核算以及三废管理处理措施。

2. 中试放大工艺试验注意事项　①严格遵守规章制度和工艺操作规程，不得随意更改，不得任意的增减；②仔细观察反应现象，及时记录，出现异常，如：反应热效应显著、出现暴沸等异常时，应有相应的应急措施；③设备运转出现异常时，如真空系统漏气、突发停电、停水、离心机运转不正常时，应立刻采取必要的应急措施；④试验人员应有高度的责任心，应密切关注试验过程，及时采取措施解决预见或未预见性的问题。

二、中试工艺验证基本要求

（一）投料量

中试研究的投料量为制剂处方量（以制成 1000 个制剂单位计算）的 10 倍以上。不同剂型和工艺应有所区别：装量大于或等于 100ml 的液体制剂应适当扩大中试规模。以有效成分、有效部位为原料或以全生药粉入药的制剂等，可适当降低中试研究投料量，但均要达到中试研究的目的，半成品率、成品率应相对稳定。

药材和饮片、植物油脂和提取物的含量（%）均按重量计。成方制剂与单味药制剂的含量，除另有规定外，一般按每一计量单位（1 片、1 丸、1 袋、1ml 等）的重量计；单一成分制剂如规定上限为 100% 以上时，系指用本版药典规定的分析方法测定时可能达到的数值，它为药典规定的限度或允许偏差，并非真实含量；如未规定上限时，系指不超过 101.0%。制剂的含量限度范围，是根据该药味含量的多少、测定方法、生产过程和贮存期间可能产生的偏差或变化而制定的，生产中应按处方量或成分标示量的 100% 投料。

（二）工艺规程

中药提取产品的生产工艺规程、标准操作规程（SOP）是实施生产过程的根本大法，任何一个操作者、管理者都不能擅自违背这些最基本的工艺文件，进行与规程不符的操作。产品的生产工艺规程、标准操作规程，都是根据长时间的实践总结而得，并且还要通过 GMP 工艺验证；违规操作的后果十分严重，轻则影响到产品的质量、收率、成本等，重则引发恶性事故，造成火灾、爆炸、人身事故、环境污染等。

1. 生产工艺规程　生产工艺规程为基于生产工艺过程的各项内容归纳写成的一个或一套文件，包括起始物料和包装材料，以及生产工艺过程控制和注意事项。GMP 规定，经注册批准的生产工艺规程和标准操作规程不得任意修改。如需修改时，应按制定时的程序办理修订、审批手续。因此，生产工艺规程是组织管理生产的基本依据。

生产工艺规程的内容包括：产品名称，生产工艺的操作要求，物料、中间产品、成品的质量标准和技术参数及储存注意事项，物料平衡的计算，成品容器、包装材料的要求等。具体内容如下：

（1）产品概述：原料药的名称、结构和理化性质，概述质量标准、临床用途和包装规格与要求等。

（2）原辅材料和包装材料：起始物料及所用试剂、溶剂等的名称、项目（外观、含量和水分）和规格，包装材料名称、材质、形状、规格等。原辅材料和包装材料的生产商及其执行质量标准。

（3）生产工艺流程：以各单元操作为依据，以生产工艺过程中的提取为中心，用图解形式把提取、加热、冷却、冷凝、过滤、蒸馏、提取分离、精制等物理化学处理过程加以描述，形成工艺流程图。

（4）提取过程：按多功能提取罐，分工序写出提取方法及其提取原理，标明药材、饮片和产物、浸膏的中文名称。还要包括提取终点的控制方法和快速检验方法。

（5）设备流程图及运行能力：设备一览表包括岗位名称、设备名称、规格、数量（容积、性能）、材质、电机容量等。用设备示意图的形式来表示生产过程中各设备的衔接关系即构成设备流程图，说明主要设备的使用与安全注意事项。主要设备的生产能力以中间体为序，主要设备名称和数量、生产班次、工作时间、投料量、批产量和折成品量。

（6）生产工艺过程：生产工艺过程应包括：①原料配比；②主要工艺条件及详细操作过程，包括提取溶剂配制，后处理、回收、精制和干燥等；③重点工艺控制点，如加料速率、提取温度、减压浓缩时的真空度等；④异常现象的处理和有关注意事项，例如停水、停电、产品质量未达标等异常现象。

（7）中间体和半成品的质量标准和检验方法：以中间体和半成品名称为序，将分子式、分子量、外观、性状、含量指标、规格、检验方法以及注意事项等内容列表，同时规定可能存在的杂质含量限度。

（8）生产安全与劳动保护：主要包括防毒、防辐射危害、防火、防爆；强化资源和环境安全意识，做到资源的综合利用和三废处理的达标排放。对废弃物进行有效处理，对溶剂尽可能回收再利用，对于废弃物的处理，将生产岗位、废弃物的名称及主要成分、排放情况（日排放量、排放系数和 COD 浓度）和处理方法等列表。对于回收品的处理，将生产岗位、回收品名称、主要成分及含量、日回收量和处理方法等列表，载入生产工艺流程。

（9）附录：生产技术经济指标包括：①成品生产能力（年产量、月产量）和副产品生产能力（年产量、月产量）；②中间体，成品收率，分步收率和成品总收率，收率计算方法；③劳动生产率及成本，即全员和工人每月每人生产数量和原料成本、车间成本及工厂成本等；④原辅材料及中间体消耗定额；⑤动力消耗定额。

生产周期与岗位定员：记录各岗位的操作单元、操作时间（包括生产周期与辅助操作时间）和岗位生产周期，并由此计算出产品生产总周期，按照岗位需要确定人员责任和数量。

物料平衡、能量平衡等计算，所用酸、碱溶液的密度和质量分数，原料利用率、收率计算公式。

2. 标准操作规程（SOP）　标准操作规程（SOP）是经批准用以指示操作的通用性文件或管理办法。SOP 描述与实际操作有关的详细、具体工作，是文件体系的主要组成部分，主要有生产操作、检验操作、设备操作、设备维护保养、环境监测、质量监控、清洁 SOP。

（1）投料前认真检查，罐内要清洁，各罐盖密封面要良好，各门锁、汽缸动作要灵活，润滑要良好，各阀门、仪表、安全阀要灵敏，准确，无跑冒滴漏现象，控制台、空压机、水泵（循环泵）要保持良好。检查各润滑点是否润滑良好，必要时添加润滑油。各个阀门是否良好，开关位置是否正确，计算机运行是否正常。

（2）检查无误后开启空压机，打开手控台进气阀门，使气压升到 0.6～0.7MPa 时关排渣门，关闭锁紧钩。打开进水阀，加适量工艺用水进行试漏。采用计算机全自动控制的设备，所有按要求设定好全部的工艺参数后，将手/自动刀闸设置为自动，然后点击运行。

（3）关闭投料口，挂上连接投料筒的布袋，打开投料口连接布袋另一侧开始投料，注意此时必须关闭手控台进气阀门，打开投料口开始投料时，使手控台汽缸处于放空状态。

（4）投料完毕后，打开手控台进气阀，关闭放空阀，关闭投料及锁紧钩，然后关闭手控台进气阀门，把手控台汽缸中所有空气压力卸掉，按下投料完成按钮，计算机全自动控制将自动加溶剂至工艺要求，并加热。注意确定手动加溶剂阀在按下投料完成按钮之前是打开状态。

（5）打开直接蒸汽或间接蒸汽加热，至工艺要求温度后，关闭直接蒸汽，用夹套蒸汽保温

（保持压力 0.03～0.05MPa）。醇提时禁止使用直接蒸汽加热，只可用夹套蒸汽加热。加热过程要根据工艺要求设置循环泵打循环时间和等待时间。

（6）药液提取完后，要关掉蒸汽阀门，要注意在药液提取过程中，水提时多功能罐上的放空阀必须保持常开状态；醇提时冷凝器上方的放空阀必须保持常开状态，并常检查冷却水是否符合要求。药液提取完成后，要关掉蒸汽阀门，系统将自动打开通向储罐的出药阀门，关闭打循环的阀门，打开过滤器阀门，启动物料泵将料液放入未处于高液位的储罐；若储罐都处于高液位，或不同批号、品种，计算机全自动控制将提示出药请求后，选择未处于高液位的储罐或同品种、批号的储罐，点击出药，即可完成出药。

（7）出药完成后，按下出药完成按钮，系统会关闭过滤器阀门及物料泵，打开进水阀门。关闭出药阀门，打开打循环阀门，进行二次提取。重复上述操作，提取至工艺要求程度。

（8）药液提取完成后，打开放空阀，呼叫出渣车到相应位置。打开手控台进气阀，待空气压力至 0.6～0.7MPa 时打开排渣锁紧钩及排渣门，进行排渣。排渣时要确认除渣车处于此提取罐下方时才能打开下盖，未排完渣，严禁开门进入出渣间内，排渣作业必须双人操作并遵守出渣工作管理规定。

（9）工作完毕，罐内外要彻底清理，控制台储罐中的压缩空气要放尽，有水时要排净。关闭计算机并检查各路阀门处于正常状态。

（10）定期检查计算机和提取罐是否有异常或报警。严禁脱岗或长时间不在岗位上巡回检查。

（11）注意事项：①多功能罐工作时，一定要将手控台余气排空，以免误操作发生事故；②多功能罐不工作时，投料门、排渣门应打开，以延长密封圈的使用寿命；③水提取时，放空阀必须常开以免设备超压，醇提时冷凝器上方排空阀必须常开，以保持常压提取；④提取加热时，可打开强制循环，使加热温度均匀加上升；⑤物料泵运转时严禁空转、反转；⑥醇提时，直接蒸汽阀门不可开启，关闭放空阀，打开扑集器阀门，打开冷凝器放空阀，打开冷凝器、冷却器的冷却水进行封闭提取，待油水分离器有液时，打开气液分离器回流阀，乙醇溶液液流回到罐内；⑦排渣时，二层地面人员不得随意进入除渣通道，以免发生危险；⑧做好巡回检查工作，发现螺丝松动、密封处跑冒滴漏、与胶管三通部位转动不灵活及时找维修人员紧固与调整处理。严禁设备带病运行，如经检查发现有带病运行的，对责任人给予重罚。

3. 确定工艺流程　包括两个主要单元过程：提取、提取液的浓缩，无论是各单元过程或全产品的流程图都要仔细绘制，按正规的工艺流程来画，并可在流程图上模拟进行从准备、投料、操作、出料直到清洗结束的全部过程，如出现问题应及时改进流程。为了在中试过程中取得相应的工程工艺参数，需要在流程中加入必要的数据测量、采集点，例如测量提取罐加热夹层的水蒸气流量、温度等，以计算夹层向提取罐热量传递的总传热系数。

4. 工艺操作规程与中试操作记录　包括单元过程与全产品工艺过程的操作规程与相应的操作记录，操作记录中应记载中试放大验证所需的所有工程工艺参数或用于计算这些参数的原始数据。

5. 中试放大验证计划　可以计划为 3 个阶段完成，初步摸索阶段（包括中试装备的调试）、最佳因素水平组合的试验阶段、最终肯定验证阶段等。

（三）工艺要点

被提取中药饮片的理化性质、粉碎度（决定扩散面和厚度）、干燥度、温度、时间、溶液的浓度差以及溶剂等，都可能影响提取速率及提取量。

1. 被提取中药饮片的理化性质   包括原料结构和原料的化学成分：①原料结构。提取溶剂通过多孔的细胞壁进行提取时，溶剂和以分子状态分散于溶剂中的化学成分，很容易通过细胞膜。如果细胞壁木质化或为木栓质，则扩散速率较慢。②原料的化学性质。扩散系数与扩散物质的分子半径成反比，在溶解度相同的情况下，小分子化学成分在溶剂中扩散快。扩散的条件还受成分溶解度的影响，易溶性的化学成分，即使分子大，也能较快扩散。

2. 原料的粉碎度   植物原料粉碎得越细，扩散面积就越大，扩散速率也就越快。因此，提高原料的粉碎度，可以改善提取效果。然而，粉碎过细，大量细胞被破坏，许多可溶性的高分子杂质很容易进入提取溶剂中，增加了提取液的黏度，从而妨碍了溶剂进入细胞继续进行提取。杂质过多，也会给过滤带来困难。在渗漉提取工艺中，原料粉碎过细，容易产生堵塞现象，影响提取效果。选择原料粉碎度时，除了要考虑提取方法的要求外，还要考虑溶剂的性质等其他因素。通常以水为溶剂时，原料可以粗些；浓醇为溶剂时，原料可以细些。含黏液质多的原料可粗些，含黏液质少的原料可粉碎得细些。

3. 原料的干燥程度   原料干燥程度直接影响细胞的吸水力，原料越干燥则细胞的吸水力就越大，对溶剂的吸收就越快，提取速率也越快。反之，原料越湿，则细胞吸水力越小，提取速率也就越慢。新鲜植物原料，原生质层没有被破坏，因而它只选择性地允许一些物质透过，几乎不允许溶解于细胞内的化学成分渗出，影响提取效果。如果在提取之前，将新鲜植物原料适当地干燥，有助于改善提取效果。

4. 温度   温度越高，扩散物质的量就越多。其原因可能是，温度升高后，降低了浸出液的黏度，同时使植物组织软化，促进组织的吸胀作用，增加化学成分的溶解和扩散。然而，许多药物在高温中易被破坏，挥发性成分在高温中易挥散，均造成有效成分的损失。同时，大分子的无效成分及胶体等杂质，因高温而溶解度增加，给后续精制工艺造成了困难。因此，如何控制最适合的温度，既能加快提取速率，又不影响药物质量，仍是重要问题。

5. 时间   在一定的条件下，时间愈长则提取出的物质愈多。但是，时间过长，扩散系数小，粒子大的胶体物质也可被提取出来。因此，提取时间不能无限地增长，长时间提取，既消耗大量热量，又造成有效成分被破坏；同时，提取出的杂质过多，也影响质量。

6. 溶液的浓度差   提取量与溶液的浓度差成正比。浓度差越大，提取量越多。当浓度差等于零时，提取过程完全停止。因此，可以利用经常更换新溶剂的措施来保持较高的浓度差，亦可以在提取过程中进行搅拌。

7. 溶剂的性质   溶剂的性质不同，对各种化学成分的溶解性不同，提取出的化学成分也不一样。理想的提取溶剂应符合4个基本条件：①能大量地提取有效成分，不提取或极少量提取杂质；②性质稳定，不应与有效成分发生化学反应；③廉价易得，或可以回收；④使用方便，操作安全。

三、中试工艺验证主要内容

中药制药中试工艺数据包括：产品生产的工艺参数（温度、压力、流量、密度、配量等），饮片、浸膏、标准提取物、中成药等的理化性质（固体的各种密度、流动性、物料的成分分析等）。

（一）工艺参数

生产过程中工艺、工程参数的控制包括：物料流的参数（流量、液位、压力或真空度、温度、pH、相对密度、某成分的含量、物料质量或体积等），能量流的参数（加热水蒸气的压力、冷却水的进出口温度与流量、冷冻盐水的进出口温度与流量等），单元操作过程及其设备的参数（浸提次数、浸提时间、沉淀时间、过滤操作时间等）。

（二）质控参数

1. 对饮片的质量控制　饮片中主要活性成分的含量是浸提物生产工艺需要控制的重要指标之一。不同产地或批号的饮片质量可能存在较大的差异，因此对投料饮片质量应按规定的标准加以控制。

2. 对中间产物及成品的质量控制　浸提过程的中间产物包括浸提液、浓缩液（或稠浸膏）、浸提物固体粗产品，它们可经不同的分离纯化过程得到不同形态与规格的浸提物产品。对中间产物及成品的质量评价多采用理化指标，评价指标不仅涉及提取物的性状指标，还包括对浸出物的定性鉴别和有效成分的含量控制。在某些情况下，如对中药的疗效物质基础了解甚少，或已有的理化指标难以作出合理评判时，亦可根据中药的功能主治，选用相关的生物学或药效学指标进行质量评价。随着科学技术的发展，对中药提取物的质量评价趋于客观化、合理化、科学化、现代化。目前常用的评价指标如下：

（1）性状评价：包括形态、色泽、气味、相对密度、黏度、澄清度、含水量等。

（2）理化鉴别：理化鉴别系指用化学或物理的方法对提取物所含某些化学成分进行的鉴别试验。通常为定性试验，少数可做限量试验，理化鉴别方法主要包括显色反应、沉淀反应、荧光鉴别、升华物鉴别、薄层色谱鉴别等。

（3）固体物收率：亦称干膏收率，即中药经浸出或分离纯化所得固体物（或干膏）的量相对于原生药量的百分率。通过比较分离纯化前后固体物得率，可以初步判断某一方法或工艺条件对中药浸出物的分离纯化程度。一般纯化后固体物收率越低，表明纯化程度越高，但它不能反映中药浸出物中有效成分或有效部位的变化情况，故常与有效成分含量指标配合使用，体现中药多成分作用的特点。

对于单一有效成分制剂主要考察有效成分得率、纯度；对于有效部位制剂应考察有效部位得率和含量，同时有效部位主要成分组成基本稳定。

（4）有效成分含量：一般根据文献与前期基础研究，选择能反映中药治疗作用的有效成分（如人参皂苷、黄芪甲苷、黄芩苷、小檗碱、天麻素等）或有效部位（如多糖类、总生物碱、总黄酮、总皂苷、总蒽醌等）进行含量测定。通过测定纯化后溶液或固体物中有效成分与有效部位的含量并与纯化前比较，可以较好地判断某一方法或工艺条件对中药浸出物的分离纯化程度和效果。目前，有效成分的测定方法主要有高效液相色谱法、薄层扫描法、液-质联用法等，有效部位的测定多用比色法、紫外分光光度法、滴定法等。

（5）指纹图谱：指纹图谱是利用光谱或色谱技术，获得的组分群体的特征图谱或图像。利用指纹图谱可以分析比较一组能够代表某饮片、浸提物、成药试样的共有峰，研究它们之间的吻合程度。中药指纹图谱用于对饮片、浸提物、成药的质量控制，也用于浸提物、成药生产过程中对质量的监控。所建立的中药指纹图谱应满足特征性、重现性、操作性的要求。指纹图谱的建立过程可分为信息化、知识化两大部分。信息化包括数据的获取和数字化，在得到大量样品指纹图谱的基础上对其进行分析，从而确定其数字特征，并建立指纹图谱数据库；知识化阶段则包括信息的解读、比较与判断、相关性研究、信息的利用等。

由于指纹图谱能同时提供多成分的信息，若能结合药效学试验等揭示指纹图谱中与中药疗效相关的组分信息，则该指纹图谱能较好地表征中药有效成分的整体，以其作为评价指标，将能更有效地评价所考察的分离纯化方法及其工艺条件的合理性，避免中药有效成分在分离纯化过程中损失。

（6）生物学或药效学指标：采用不同的方法对中药浸出物进行分离纯化，其纯化后的产物化学组成可能会有差异，生物活性或药理作用亦可能有所不同。在目前对许多中药方剂药效物质基础尚不十分清楚的情况下，仅依靠单一的化学成分指标往往难以对不同分离纯化方法作出合理的评价，此时可考虑同时用生物学指标（如抑菌谱、抑菌效率）或主要药效学指标（如镇痛、抗炎、抗心肌缺血等作用）对其进行评价，并依据生物学或药效学试验结果确定适宜的分离纯化方法。

（7）毒性成分或其他有害成分的限量：中药中的一些成分因其已明确的毒副作用而需在炮制、浸提、分离纯化过程中除去，在产品中需要控制其含量。此外，对中药产品中重金属、农药残留等有害物质进行含量控制也是必要的。

（8）卫生学检查：可根据中药提取物制成制剂的给药途径，参照现行《中国药典》，对提取物中含有微生物种类及数量作出限量要求。

第三节　中药提取工艺传质过程质量控制

中药提取工艺直接影响中药产品的质量及临床疗效，是中药产品制备过程中最复杂、最关键的环节。提取工艺的质量控制关键在于提高生产过程中提取物（提取液、浓缩液、浸膏、浸膏粉）中有效成分的转移率，降低无效成分转移率。评价提取效果的质量指标应以有效成分的转移率为主，以总浸出物为辅，并结合其他指标进行综合评价。

一、中药提取工艺质量控制关键点

中药提取工艺中投料、提取、过滤、浓缩、干燥等单元操作对提取物中有效成分具有重要影响。对中药提取工艺中各环节的传质过程进行全面、重点的质量控制，能够提高中药有效成分含量，去除无效成分，提升中药生产的质量过程控制水平。

（一）投料物料

中药提取的原料具有多样性特点，包括原料形态多样性、原料成分复杂性、有效成分含量悬殊性、处方的差异性。不同产地的同种药材所含化学成分不同，且药效与药性也存在一定差异，必须从药材源头控制中药产品的质量。

中药提取工艺中投料物料的主要质量控制要点在于：

1. 收集过程　应固定药材的基原、产地、采收期、加工方法、贮存条件、药用部位等，加强药材种植、加工过程的质量控制，建立相对稳定的药材基地，加强药材生产全过程的质量控制，尽量选择规范化种植的药材。原药材应至少符合现行版《中国药典》等标准的规定，必要时可制订药材内控质量标准，增加适当的质控指标。

2. 加工过程　应对药材先进行净选，尽量去除泥沙及掺杂的非药用部位，严格控制。若发现药材霉变量较大、杂质过多或混有其他种类药材时，不应使用该批药材。药材的炮制过程必须严格遵照工艺要求和《中国药典》中相关标准进行操作，应明确原料前处理的规格、工艺及参数。

3. 粉碎过程 提取溶剂为水时，饮片粉碎度以通过粗筛的药粉或切成薄片为宜。提取溶剂为乙醚、乙醇等有机溶剂时，饮片粉碎度以通过 20 目筛为宜。含淀粉较多根茎类的饮片粉碎宜粗不宜细；含纤维较多的叶类、全草、花类等饮片粉碎可适当略粗。

（二）提取液

提取是指依据临床用药规则和制剂要求，采用适宜溶剂及方法从饮片中富集有效活性成分、除去杂质的过程，其方法是否合理直接关系中药产品质量的优劣。中药提取工艺中提取的主要质量控制要点在于：

1. 提取过程 应明确提取方法，包括提取溶剂及其质量分数、加入量，提取温度、时间、次数等。采用何种溶剂及溶剂的加入量主要取决于饮片自身特点，溶剂对有效成分必须有足够的溶解度，对无效成分尽量不溶。水和乙醇是最常用的提取溶剂，两者的不同比例混合溶液对饮片成分的浸出影响十分明显。有效成分的渗透、溶解、扩散能力会随着温度升高而增大，但温度过高会破坏饮片中的热敏性成分。有机溶剂提取过程中需注意防止溶剂的挥发损失，注意操作安全。有效成分的转移率会随着提取时间与提取次数的增加而升高，直至达到平衡为止。过度延长提取时间或增加提取次数不仅浪费时间及能耗，且往往会使无效成分被大量提出。

2. 中间产品 需要测定提取液相对密度、体积、性状、出膏率、指标成分含量、特征图谱等指标。

（三）浓缩液

浓缩是将中药提取液制成一定规格浓缩液的过程。目前中药生产普遍采用蒸发浓缩方式，包括敞口常压蒸发、减压蒸发和薄膜蒸发。不同的浓缩方式由于工作原理、温度与时间参数不同，对浓缩液的化学成分具有较大影响。浓缩过程中溶剂汽化温度过高，会引起提取液中热敏性有效成分发生不同程度的氧化、水解、聚合、结构变化等；溶剂汽化温度过低，会使浓缩效率降低。中药提取液浓缩的主要质量控制要点在于：

1. 浓缩过程 应明确浓缩工艺中真空度、蒸汽压力、温度、进料速率、时间等具体参数，防止跑料。常压蒸发要严格控制蒸汽流量、压力、温度，防止焦煳和溢锅。薄膜蒸发应重点控制进料速率和料液的相对密度，以免局部干壁。减压蒸发应严格控制真空度与温度，避免泡溢。

2. 中间产品 需要测定浓缩液相对密度、体积、性状、出膏率、指标成分含量、特征图谱等指标。

（四）收料

浸膏粉是中药提取工艺中最后收料环节所得提取物，其质量的优劣对中成药的质量具有举足轻重的影响。中药浸膏粉流动性较差、吸湿性较强，往往易导致中成药成型工艺困难，可适当添加辅料以改变特性。中药浸膏粉的粉体粒径、比表面积和孔隙率均会影响中药制剂中有效成分的溶出和吸收等。提取工艺中收料的主要质量控制要点在于：

1. 干燥过程 应控制干燥温度、时间、真空度、辅料种类及比例、洁净室的温度及湿度。

2. 中间产品 需要检测浸膏粉色泽、流动性、含水量、吸湿性、指标成分含量、特征图谱等指标。

（五）应用案例

案例 5-1 **炙甘草浸膏粉制备过程的质量控制标准**

1. 案例摘要 炙甘草浸膏系蜜炙甘草加水煎煮提取，水煎液经浓缩干燥后制得。本案例对其制备过程中提取、浓缩、喷雾干燥环节进行关键风险点的质量控制，以保证产品质量。

2. 案例问题

（1）炙甘草浸膏粉制备过程中提取、浓缩、喷雾干燥工艺环节相应的主要工艺参数有哪些？

（2）该产品生产过程控制要点有哪些？

3. 案例分析

（1）生产步骤和工艺参数说明：

炮制：取符合药典要求的甘草片，照蜜炙法，炮制至黄色至深黄色，不粘手时取出，晾凉。

提取：炙甘草饮片，加 7 倍量水，浸泡 30min，回流提取 80min，200 目筛网过滤，再加 6 倍量水，回流提取 60min，200 目筛网过滤，合并提取液。

浓缩：提取液减压浓缩，温度 60~65℃，真空度–0.08MPa，浓缩至相对密度为 1.05~1.08（60℃），以浓缩液不黏壁，流动性好为宜。

喷雾干燥、总混：取炙甘草浓缩液，加入投料量 6% 的麦芽糊精，混匀，喷雾干燥，控制进风温度 185~190℃，出风温度 85~90℃，定时收集浸膏粉，粉碎过 80 目筛，置混合机混合 20min，装袋。

（2）生产过程控制方法及标准：详见表 5-2。

表 5-2 炙甘草浸膏粉生产过程控制方法及标准

工序	控制点	控制方法	控制标准	监测时间
提取	加水量	计量	7 倍量，6 倍量水	每批
	煎煮时间	计时	80min，60min	每批
浓缩	浓缩温度	温度表	≤65℃	每 30min 一次
	出膏相对密度	测量	1.05~1.08（60℃）	每批
	出膏率	检测计算	25%~38%	每批
干燥	辅料量	称量	6%	每批
	进风温度	温度控制面板	185~190℃	每 30min 一次
	出风温度	温度控制面板	85~90℃	每 30min 一次
	水分	快速水分测定仪	水分不得过 6.0%	每批
	收率	称重计算	30%~38%	每批

（3）中间产品控制标准：详见表 5-3。

表 5-3　炙甘草浸膏粉生产过程控制方法及标准

类别	检验项	标准
提取液	体积	测定提取液的总体积，记录数据
	固形物	测定固形物，计算出膏率
	含量	按干燥品计，甘草苷 0.62%～1.74%，甘草酸 2.22%～4.11%
	特征图谱	应符合特征峰规定
浓缩液	体积	测定浓缩液的总体积，记录数据
	固形物	测定固形物，计算出膏率
	含量	按干燥品计，甘草苷 0.62%～1.74%，甘草酸 2.22%～4.11%
	特征图谱	应符合特征峰规定
浸膏粉	质量	测定浸膏粉的总质量，记录数据
	性状	本品为浅棕黄色至褐色的粉末
	水分	≤6.0%
	含量	按干燥品计，甘草苷 0.52%～1.45%，甘草酸 1.85%～3.43%
	特征图谱	应符合特征峰规定

通过严格控制炙甘草浸膏粉制备过程中每个环节的工艺参数，测定每个环节中间体的性状、指标成分含量、特征图谱等指标，可以有效保证中药产品的均一性和稳定性。

二、提取工艺过程质量控制方法及指标

中药提取工艺复杂，涉及提取、分离、纯化、浓缩、干燥等过程。提取工艺过程的质量控制与最终产品的质量具有密切关系，必须选择合理的评价指标对提取工艺过程进行考察。传统分析方法中，指标成分含量和出膏率是中药提取生产过程中最常见的评价指标，可对提取物质量进行有效评价。随着现代分析技术的进步，中药复杂化学成分的分析变得越来越深入，更多的评价指标与分析方法可用于检测中药提取工艺过程的质量水平。

（一）指标性成分及其分析方法

中药药效成分的复杂多样，单一成分的含量测定难以全面表征中药提取工艺过程中所得物料的质量，因此多指标成分检测、指纹图谱（特征图谱）评价、药效学指标的研究，对中药过程质量控制和产品质量评价水平的提高起到了积极的促进作用。

1. 化学检测手段　通过测定中药提取过程中指标成分含量，可计算指标成分转移率，由此评价提取工艺的优劣。含量测定方法主要包括化学分析法与仪器分析法。化学分析法包括容量分析法与重量分析法，仪器分析法包括光谱法与色谱法。目前仪器分析法是中药指标成分分析的主要手段，常见的有紫外-可见分光光度法、薄层色谱法、高效液相色谱法、气相色谱法、毛细管电泳法及色谱-质谱联用技术等。

（1）紫外-可见分光光度法：紫外-可见分光光度法（UV-Vis）是在 190～800nm 波长范围内测定物质的吸光度，用于化学成分的定量与鉴别。用于定量时，可在最大吸收波长处测量一定浓度样品溶液的吸光度，并与已知浓度对照品溶液的吸光度进行比较，从而计算样品溶液浓

度。其中比色法是以生成有色化合物的显色反应为基础，通过测定有色物质溶液颜色深度来确定某类化学成分总含量的方法，具有显色反应灵敏，操作简单，成本低等优点。

（2）薄层色谱法：薄层色谱法（TLC）利用各成分对同一吸附剂吸附能力的不同，使在流动相流过固定相（吸附剂）的过程中达到各成分的分离。TLC能够提供直观的可见光或荧光图像，通过对照品可进行鉴别；亦可以对照品溶液浓度为参照，根据斑点颜色深浅及面积大小进行半定量。若配有扫描仪器和积分软件，则可对薄层色谱的斑点颜色、斑点数目、相对位置及斑点大小和光密度进行量值上的比较。

（3）高效液相色谱法：高效液相色谱法（HPLC）以液体为流动相，采用高压输液系统，将流动相泵入装有固定相的色谱柱中，各化学成分在柱内分离后进入检测器，进行分析。根据色谱图中色谱峰的出峰时间和顺序，与对照品对比，可对化合物进行定性分析；根据色谱峰的面积大小，可对化合物进行定量分析。HPLC分离效能高、分析速度快、检测灵敏度高、色谱柱可反复使用，且可与多种检测器连接以测定中药中各种化学成分。中药样品中大多数成分均可通过HPLC进行检测分析，故HPLC技术在中药的质量评价及过程控制中占有重要地位。超高效液相色谱法（UPLC）原理与HPLC基本一致，相比于常规HPLC，UPLC可大大缩短分析时间，减少溶剂消耗。

（4）气相色谱法：气相色谱法（GC）是利用气体作为流动相的色谱分离分析方法，具有灵敏度高、选择性强、分析速度快等优点。GC特别适用于分析中药中具有挥发性或极性较小的成分，如龙脑、芳樟醇、柠檬烯等；也适用于含衍生化后可挥发成分的中药，如生物碱类、脂肪类、内酯类、酚类、糖类等。

（5）毛细管电泳色谱法：毛细管电泳色谱法（CE）是依靠高压直流电场作为驱动力，以缓冲盐为电解质，以毛细管为通道，通过样品中各化学成分迁移速率和分配能力的不同而实现分离的技术。CE具有流动相用量少、高效快速、成本低等优势，适用于分析中药中带电荷的化合物，如单糖、蛋白质、氨基酸、生物碱、有机酸、黄酮及部分中性分子等。

（6）色谱-质谱联用法：气相色谱-质谱联用（GC-MS）与液相色谱-质谱联用（LC-MS）是目前常用的两种色谱-质谱联用技术，为中药成分的分析提供了高效的定性、定量方法。色谱-质谱联用技术将色谱的高分离能力与质谱可提供相对分子质量与结构信息的优点结合起来，既可对已知成分进行定性定量分析，又可提供未知成分的大量结构信息。目前色谱-质谱数据库比较缺乏，在未知成分的定性鉴别方面，需要研究者掌握较高的质谱解析能力。

2. 有效部位含量分析 中药中化学成分种类繁多，包括萜类、黄酮类、蒽醌类、糖类、氨基酸类、多肽蛋白质类等，对于某一类化学成分的含量测定常用比色法。

（1）萜类成分：萜类成分的含量测定常用香草醛-硫酸、香草醛-高氯酸比色法。其原理为强酸将苷元的酚羟基氧化为羧基，同时增加一个双键结构，再通过双键位移、分子间缩合等一系列反应生成共轭双键体系，又在酸作用下形成阳碳离子盐而呈现紫色，约在545nm处测定吸光度。

（2）蒽醌类成分：蒽醌类成分的含量测定主要依据Feigl反应、Borntrager反应和醋酸镁反应，常以1,8-二羟基蒽醌、大黄素或大黄酸为对照品。①Feigl反应：在碱性溶液、加热条件下，醌类衍生物与醛类、邻二硝基苯反应，生成紫色化合物。②Borntrager反应：在碱性溶液中，羟基醌类颜色发生改变，并加深，可呈橙、红、紫红及蓝色。③醋酸镁反应：醋酸镁的甲醇溶液与羟基蒽醌化合物反应，显橙红色或紫色，所显颜色与分子中羟基位置有关。

（3）黄酮类成分：黄酮类成分的含量测定常用 $NaNO_2$-$Al(NO_3)_3$-NaOH 比色法，通常以芦丁为对照品。这种方法以 $NaNO_2$-$Al(NO_3)_3$ 为显色剂，$NaOH$ 碱性条件下，利用黄酮类成分与铝盐生成红色铝螯合物而显色，约在510nm处测定吸光度。

（4）糖类成分：糖类成分的含量测定常用苯酚硫酸法、硫酸蒽酮法、3,5-二硝基水杨酸法，通常以葡萄糖为对照品。①苯酚硫酸法原理：在硫酸作用下，多糖先水解成单糖，并迅速脱水生成糖醛衍生物，再与苯酚生成橙黄色化合物，约在490nm处测定吸光度。②硫酸蒽酮法原理：在硫酸作用下，多糖反应生成糠醛或羟甲基糠醛，再与蒽酮反应生成蓝绿色糠醛衍生物，约在625nm处测定吸光度。③3,5-二硝基水杨酸法原理：在碱性溶液中，3,5-二硝基水杨酸与还原性糖生成棕红色氨基化合物，约在540nm处测定吸光度，适用于测定还原性糖含量。

（5）氨基酸类成分：氨基酸类成分的含量测定常用茚三酮法，氨基酸与水合茚三酮共同加热后被氧化分解为二氧化碳、氨和比氨基酸少一个碳原子的醛，而茚三酮被还原。在弱酸性溶液中，还原茚三酮与氨及另一分子茚三酮缩合成蓝紫色化合物茚二酮胺，约在570nm处测定吸光度。

（6）多肽蛋白质类成分：多肽蛋白质类成分的含量测定比色法有福林酚法（Lowry法）、双缩脲法、2,2′-联喹啉-4,4′-二羧酸法（BCA法）、考马斯亮蓝法等。①福林酚法原理：在碱性条件下，蛋白质与硫酸铜生成蛋白质-铜复合物，然后与色氨酸、酪氨酸、半胱氨酸共同作用使酚试剂中的磷钼酸还原生成蓝色化合物，约在650nm处测定吸光度。②双缩脲显色法原理：在强碱性溶液中，蛋白质分子中含有的两个以上肽键与 Cu^{2+} 形成紫红色络合物，约在540nm处测定吸光度。③2,2′-联喹啉-4,4′-二羧酸法（BCA法）原理：在碱性溶液中，蛋白质分子将 Cu^{2+} 还原为 Cu^+，2,2′-联喹啉二羧酸与 Cu^+ 结合形成紫色复合物，约在562nm处测定吸光度。④考马斯亮蓝法原理：在酸性溶液中，考马斯亮蓝 G250 与蛋白质分子中的碱性氨基酸和芳香族氨基酸结合形成蓝色复合物，约在595nm处测定吸光度。

3. 指标成分分析　鉴于中药的整体作用及多成分多靶点的特点，常选择多指标成分进行含量测定。以《中国药典》2015年版为代表的质量标准，注重质量控制指标的有效性与中药质量控制的整体性。逐渐由单一指标成分向多指标成分质量控制转变；由测定指标成分向测定有效成分、活性成分转变，并借助指纹图谱和特征图谱技术来表征中药复杂体系。

（1）单一指标成分分析：常用某一含量较高的成分或者活性成分作为中药质控指标，通常采用色谱技术对其进行检测分析，其中高效液相色谱技术的应用最为广泛。常规高效液相色谱法的建立包括：①色谱条件的优化，包括流动相、添加剂、色谱柱的选择，洗脱梯度、柱温、流速的优化，供试品溶液制备的优化，应选择分离度较优、分析时间较短的方法。②方法学考察，包括线性与范围、精密度、重复性、稳定性、加样回收率、耐用性。

（2）多指标成分分析：传统的多指标成分是在单指标成分基础上，增加一个或多个指标成分的含量测定。选择多个具有代表性的指标成分进行检测，在一定程度上能够增强对中药整体质量的控制，但存在部分对照品价格短缺，检测成本较高等问题。

1）一测多评法：一测多评法（quantitative analysis of multi-components by single-marker，QAMS）是采用一个对照品，同时对多个指标成分进行含量测定，用校正因子阐明中药中主要成分间的相互关系。2015年版《中国药典》中已开始推广应用此法，如在丹参的质量标准中，以丹参酮 II_A 的峰面积为对照，分别乘以相应的校正因子，计算隐丹参酮、丹参酮 I、丹参酮 II_A 的含量，实现丹参中4种成分的同时测定。

一测多评法的建立过程包括指标成分的确立、分析方法的建立、内参物的选定、相对校正因子与相对保留时间的计算、方法学考察及多个实验室的复核等。其中相对校正因子 f 的计算

是一测多评法的关键，假设某样品中含有 i 个成分，则

$$f_i = \frac{W_i}{A_i} \qquad (i=1,2,\cdots,k,\cdots,m) \qquad (5\text{-}1)$$

式中，A_i 为成分峰面积，W_i 为成分浓度。

选取其中一成分 k 为内参物，建立成分 k 与其他成分 m 之间的相对校正因子

$$f_{km} = \frac{f_k}{f_m} = \frac{W_k}{W_m} \times \frac{A_m}{A_k} \qquad (5\text{-}2)$$

由此可导出定量计算公式

$$W_m = \frac{W_k \times A_m}{f_{km} \times A_k} \qquad (5\text{-}3)$$

式中，A_k 为内参物峰面积，W_k 为内参物浓度，A_m 为其他成分 m 峰面积；W_m 为其他成分 m 浓度，f_{km} 为内参物与其他成分 m 的相对校正因子。

一测多评法利用成分间的相对校正因子进行快速、经济的多指标成分同时定量检测，有利于对中药提取工艺过程中各物料的质量控制。但一测多评法需进行相对校正因子和相对保留时间的计算，对方法的耐用性要求高。

2）中药指纹图谱分析：中药指纹图谱作为一种基于中药化学成分信息综合性、可量化的识别方法，能从宏观上整体把握中药质量。中药指纹图谱指中药经过适当处理后，运用一定的分析方法获得的能够体现中药整体或部分化学特性的色谱图或光谱图，具有模糊性、整体性和专属性。指纹图谱适用于控制中药在生产过程中各环节中间体及成品的质量，对药材、饮片、提取液、浓缩液、浸膏粉、成品进行一致性评价。

中药指纹图谱分析过程的基本思路涵盖指纹图谱获取和数据处理两个方面。对照指纹图谱获取时至少要收集 10 批具有代表性的样品，再根据饮片、中间体及成品中所含成分的种类及其理化性质，找出有效成分作为研究对象，选择合适的供试品制备方法及分析检测技术。图谱的分析技术包括红外光谱法、紫外光谱法、薄层色谱法、高效液相色谱法、气相色谱法、毛细管电泳法、核磁共振波谱法等。

数据处理能够发现影响中药质量的特征信息，并进行质量差异评价。通常首先以样品中一个含量较高且易获得的主要指标成分为参照物（S），作为指纹图谱技术参数的计算，如共有峰的相对保留时间、相对峰面积。常见的指纹图谱数据处理方法有：①监督化学模式识别方法，以已知类别的样品信息作为判别模型，识别未知样品的图谱数据。该类方法包括偏线性判别分析法（LDA）、最小方差判别分析法（PLS-DA）、簇类独立软模式法（SIMCA）、K-最近邻法（KNN）等。②无监督化学模式识别方法，可对一批未知类别的模式样品集，依据样品间的相似性进行分类。该类方法主要包括主成分分析（PCA）和聚类分析（CA）等。③相似度评价方法，包括夹角余弦法、相关系数法、相对熵法、峰重叠率法、总量统计矩相似度法等。目前相似度评价主要应用于指纹图谱的实际评价中，可利用国家药典委员会推荐的中药指纹图谱计算机辅助相似度评价软件进行自动计算。在进行全谱相似度评价或共有峰相似度评价前，需进行色谱图的保留时间校正及峰位匹配。

3）中药特征图谱分析：特征图谱的原理比指纹图谱简单，所采用的检测分析方法与指纹图谱一样，但并不需要对图谱的相似性进行全面评价。特征图谱的基本思路是：在指纹图谱共有峰的基础上，选择若干具有鉴别属性的特征峰，能够用于区分该品种与其他不同品种的特异

性成分，可包含成分不明确的色谱峰。将这些成分作为特征峰，通过与参照物峰（S 峰）的计算确定其特征参数，包括相对保留时间和相对峰面积。不同实验室、不同仪器、不同色谱柱等实验条件因素对相对保留时间均具有一定影响，故规定相对保留时间允许偏差范围十分重要。特征图谱采用相对保留时间与相对峰面积进行评价，用于药材、饮片、提取物及产品的鉴别，是一种简单、常用的评价方法。

《中国药典》2015 版共修订了 29 个标准，部分中成药、中药材及中药提取物质量标准新增了对指纹图谱或特征图谱的要求，以评价并控制药品质量。随着现代化学分析和计算机技术的发展，将有更多的技术应用于中药指纹图谱或特征图谱的建立，更多的化学计量学方法应用于图谱数据处理。通过针对关键生产环节（药材收集、炮制、提取、浓缩、干燥、制剂），建立药材-饮片-中间体-产品相关性为基础的指纹图谱或特征图谱，对其进行全程质量管控。此外，还可将指纹图谱或特征图谱与多指标成分定量相结合，采用定量指纹图谱或特征图谱法综合评价中药生产过程中的中间体质量，研究各环节中有效成分的量值传递关系，建立生产过程控制模式。

（二）物理性质指标及其分析方法

中药提取过程中所获物料的性状通常为液体、半流体或固体，这些物料的物理性质直接影响到后期成型工艺的难易程度以及最终产品的质量。在重视化学指标成分分析的同时，增加对物理性质指标的研究，对提取工艺过程的控制和制药过程的理解具有实际应用意义。

1. 液体、半流体物料　中药提取液、浓缩液是中药提取过程中重要的液体、半流体物料，涉及的工艺过程包括化学成分自饮片中溶出扩散，液体在管道内的流动，液态物料的浓缩。提取液、浓缩液的主要物理性质指标有出膏率、密度、黏度、色泽、气味等。

（1）出膏率：出膏率用于表征饮片中化学成分的溶出程度，通常出膏率越大，各化学成分的转移率越高。由于并非所有化学成分都是有效成分，出膏率过大，则物料中所含杂质多，应综合考虑。

出膏率测定方法具体如下：精密量取液体物料 10～100ml，置于已恒重的蒸发皿中，水浴蒸干，于烘箱 105℃干燥至恒重，按公式（5-4）计算出膏率。

$$Y(\%) = \frac{mV}{Mv} \times 100\% \tag{5-4}$$

式中，Y 为出膏率，m 为干浸膏重量（g），v 为液体物料取样体积（ml），V 为液体物料总体积（ml），M 为饮片投料重量（g）。

（2）密度：液体物料密度的测量是实现医药产品质量控制的重要手段之一，传统测量方法基于密度基本公式（$\rho = m/V$）或阿基米德定律测量，如密度计、比重计。其中密度计测定液体物料密度方法如下：将物料置于 20℃水浴中恒温一段时间，摇匀，将浮子式密度计放入待测样品中，待密度计稳定后读取示数。

相对密度是指在相同的温度、压力条件下，液体物料密度与水的密度之比。相对密度一般用比重瓶测定，易挥发液体的相对密度可用韦氏比重秤。相对密度的测定方法可参见《中国药典》2015 年版四部通则 0601 相对密度测定法。

（3）黏度：黏度是指流体对流动所表现的阻力，黏度的大小与流体的种类、温度和压力等因素具有极大关联。常压下，温度越低，黏性越大，温度越高，黏性减小。黏度的测定用黏度计，黏度计有多种类型，常见的包括平氏毛细管黏度计、乌氏毛细管黏度计和旋转黏度计等。毛细管黏度计适用于牛顿流体运动黏度的测定；旋转黏度计适用于牛顿流体或非牛顿流体动力黏度的测定。具体黏度测定方法可参照《中国药典》2015 年版四部通则 0633 黏度测定法。

2. 固体物料　中药浸膏粉是浓缩液经过干燥得到的固体物料。由于不同干燥工艺的方式和原理不同，所得物料的物理性质指标存在较大差异，例如色泽、密度、含水量、吸湿性、粉末形态、粉末流动性等。浸膏粉的物性不仅影响干燥工艺过程，也会影响到后续制剂工艺，考察这些物理性质指标对于中药提取工艺过程及制备高质量的中药产品相当重要。针对物料为固体的物理性质指标具体如下：

（1）浸出物：浸出物可通过用水或其他适宜的溶剂对中药浸膏粉中可溶性物质进行测定。一般采用醇提的物料进行水溶性浸出物测定，水提的物料进行醇溶性浸出物测定，以考察非指标成分的其他化学成分含量。具体测定方法可参见《中国药典》2015 年版四部通则 2201 浸出物测定法。

（2）含水量：含水量的控制是保证固体中间体及产品在储存期间不变质的一种有效手段。若含水量过高，中药浸膏粉会吸湿、结块、变色、微生物繁殖加快，严重影响产品的安全性、有效性和稳定性。含水量测定有多种方法，可参照《中国药典》2015 年版四部通则 0832 水分测定法，包括费休氏法（容量滴定法、库仑滴定法）、烘干法、减压干燥法、甲苯法、气相色谱法。此外，多功能红外水分测定仪可通过远红外干燥样品，并配合精密电子天平称重的方法，可对物料进行快速水分测定。

（3）吸湿性：大多数的中药浸膏粉具有较强的吸湿性，浸膏粉吸湿后变软、结块、流动性变差，影响中药制剂的质量和疗效。中药浸膏粉吸湿性常用吸湿量、吸湿时间曲线、临界相对湿度等进行表征。吸湿性的测定方法可参照《中国药典》2015 年版四部通则 9103 药物引湿性试验指导原则。

每隔一定时间测定并计算吸湿量，可绘制吸湿时间曲线。通过测定不同相对湿度环境下的吸湿量，以吸湿量和相对湿度作吸湿平衡曲线，分别在曲线两端做切线，两切线交点处的横坐标为临界相对湿度。

（4）密度：中药浸膏粉常用的密度参数有松密度、振实密度和真密度等，其中松密度最常用。松密度不仅影响中间体的混合均匀度、固体制剂分剂量的准确性，还会对片剂的压片过程造成一定影响。

松密度常采用量筒法测定，取一定量的固体物料，称定质量，将其缓缓通过玻璃漏斗倾倒至量筒内，测定粉体的松容积，计算粉体的松密度。将上述装有粉末的量筒，以一定的振幅振动，记录粉末振实后的体积，计算粉体的振实密度。根据公式（5-5）可计算压缩度。

$$压缩度 = \frac{振实密度 - 松密度}{松密度} \times 100\% \tag{5-5}$$

（5）流动性：中药浸膏粉良好的流动性是顺利生产和产品质量合格的重要保障，流动性差的粉体存在吸湿性强、黏性高、含量不均一、装量差异大、贮存不稳定等问题。粉体流动性的表征指标主要有休止角、压缩度、流出速率等。休止角较为简单及常用，休止角指粉体堆积层的自由斜面与水平面形成的最大夹角。休止角越小，表明粉体粒子间摩擦力越小，流动性越好。一般认为休止角小于 40° 时可满足生产对流动性的需要。

固定漏斗法测定休止角的方法如下：将 2 只漏斗串联并固定于水平放置的坐标纸上约 4cm 高度处，小心地将浸膏粉沿上方漏斗壁倒入，药粉经下方漏斗漏出轻落在坐标纸中心，直到形成的浸膏粉圆锥体尖端接触到下方漏斗口为止，测出圆锥底部直径，计算休止角 α（$\tan\alpha = H/R$，H 为浸膏粉圆锥体高度，R 为圆锥体直径）。

目前，已有粉体综合特性测试仪，专用于评价粉体振实密度、松密度、休止角、崩溃角、平板角、分散度等物理特性。

（6）粒径及其分布：粒径及其分布可对压片物料的成型性、片重差异以及有效成分的溶出等产生较大影响。目前，激光粒度仪是用于测定粉体粒径及其分布的常用仪器，通常采用中位径（D_{50}）表征粒度大小，几何标准差 D_{84}/D_{50} 或跨距[$(D_{90}-D_{10})/D_{50}$]表示粒度分布的均匀度。

（7）粉体形态：浸膏粉的粉体形态对流动性有显著影响，一般粒径大、形态规则、表面光滑的粉体因粉体间接触面小而具有较好流动性，尤以球形颗粒为佳。显微颗粒图像分析法、激光衍射法、扫描电镜法等可对中药浸膏粉进行粒度及其形态的表征。

（8）比表面积与孔隙率：浸膏粉的比表面积和孔隙率对其成型性、溶解性等都有重要影响。孔隙率大的浸膏粉，溶解性好，有效成分易溶出，但吸湿性强。浸膏粉的比表面积由粒径和孔隙率决定，质量比表面积（m^2/g）的测定方法有气体吸附法、气体透过法等。比表面积大有利于成分溶解，但吸湿性也增强。

（三）应用案例

案例 5-2　　　　　　　　**炙甘草浸膏粉制备过程质量控制模式**

1. 案例摘要　　多指标成分定量分析与色谱特征图谱技术相结合是全面控制中药提取物制备过程的可行模式，本案例采用这一模式对炙甘草浸膏粉制备过程进行质量控制。

2. 案例问题　　多指标成分定量分析与色谱特征图谱技术相结合的模式应用于中药提取物制备过程质量控制有什么优势？

3. 案例分析　　中药提取物的制备过程通常包括提取、分离、浓缩、干燥等工艺环节，仅以指标成分含量作为质量评价依据，难以反映提取物整体质量。结合特征图谱技术，可以对制备过程各环节中间产物质量的一致性进行评价，实现中药提取物制备过程质量控制。

（1）评价指标的测定方法

1）出膏率：精密量取炙甘草提取液 50ml，置于已恒重的蒸发皿中，水浴蒸干，于烘箱 105℃干燥至恒重，计算出膏率：出膏率 $Y(\%) = (m/50 \times V)/M \times 100\%$，其中 m 为 50ml 提取液的干浸膏重量（g），V 为提取液体积（ml），M 为投料重量（g）。出膏率允许范围在 20.97%~38.94%。

2）含量测定：照高效液相色谱法（《中国药典》2015 年版四部通则 0512）测定。

色谱条件与系统适用性试验：以十八烷基硅烷键合硅胶为填充剂；以乙腈为流动相 A，以 0.05%磷酸水溶液为流动相 B，梯度洗脱按表 5-4 进行；流速 1ml/min；柱温 25℃；检测波长为 237nm。理论塔板数按甘草苷峰计算应不低于 5000。

表 5-4　甘草苷与甘草酸铵含量测定梯度洗脱程序

时间（min）	流动相 A（%）	流动相 B（%）
0～3	5→19	95→81
3～7	19	81
7～13	19→23	81→77
13～15	23→38	77→62
15～30	38→40	62→60

对照品溶液的制备：加 70%乙醇溶液制成每 1ml 含甘草苷 0.05mg、甘草酸铵 0.1mg 和每 1ml 含甘草苷 0.0125mg、甘草酸铵 0.025mg 的混合对照品溶液，用 0.22μm 微孔滤膜滤过，取续滤液，即得（甘草酸重量＝甘草酸铵重量/1.0207）。

供试品溶液的制备：精密称取炙甘草提取液 0.5ml，置于 10ml 量瓶中，加 70%乙醇溶液稀释至刻度，摇匀，过 0.22μm 微孔滤膜，取续滤液，即得。

测定法：分别精密吸取对照品溶液与供试品溶液各 10μl，注入液相色谱仪，测定，即得。

3）指标成分的转移率：转移率的计算方法见公式（5-6）。

$$转移率(\%)=\frac{物料中指标成分总量}{饮片中指标成分总量}\times100\% \qquad (5-6)$$

4）特征图谱：色谱条件与系统适用性试验：以十八烷基硅烷键合硅胶为填充剂；以乙腈为流动相 A，以 0.1%甲酸水为流动相 B，梯度洗脱按表 5-5 进行；流速 1ml/min；柱温 25℃，检测波长 254nm。

表 5-5　炙甘草特征图谱梯度洗脱程序

时间（min）	流动相 A（%）	流动相 B（%）
0～5	5→19	95→81
5～10	19	81
10～50	19→42	81→58
50～54	42→100	58→0
54～60	100	0

对照品溶液的制备：加 70%乙醇溶液制成每 1ml 含夏佛托苷 0.1mg、芹糖甘草苷 0.1mg、甘草苷 0.06mg、异甘草苷 0.1mg、Licorice saponin G2 0.3mg 和甘草酸铵 0.1mg 的溶液，用 0.22μm 微孔滤膜滤过，取续滤液，即得。

供试品溶液制备：同含量测定项下。

测定法：同含量测定项下。供试品特征图谱中应呈现 6 个特征峰，其中与甘草酸铵参照物相应的峰为 S 峰，计算各特征峰与 S 峰的相对保留时间，其相对保留时间应在规定值的±5%之内。规定值为 0.197（峰 1）、0.287（峰 2）、0.307（峰 3）、0.521（峰 4）、0.913（峰 5）、1.000[峰 6（S）]。炙甘草对照特征图谱见图 5-5。

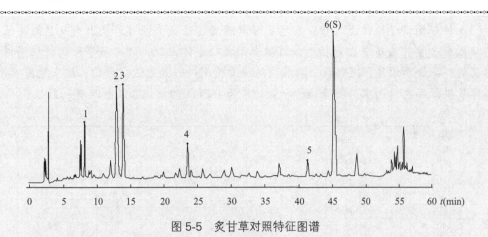

图 5-5　炙甘草对照特征图谱

1.夏佛托苷；2.芹糖甘草苷；3.甘草苷；4.异甘草苷；5.Licorice saponin G2；6.甘草酸铵

（2）固形物和含量的量值传递过程：在生产过程中分别对甘草药材、炙甘草饮片、浓缩液、浸膏粉进行取样检测，研究各环节固形物和指标成分的量值传递过程，结果见表5-6。

表 5-6　量值传递研究结果

	批号	YL0074-20170418-001	YL0074-20170418-002	YL0074-20170418-003
药材	产地	新疆	新疆	新疆
	甘草苷（%）	0.87	0.90	0.92
	甘草酸（%）	2.50	2.60	2.50
饮片	批号	20180401	20180402	20180403
	甘草苷（%）	0.78	0.90	0.79
	甘草酸（%）	2.20	2.11	2.10
	投料量（kg）	180	180	180
浓缩	出膏率（%）	35.21	35.41	36.04
	出膏数量（kg）	316.92	318.72	405.48
	甘草苷（%）	1.50	1.45	1.20
	甘草酸（%）	3.45	3.24	3.10
	甘草苷转移率（%）	67.72	57.05	54.75
	甘草酸转移率（%）	55.22	54.38	53.21
喷雾干燥	辅料种类	麦芽糊精	麦芽糊精	麦芽糊精
	添加量（kg）	10.80	10.80	10.80
	辅料比例（%）	6.0	6.0	6.0
	浸膏粉量（kg）	67.80	73.80	73.44
	浸膏粉收率（%）	37.67	38.68	38.49
	甘草苷（含辅料）（%）	1.22	1.13	1.15
	甘草酸（含辅料）（%）	2.88	2.86	2.87
	甘草苷（扣辅料）（%）	1.43	1.32	1.34
	甘草酸（扣辅料）（%）	3.37	3.34	3.35
	含量标准（含辅料）（%）	甘草苷 0.52～1.45，甘草酸 1.85～3.43		
	含量标准（扣除辅料）（%）	甘草苷 0.62～1.74，甘草酸 2.22～4.11		
	甘草苷转移率（%）	58.91	48.56	56.03
	甘草酸转移率（%）	49.31	52.43	52.60
	转移率标准（%）	甘草苷 40.12～61.58，甘草酸 26.05～55.39		

（3）特征图谱量值传递过程：鉴于炙甘草浸膏粉已失去饮片外观形态及显微特性，仅将指标成分含量作为质量控制指标，较难全面反映整体面貌，故进一步采用特征图谱，对甘草药材、炙甘草饮片、提取液、浓缩液与浸膏粉间的一致性进行评价，结果见图5-6，显示各环节供试品色谱图中特征峰较为一致，即各环节间的供试品质量具有一致性。

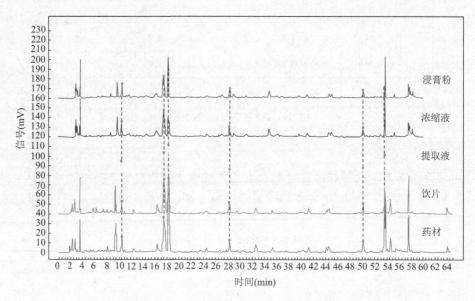

图5-6　甘草药材、炙甘草饮片、提取液、浓缩液、浸膏粉相关性

采用多指标成分含量测定结合色谱特征图谱的控制模式，可以对中药产品质量的进行精确控制，实现对提取生产工艺的全程把关，有效保证中药产品的有效性和稳定性。

三、提取工艺过程在线质量控制方法

（一）近红外光谱分析技术

目前国内中药提取物制备过程质量控制水平较低，缺乏快速、有效的全程质量控制手段，尤其缺乏在线质量分析技术。中药提取物生产过程中主要依靠温度、压力、料液密度、液位等进行在线检测，进行模糊控制。针对关键性的化学成分检测，主要采用离线检测分析方法，如液相、气相、薄层色谱等，难以适应生产过程中的实时监控，难以实现集生产自动化和在线检测于一体的质量控制。

要解决上述问题，必须实现控制对象的转变，对药效物质群的组成和含量进行直接控制，并与自动化系统融合，实现中药提取过程在线检测与智能控制。近红外光谱法是20世纪90年代以来发展最快的光谱分析技术之一，具有分析速度快、样品处理简单、无需试剂、无污染、多组分检测等特点，已被广泛应用于提高中药生产过程的可控性。

1. 近红外光谱分析原理　近红外光谱检测技术（NIR）是利用可见光到中红外（780～2525nm）的电磁波，反映分子中C—H、N—H、O—H基团的倍频和合频振动，从而达到检测含有 C—H、N—H、O—H 基团有机化合物的目的。

近红外光谱检测系统主要由硬件、软件、模型三部分组成。硬件主要包含光谱仪、取样系统、测样装置及样品预处理系统;软件则由光谱实时采集软件和化学计量学光谱分析软件构成;其中模型在近红外光谱分析中处于核心地位。

2. 近红外光谱分析步骤　近红外检测技术必须通过建立校正模型来实现对未知样品的定性或定量分析。通常是在近红外光谱采集的基础上,实现近红外光谱与化学分析值的模型构建、模型预测与校正,具体步骤如下:①近红外扫描样品,采集透射或反射光谱;②利用现代信息学方法将光谱数据进行预处理;③利用化学计量学建立全谱区的光谱信息与性质或含量间的数学模型;④通过严格的统计学分析,检验、优化模型的稳定性;⑤扫描未知样品的近红外光谱,通过模型预测有关组分的性质或含量。

3. 近红外光谱分析特点　近红外光谱分析技术的主要优势如下:①快速,可在一分钟内完成检测;②多通道同步检测,一台主机可以同时检测几个控制点;③同步分析多种目标成分的含量;④实时反映各种目标成分的变化趋势;⑤与自动化系统关联,实现生产过程实时、精准控制。正是上述特点,近年来近红外在线检测技术已发展成中药在线检测最普遍的过程分析技术之一。

（二）在线控制方法应用

近红外在线检测系统与自动控制系统融合,可实现中药提取生产过程的"测、管、控"一体化,实现中药自动化生产。近红外在线检测系统示意图见图5-7。

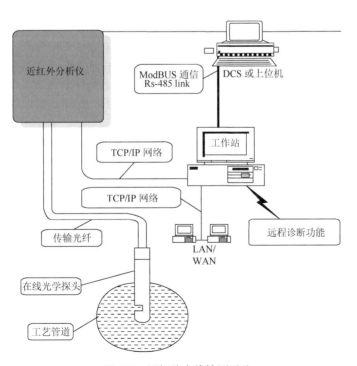

图 5-7　近红外在线检测系统

1. 提取在线检测　中药提取液中成分复杂多样,各组分间还可能存在相互的物理、化学反应。传统的检测方法是现场取样，然后送到化验室化验的离线分析方法，因分析时间长而存在检测数据严重滞后的缺陷，无法及时反馈信息对生产进行相应的操作反馈。中药提取过程中通过近红外光谱实时检测分析，可以摸清各种有效成分的提取曲线及含量变化趋势，归纳提取过程中有效成分的溶出规律，有助于确定最佳提取工艺参数，提高原料利用率。近红外分析仪将在线检测数据实时传输到自动控制系统，实现在线实时控制，利于提高生产顺畅性和产品质量。提取在线检测示意图见图5-8。

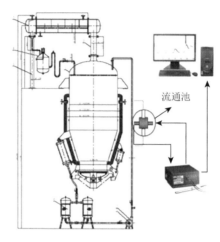

图5-8　提取在线检测

2. 浓缩在线检测　浓缩过程中的各项工艺、物料参数通过离线分析方法进行检测，和提取过程一样具有数据结果滞后的缺陷。采用近红外在线检测可实时检测浓缩过程中的药液水分、目标成分含量、药液比重等数据及变化曲线，优化操作参数，确定最佳浓缩工艺。近红外分析仪将在线检测数据实时传输到自动控制系统，与控制系统进行关联，实现浓缩过程的质量实时控制。浓缩在线检测示意图见图5-9。

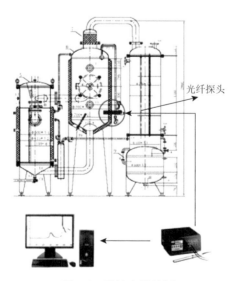

图5-9　浓缩在线检测

3. 柱分离在线检测　在大孔树脂吸附分离操作中，流动相的切换及洗脱液的采集仍然是经验性的根据溶剂体积来判断，或者采用离线检测方法，数据结果滞后。现场操作人员难以根据柱层析过程变化实时进行操作，只能更多地依靠人员的经验判断进行操作，过程质量难以得到真正有效控制。采用近红外在线检测可实时检测药液上柱吸附、溶剂洗脱过程中目标成分含量的变化曲线，并将检测数据实时传输到自动控制系统，对上柱洗脱全过程进行精准操作，既提高了生产效率，也提高了药品质量。柱分离在线检测示意图见图5-10。

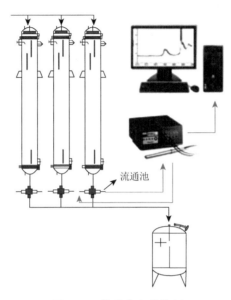

图 5-10　柱分离在线检测

第四节　中药提取自动化设计

一、中药提取自动控制系统

自动控制系统（automatic control systems）指在无人直接参与下，使生产过程或其他过程按照预定程序或期望规律进行的控制系统。自动控制系统是实现生产自动化的主要技术手段。在中药提取生产中，采用自动化控制系统，可实现产品质量全程追溯与精密控制。

（一）实现自动控制的意义

1. 提升药品质量　自动控制系统可对生产参数进行精确控制，有效避免人为干预和操作偏差，确保每一批的生产都严格按照生产工艺执行，确保每批药品质量都是稳定、均一。

2. 确保药品质量可追溯性　自动控制系统对生产数据的完全自动采集、记录、分析、存档，避免了传统手工记录方式容易产生的生产数据滞后、缺失、错误以及人为任意修改等问题，保障了药品生产数据的完整性、可靠性、可追溯性。

3. 提高生产效率　与传统的间歇式生产、人工周转物料、离线检测等方式相比，自动化控制技术实现了生产的管道化、连续化，在线检测的自动化，大大缩短了生产周期，提高了生产效率。

4. 降低成本　自动化控制技术能对生产过程中的能源消耗进行实时监控和管控，减少水、电、气等能源消耗量，同时减少 70% 以上的人力成本。此外，预警和安全联锁控制能够有效避免生产偏差的发生，降低次品造成的资源浪费。

5. 安全生产　自动控制系统在操作安全、设备安全、物料安全、岗位安全及紧急状况等方面上设计了安全联锁和预警，预防生产事故，减少安全隐患，极大提高了生产运行安全保障，确保安全生产。

6. 提升我国中药国际竞争力　实现中药提取自动化后，中药制药的装备水平、生产技术和质量控制水平将实现质的突破，推动中药产业走向智能制造时代，实现中药的现代化与国际化。

（二）自动控制系统的组成

自动控制系统由四个基本环节组成，包括被控对象、测量变送装置、控制器和执行器。图 5-11 即为简单控制系统的方块图，控制器通过被控对象的测量值与工艺给定值间的偏差来进行控制，并通过执行器实现最终的单元操作，这是典型的反馈控制系统。

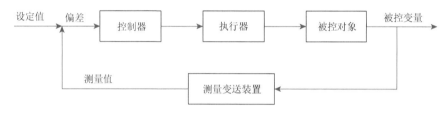

图 5-11　简单控制系统示意图

1. 被控对象　一般指在自动控制系统中的控制设备、工艺或过程等，如提取罐温度、输液泵、搅拌电机、加料量、反应时间等。

2. 测量变送装置　测量被控变量，并将被控变量转化为特定的信号。在制药生产中，压力、温度、液位、流速、比重等都是工艺控制中常见的控制变量。常用测量变送装置如图 5-12。

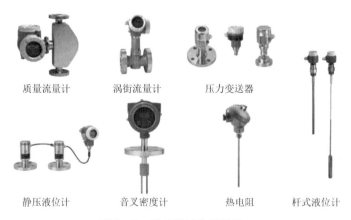

图 5-12　常见测量变送装置

3. 控制器　接受来自测量变送装置的信号，与设定值进行比较计算出偏差，并根据一定的规律进行运算，然后将运算结果用特定的信号发送给执行器。控制器是自动化设备的核心所在，现场所有参数的采集和下达，所有生产设备的执行和反馈，全部依靠控制器的指令。

4. 执行器　根据控制器传递的信号进行相应的变量改变，从而达到控制变量的目的。制药自控系统设计中，通常所说的执行机构即指控制阀门。按照配置的动力，执行器可分为气动、电动和液压三大类。在药品生产现场，常有各类有机溶剂等易燃易爆危险化学品的存在，故目前普遍采用气动执行机构。常见执行装置如图 5-13。

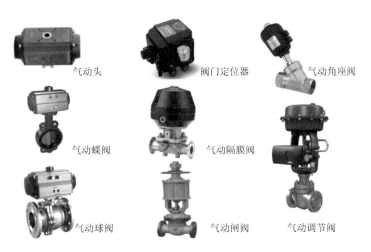

气动头　　　　阀门定位器　　　气动角座阀

气动蝶阀　　　气动隔膜阀

气动球阀　　　气动闸阀　　　气动调节阀

图 5-13　常见测量执行装置

二、自动化设计标准、内容

自控系统的设计要讲究可靠性、实用性、经济技术合理性、先进性和合规性的原则。考虑到药品质量关系到人类生命安全和健康，自动化系统设计和自动化仪表选型应符合 GMP、GAMP 规范、21CFR Part11 等法规要求，还应达到 GAMP 所要求的计算机系统验证的要求。

（一）设计标准

制药行业自控系统设计主要依据标准如下：
（1）中华人民共和国药典（2015 版）
（2）药品生产质量管理规范及其附录（2010 版）
（3）药品 GMP 指南（2011 版）
（4）美国联邦法规 21 条 11 部分　电子签名及记录（FDA 21CFR PART 11）
（5）良好自动化生产实践指南第五版（ISPE GAMP5）
（6）GEP 良好工程质量管理规范
（7）石油化工分散控制系统设计规范（SH/T 3092-2013）
（8）自动化仪表选型设计规范（HG/T20507-2014）
（9）爆炸性环境设备通用要求（GB3836-2010）
（10）控制室设计规定（HG/T 20508-2000）
（11）仪表供电设计规定（HG/T 20509-2000）
（12）仪表系统接地设计规定（HG/T 20513-2000）
（13）生产自动化管理规范

（14）自动化仪表工程施工及验收规范（GB50093-2013）

（15）自动化仪表工程施工质量验收规范（GB50131-2007）

（16）电子信息系统机房设计规范（GB50174-2008）

（17）视频显示系统工程技术规范（GB50464-2008）

（二）设计内容

中药提取自动化设计内容如下：

（1）带控制点工艺流程图设计；

（2）自动化控制系统的设备、阀门和仪表等选型与配置；

（3）自控仪表接口加工制作技术要求及接口设计图纸；

（4）相关的电缆、桥架、气管、保护管等安装材料的选型及安装布置设计；

（5）机房及中央控制室设计；

（6）自控系统的选型及配置设计；

（7）自控系统、仪表的环境防护措施的设计；

（8）自控系统功能及控制程序设计。

（三）工艺自控设计要求

中药提取物生产工序主要涉及提取、纯化、浓缩、干燥、乙醇回收与调配、在线清洗等，工艺控制设计的好坏直接影响产品质量和生产效率。工艺控制方案设计主要满足如下条件。

1. 满足工艺合理性 工艺自控方案应该建立在正确的工艺、设备设计方案和合理的工艺、设备需求基础上。根据生产过程特性，把生产过程分成若干生产单元，深入了解每一个生产单元工艺、设备对控制的要求，了解对象特征、干扰情况、约束条件等，是制定合理控制方案的基础。

2. 从工艺全局出发，统筹兼顾 生产中的每个设备都是前后紧密关联的，各个设备的生产操作是相互联系、相互影响的。因此，在设计控制方案时，应从工艺全局出发，统筹兼顾，系统设计。

3. 遵循"可靠""实用""经济技术合理"和"先进"四个原则 可靠性，对一个生产企业来说应摆在第一位；实用性，指企业目前的实际需求和今后切实可行的发展需求；经济技术合理性，是决定一个自动化设计性价比的重要因素；先进性，指应在"可靠性""实用性""经济技术合理性"的基础上，勇于创新，敢于探索，善于根据车间工艺与实际情况，大胆引进国内外的先进技术和理念。

三、控制系统的设计与选型

（一）控制系统的设计

目前的工业自动控制系统主要有 PLC（可编程逻辑控制系统）、DCS（分布式控制系统）、FCS（现场总线控制系统）。

1. 可编程逻辑控制系统 PLC 可编程逻辑控制系统 PLC（programmable logic controller）源于 20 世纪六七十年代，作为传统继电接触控制器的替代产品，PLC 控制器已逐步发展成一种广泛应用的自动控制装置。传统的 PLC 控制属于集中控制,尤其在单体设备的逻辑控制方面具有极强大适用性。但在面对不断扩大的现代化大规模生产潮流以及网络与通信技术大跨步发展的情况下,传统 PLC 控制也面临变革。大型集中控制逐渐发展为由小型的、分散在现场的 PLC 控制站以及远程智能通信 I/O 组件构成的新控制通信系统,也就是早期的分散控制系统。分散于现场的 PLC 控制站作为现场工艺参数的直接测量、控制装置,实现对过程的监视、调控。而过程监控的相关信息则通过通信系统传输给主控制站,并在主控制站中实现对整个生产过程信息的集中监视及管理。

2. 集散控制系统 DCS 集散控制系统 DCS(distributed control system)产生于 20 世纪 80 年代,是集中操作和管理、分散控制和危险的理念体现。DCS 控制系统是计算机技术、通信技术和控制技术相结合的新兴产物,通过以微处理器为核心的智能仪表,一方面采集底层模拟信号控制的传感器信号,另一方面运用数字通信的手段相互连接交换数据,实现集中管理。DCS 控制系统中的操作站是实现生产过程监视记录,生产控制操作,发出控制指令的核心,而分散于现场的控制站更多负责现场信号的实时采集、运算与传输。控制站、操作站以及 I/O 组件通过现场总线连接,构成一个完整的控制网络。

3. 现场总线控制系统 FCS 现场总线控制系统 FCS(fieldbus control system)是在 DCS 系统基础上设计产生的。与传统的 DCS 控制系统相比,FCS 控制系统更好地传达了"信息集中、控制分散"的理念。专用的芯片通过现场总线技术被置入于传统的现场仪表装置中,使其具有了数字计算和数据通信的功能。FCS 控制系统将控制功能下放到现场的每个智能仪表中,通过现场智能仪表完成现场数据的采集、运算及传输等功能。现场总线将多个现场装置与远程监控计算机进行联通,能够实现数据传输与信息交换,形成各种适应实际需求的控制系统。可以说,FCS 控制系统为促进现场设备更高级的智能化提供了平台。

4. 实际应用 如图 5-14 所示,分别体现了 PLC、DCS、FCS 控制系统的组建架构。在实际复杂的大型生产控制系统中,考虑到实际的控制规模、系统投入及技术情况,往往会发生多种控制系统共存的情况。

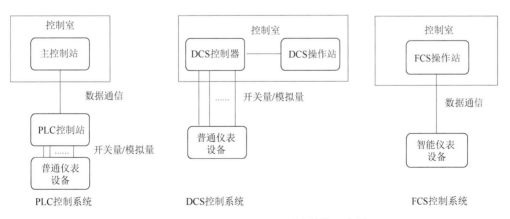

图 5-14 PLC、DCS、FCS 系统结构示意图

在制药生产过程中,由于生产过程比较长、设备多、工艺复杂、控制点数较多、间歇式批量生产,同时必须符合 GMP、GAMP 规范、21CFR Part11 等法规的要求,目前普遍采用 DCS 控制系统。而对于具有独立工作属性的设备,如纯水机等,多采用 PLC 控制系统,DCS 系统

对 PLC 系统进行数据通信和监视，组成统一数据库。控制系统一般由控制站、操作员站、工程师站、现场仪表和执行器等构成，通过工业以太网技术和现场总线技术形成三层分布式的网络系统，包括生产调度管理层、过程控制层和设备装置层。常见控制系统架构图见图 5-15。

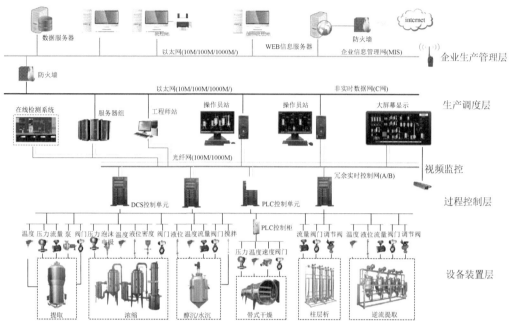

图 5-15　常见自控系统架构图

第一层是生产调度管理层，主要负责整个提取过程的在线监测和数据采集的任务。同时可向设备控制层下达控制指令，所有系统操作人员都能通过标准、友好和面向工艺的窗口进行跟踪过程活动和参与生产控制。

第二层是过程控制层，选取客户/服务器结构，客户机与服务器的连接使用标准工业以太网。在中央控制室中设有大屏幕和操作员工作站，操作员通过操作终端详细了解生产运行情况，并可下达操作控制指令。

第三层是设备装置层，现场操作站与总线连接，可现场实时显示单元设备工作状态，接受指令，控制生产过程。所有的调节阀、电磁阀、流量计、液位计、液位开关、温度变送器、压力变送器以及搅拌电机和泵等都通过总线与控制系统相连，共同实现整个生产工艺过程的自动化控制。

（二）控制系统的选型

1. 品牌型号　目前国内外主要 DCS 品牌和型号如下：

（1）浙大中控　　　ECS-700

（2）北京和利时　　HOLLiAS MACS

（3）SIEMENS　　　PCS7

（4）Honeywell　　　PKS C300

（5）Emerson　　　　Delta V

（6）ABB　　　　　　DCS800

（7）Yokogawa　　　CS3000

2. 控制系统　控制系统主要从以下几个方面考虑选型：

（1）系统功能的选择，要确保满足医药行业的标准和特点。

（2）系统规模的选择，要与项目规模相适宜。

（3）系统性能指标的选择，如系统稳定性、准确性、快速性等。

（4）系统可维护性的选择，如系统组态软件是否灵活，是否便于用户维护。

（5）满足药品 GMP 的管理规范，主要包括：①电子签名；②电子批记录；③审计追踪；④数据批报表；⑤批控管理。

四、自动化仪表的选型

为实现中药生产过程的自动控制，确保生产效率和药品质量，应大量运用各种先进的传感技术，以收集精确的现场数据；运用各种高性能的特种阀门，以精确调节工序中的关键参数，实现全过程的严格把控。故需研究各种各样的传感器、阀门的工作原理，在现有设备上安装合适且符合 GMP 规范要求的传感器和自控阀门。

（一）自控仪表的选型

传感器是自动化控制系统的关键性基础器件，能把物理量、化学量或生物量等转换成可利用的电信号。中药生产设备需要安装大量传感器以获取工艺过程中被控对象的详细信息，如温度、压力、流量、液位、浓度、pH 等。传感器的选用水平会直接影响整个中药生产自动化系统的运行水平，故在传感器的选型上应投入大量工作，包括温度传感器/变送器、压力传感器/变送器、液位开关、流量计、密度计、液位传感器等。应熟悉每一种传感技术的原理、优缺点及其各型号产品的适用场合。主要传感器研究选型配置如下：

1. 温度变送器　温度传感器主要有两种：热电阻和热电偶。热电阻测温的原理较简单，其电阻值会随着温度的变化而变化。热电偶测温的原理较复杂，两种不同材质的导体构成闭合回路，当两端存在温度差时，回路中会有电流通过，两端间存在热电动势。两种不同材质的导体为热电极，温度较低的一端为自由端，一般处于某个恒定温度下，温度较高的一端为工作端。在热电偶测温时，通过接入测量仪表，测得热电动势，从而换算成被测介质的温度。温度变送器以热电偶、热电阻作为测温元件，从测量元件输出信号传送至变送器模块，经过稳压滤波、运算放大、非线性较正、V/I 转换、恒流及反向保护等电路处理后，转换成与温度呈线性关系的 4～20mADC 或 0～10mADC 恒流信号输出。温度变送器的原理如图 5-16。

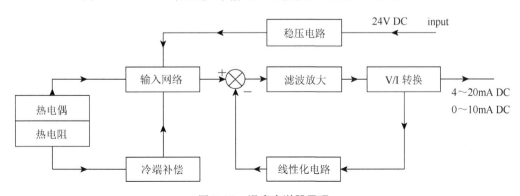

图 5-16　温度变送器原理

温度变送器，与药液直接接触的（如提取罐、储罐等），可选用卫生型卡箍温度计，其余（如蒸汽、冷却水等）选用螺纹接口的温度计，材质为SUS304，如图5-17。

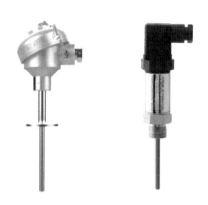

图 5-17 温度变送器

2. 压力变送器 压力传感器主要是利用压电效应制造而成。某些晶体介质，当沿着一定方向受到机械力作用发生变形时，就会产生极化效应；当机械力撤掉后，又会重新回到不带电状态，即所谓的压电效应。

被测介质的两种压力通入高、低两个压力室，作用在敏感元件（即δ元件）的两侧隔离膜片上，通过隔离膜片和敏感元件内的填充液传送到测量膜片两侧。测量膜片与两侧绝缘体上的电极各组成一个电容器，在无压力通入或两侧压力均等时测量膜片处于中间位置，两侧电容量相等；当两侧压力不一致时，致使测量膜片产生位移，其位移量和压力差成正比，两侧电容量不等。通过检测，放大转换成 4～20mA 的二线制电流信号输出。

压力变送器，与药液直接接触的（如提取罐、储罐等），选用卫生型卡箍连接，其余（如蒸汽、空压等）选用螺纹连接，材质为SUS304，如图5-18 所示。

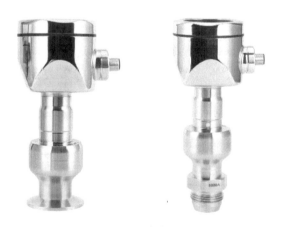

图 5-18 压力变送器

3. 流量计 流量计是过程自动化仪表与装置中的大类仪表之一，在中药自控系统中，主要用于被测物料的流速检测、流量总量检测。根据流量仪表的结构原理，主要分为转子流量计、电磁流量计、差压式流量计、涡街流量计、质量流量计、超声波流量计等。应针对中药工艺，主要从流量计的性能要求、流体特性、安装要求、环境条件、价格等原则考虑，常选择涡街流量计、电磁流量计、转子流量计等。

（1）涡街流量计：涡街流量计是依据流体振动频率与流速成对应关系而设计的，其主要工作原理如图5-19，在流体管道中插入一定形状的旋涡发生体（阻流体），当流体绕过发生体后，在发生体两侧会交替产生规则的旋涡，这种旋涡称为卡门涡街。经过推导，流体的体积流量 Q 与旋涡频率 f 符合公式（5-7）。

$$Q=\frac{f}{k} \tag{5-7}$$

在一定雷诺数范围内，k 为常数，流量 Q 与旋涡频率 f 呈线性关系。因此，只要测出 f，就能求得体积流量 Q。

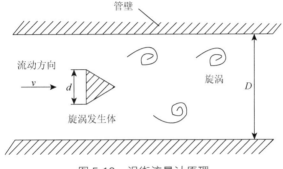

图 5-19　涡街流量计原理

涡街流量计主要特点在于输出与流量成正比的频率信号，且流体组分密度、压力、温度不对频率信号造成影响。涡街流量计精确度为中上水平，量程范围较宽，具有结构简单牢固，安装维护方便，维护费低等优势，可用于测定液体、气体和蒸气流量。涡街流量计可配置在提取罐的溶剂进料管上，用于对进罐纯水、酒精的计量。选型可如图5-20。

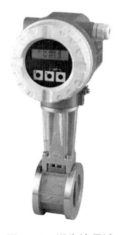

图 5-20　涡街流量计

（2）电磁流量计：电磁流量计测量是依据法拉第电磁感应定律工作的。当一导体在磁场中作切割磁力线运动时，导体的两端会产生感生电动势 e。电动势的方向可由右手定则确定，其大小与磁场的磁感应强度 B、导体在磁场内的长度 L、导体的运动速率 v 成正比。若 B、L、v

三者互相垂直，则满足公式（5-8）。

$$e = BLv \tag{5-8}$$

在磁感应强度为 B 的均匀磁场中，垂直于磁场的方向，放置一个内径为 D 的不导磁管道，当导电液体在管道中流动时，导电液体作切割磁力线运动，产生感应电动势，满足公式（5-9），式中 u 为管道截面上的平均流速。

$$e = BDu \tag{5-9}$$

由此可得到管道的体积流量为

$$Q = \frac{\pi D^2}{4}u = \frac{\pi D}{4}\frac{e}{B} \tag{5-10}$$

电磁流量计的体积流量 Q 与测量管内径 D、感应电动势 e 呈线性关系，与磁场的磁感应强度 B 成反比，与其他物理参数无关，故其测量精度很高。

电磁流量计常用于药液的计量和流速控制，选用卫生型卡箍连接，SUS304 材质，如图 5-21。

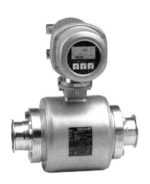

图 5-21   电磁流量计

4. 液位计与液位开关   电容式液位计可利用电容的变化测量物位。对两个给定的电极与被测介质构成的电容，用固定频率的电压进行激励，当过程介质的介电常数恒定时，流过电容器的电流大小正比于电容电极间介质的高度，将此电流转换成 4～20mA 输出。通常过程介质的相对介电常数应在 1.5 以上。

液位开关分别安于储罐顶部或侧面的适当位置上，对物料液位的上、下限位进行控制（或报警）。被测物料的介电常数与空气不同，故当罐内物位发生变化时，探极对罐壁的电容量将发生变化。当电容量大于用户的设定值时，将触发液位开关的继电器动作发生，输出一个开关量，从而达到控制（或报警）的目的。

电容式液位计和液位开关的选型如图 5-22。

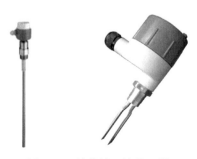

图 5-22   液位计、液位开关

5. 密度计（音叉密度计）　音叉密度计传感器是根据元器件振动原理而工作。该振动元器件类似于两齿的音叉，叉体由于齿根处的一个压电晶体而产生振动，振动的频率被另一个压电晶体检测出来，并通过移相和放大电路，将叉体稳定在固有谐振频率上。当介质流经叉体时，谐振频率将因介质质量的改变而发生变化。

液体密度与被测液体流动时的振动频率两者间具有密切联系，液体流动时的振动频率会随被测液体密度的变化而变化，依据公式（5-11）即可精确计算被测液体的密度。

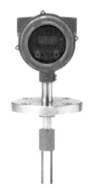

$$D = K_0 + K_1T + K_2T_2 \tag{5-11}$$

式中，D 为未校准的被测介质密度（kg/m），T 为振动频率（μs），K_0、K_1、K_2 为常量。在液体密度检测过程中，密度计可以自动补偿温度对被测介质密度造成的影响，而压力对介质密度没有显著的影响，故不需补偿。

密度计主要用在浓缩过程中药液比重的检测，选型如图 5-23。

图 5-23　密度计

（二）自控阀门的选型

阀门是中药生产过程中重要的执行机构，控制着物料的进出。控制系统中的各种阀门，可调节整个系统中蒸汽、水、真空、进料速率等各个输入量，从而达到对生产过程的严格控制。若阀门出现问题，小则影响生产效率与产品质量，大则引发设备、人员事故。阀门种类繁多，性能各异，选型的难度很大，需要根据具体使用工况来研究选型。

阀门产品的种类型号复杂，可以按介质分类，如水蒸气、空气阀等；可以按材质分类，如铸铁阀、铸钢阀、锻钢阀等；可以按用途分类，如化工、石油、电站等；可以按连接形式分类，如内螺纹、法兰阀、卡箍等；可以按温度分类，如低温阀、高温阀等。国际、国内最常用的分类方法是既按原理、作用，又按结构划分，一般可分为蝶阀、球阀、角座阀、隔膜阀、截止阀、调节阀、闸阀、柱塞阀等。目前在制药行业中应用最为广泛的为蝶阀、球阀、角座阀、隔膜阀、气动调节阀等。

1. 蝶阀　蝶阀以圆形蝶板作为启闭件，并随阀杆转动来开启、关闭以达到调节流体通道的一种阀门。旋转角度为 0～90°，旋转 0°时，阀门处于全关状态；旋转 90°时，阀门处于全开状态。蝶阀具有结构简单、零件少、体积小、重量轻、操作简单等优势。蝶阀主要配置在冷却水管道及真空管道上。

2. 球阀　球阀是以球体作为启闭件，由阀杆带动，绕球阀轴线做旋转运动的一种阀门。球阀只需很小的转动力矩就能实现严密的关闭，当球体旋转 90°时，在进、出口处应全部呈现球面，从而起到截断流体的作用。球阀结构紧凑，易于操作与维修，近年来球阀已设计发展为具有节流和控制流量之用，适用于高黏度、含纤维、微小颗粒状等流体场合。球阀主要配置在物料管道及真空管道上。

3. 角座阀　角座阀是通过带弹簧安全保护的单作用气动执行机构来工作的，使用时可选择常开或常闭。角座阀反应灵敏、动作迅速，适用于需要短时间频繁启动的流体控制处，配合电磁阀使用，可准确控制气体、液体流量，同时可实现准确控温等要求。角座阀主要配置在蒸汽管道、真空管道上。

4. 隔膜阀　隔膜阀是一种特殊形式的截断阀，将使用软质材料制成的隔膜或组合隔膜安装于阀体和阀盖内，把阀体内腔与阀盖内腔及驱动部件分隔开。隔膜阀的操纵机构与介质通路相隔，一方面保证了工作介质的纯净，另一方面可避免管路中过多的介质冲击操纵机构工作部件。隔膜阀主要配置在对卫生要求较高的物料管道上。

5. 气动调节阀　气动调节阀以压缩气体为动力源，以气缸为执行器，借助阀门定位器、转换器、电磁阀、保位阀、储气罐、气体过滤器等附件驱动阀门，实现开关量或比例式的调节目的。气动调节阀适用于控制流量、压力、温度、液位等各种生产工艺过程的参数，具有反应快速、控制简单、安全等优势。气动调节阀主要配置在蒸汽压力的调节和管道介质流速的调节。

五、工艺控制设计

工艺是产品技术的核心，自控只是生产控制的一种方法，是为产品质量服务的。只有对需要控制的工艺流程了如指掌，才能设计出好的控制方法，实现生产自动化。根据中药常见的生产工序，现以提取、浓缩、醇（水）沉及车间公用系统为例，进行自动化控制设计。

（一）提取自控设计

1. 提取工艺流程设计　常见提取工艺流程图见图 5-24。

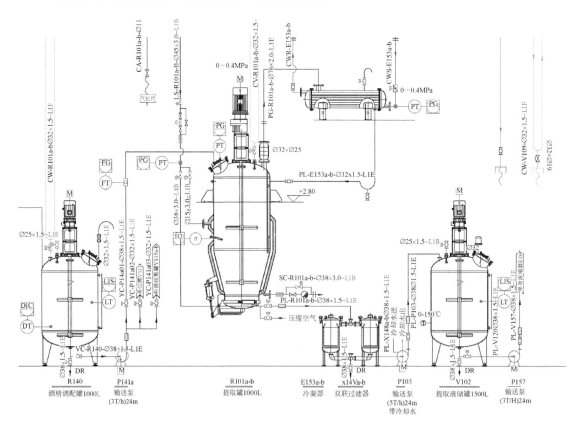

图 5-24　提取自控工艺流程图

2. 提取控制点设计　提取主要控制点设计见表 5-7。

表 5-7　提取主要控制点

控制项	主要控制点	主要控制功能说明
投料控制	1）投料指示灯 2）投料按钮	1）提示现场人员投料 2）开始投料及投料完毕确认
酒精调配	1）进料阀 2）搅拌 3）浓度仪	1）根据设定酒精量和浓度，自动调配酒精 2）酒精浓度在线检测，并进行温度补偿
加酒精控制	1）酒精进罐阀 2）流量计	计量加酒精
温度控制	1）蒸汽调节阀 2）夹套蒸汽压力检测 3）夹套开关阀 4）疏水旁通阀 5）罐内温度	1）按照设定升温曲线，自动调节蒸汽压力 2）进行升温和控温 3）搅拌控制 4）保温计时提取，控制沸腾状态 5）压力超标安全联锁
出液控制	1）罐底阀 2）泵后出液阀 3）泵后流量计 4）压缩空气反吹阀 5）液位开关、离心泵	1）出液至提取液储罐 2）出料计量控制 3）防堵液控制 4）出液堵塞时可压缩空气反吹
出渣控制	1）现场指示灯光 2）现场安全确认按钮	1）提示现场人员出渣 2）当出渣现场有安全隐患时，安全联锁
清洁控制	1）清洗阀 2）排污阀（带反馈）	1）自动清洗 2）清洁状态显示

3. 提取控制策略设计　启动自控系统，根据批生产指令，首先由人工或信息系统导入药品生产批次信息，如药品名称、规格、批号、生产日期等，完成后系统提示开始生产。控制系统按照工艺规程，从饮片人工投料开始到加溶剂、进料、升温、保温提取时间、出液、出渣、清洗、提取次数，整个过程实现自动化控制。工艺主要控制策略设计如下：

（1）系统自检：投料前，生产系统进行自检。自检分为三部分：一是对公用系统进行自检，包括蒸汽、空压等供应是否符合生产要求；二是对提取系统进行设备状态自检，自检内容包含设备是否处于可用状态、设备是否在清洁有效期内；三是提取系统设备状态的初始化，确保生产前各个阀门均处于正确状态。自检不通过时，系统会发出提示预警信息，人工排除；自检通过后，提示生产人员开始投料。

（2）投料：系统自检通过后，提示人工投料，操作室人员点击确认后，系统将操作权限放至现场按钮，同时现场灯闪烁。现场操作人员现场检测符合后，按现场按钮确认，提取罐投料盖自动打开，投料筒伸至投料口，开始投料。投料完成后，再次按现场按钮，投料筒缩至设置位置，关上提取罐投料盖，同时将操作权转回至控制室操作站。操作过程中，如提取罐投料盖和投料筒不能开关到设定位置，系统提示报警，暂停程序运行。

（3）加水/酒精：投料完毕后，系统根据工艺要求，向提取罐加饮用水/酒精，通过流量计自动计量加水量/酒精量，达到设定值时关闭进水阀。

（4）浸泡：首次水/酒精加完后，开始进入饮片浸泡阶段，系统自动计时，当浸泡达到设定时，系统提示浸泡完成，进入第一次提取操作。

（5）升温：浸泡完毕后，系统按照设定的升温曲线，通过调节阀自动调节蒸汽压力，进行加热升温。在升温过程中，系统间歇性打开旁通阀，进行自动疏水。罐内配有药液温度检测，当温度达到提取温度时，进入保温提取。

（6）微沸提取：升温至回流状态时，系统开始保温提取计时，计时误差±60s，计时达到设定时间时，系统提示出液。在保温提取过程中，系统通过调节阀自动调节蒸汽压力，始终保持罐内呈现微沸状态。

（7）外循环：在升温过程中进行药液外循环，提高药液温度均一性和升温速率。在微沸提取过程中，当罐内上下温度差超过2℃时，启动外循环，确保提取罐内温度均一性，或根据工艺需求，按照一定的时间间隔进行循环，提高药液浓度均一性。

（8）出液及防堵塞：提取结束后，系统开启罐底阀、泵、出液阀，将药液转至提取液储罐中。出液管设置流量计和液位开关，对出液进行计量，达到设定出液量且管道无液体流通时，自动判断出液完成。出液未达到设定出液量且管道无液体流通时，系统判断为堵料，自动开启空压进行反吹处理，连续开启3次，每次开启10s，再启动出液程序。同时提取液储罐配置液位计，达到高液位时，自动停止进液，并预警提示，防止溢料。

（9）多次提取：第一次提取完成后，根据工艺程序设置，自动开始进行第二次、第三次提取，提取过程控制同上述（3）～（8）。

（10）出渣：当提取完成后，系统提示准备出渣，现场指示灯闪烁。操作室点击出渣确认后，将操作权转至现场，现场人员检查确认具备出渣条件后，通过现场按钮确认，系统调用出渣车至罐底，打开提取罐底盖，进行出渣。为防止发生安全事故，提取罐罐底锁与罐底开启装置有联锁保护措施，系统严格按照安全流程（至少二级复核）出渣。当系统提示出渣后，现场按钮在30s内没有确认时，系统将预警提示，重新进行出渣安全确认，在非出渣时间，现场按钮无法开启提取罐底盖。出渣完成后，操作权转至控制室。

（11）清洗：出渣完成后，系统自动打开清洗阀，对罐内进行冲洗，达到设定时间后，关闭底盖。再次开启清洗阀，清洗提取罐、过滤器和管道，循环一定时间后排污。排污结束，系统自动将提取罐状态变为"已清洗"，并开始清洁有效期倒计时。

（12）安全联锁：提取罐夹套设置压力检测点，当夹套压力大于最高工作压力值时，系统自动关闭蒸汽进气阀，同时打开旁通阀泄压，系统同步预警，消除安全隐患后，系统重新开启蒸汽系统。提取罐内设置有压力检测点，当罐内压力达到设定值时，系统发出报警，并提示操作人员现场处理隐患。

通过提取自控设计实现提取生产工序全过程自动化，具有提取温度均匀、自动消泡、出液防堵塞、蒸汽节能、安全联锁等优势，可提高提取效率，降低生产成本，保障人员安全。

（二）浓缩自控设计

1. 浓缩工艺流程设计　常见浓缩工艺流程图见图5-25。

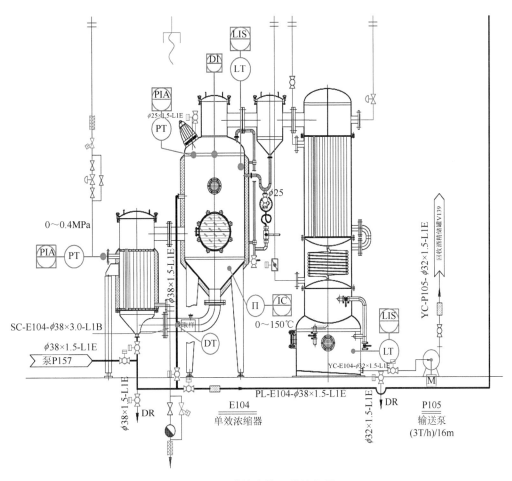

图 5-25 浓缩自控工艺流程图

2. 浓缩控制点设计 浓缩主要控制点设计见表 5-8。

表 5-8 浓缩主要控制点

控制项	主要控制点	主要控制功能说明
进料及补料控制	1）提取液储罐罐底阀 2）一效、二效进液阀 3）一效、二效液位计 4）液位开关	1）浓缩器前进料 2）浓缩过程中补料 3）进料完毕控制
真空度控制	1）真空调节阀 2）一效、二效压力变送器	调节浓缩器内的真空度
温度控制	1）蒸汽调节阀 2）夹套蒸汽压力检测 3）疏水旁通阀 4）温度计	1）浓缩温度控制 2）压力超标安全联锁
消泡控制	1）一效、二效泡沫电极 2）真空调节阀 3）一效、二效排空阀	1）泡沫检测 2）消泡控制
受液器出液控制	1）受液器隔断阀 2）受液器排空阀 3）受液器底阀 4）受液器液位计	1）受液器液位检测 2）受液器满液后自动排液

续表

控制项	主要控制点	主要控制功能说明
并料控制	1）二效真空阀 2）二效排空阀 3）一效、二效罐底阀 4）一效、二效液位计	二效药液并入一效，进行收膏浓缩
浓缩终点控制	1）液位计 2）比重计	1）浓缩药液体积检测 2）浓缩药液比重检测 3）浓缩终点控制
药液出液控制	1）一效真空阀 2）一效排空阀 3）一效底阀 4）储罐真空阀 5）储罐液位计	蒸出液自动排出
清洗控制	1）清洗阀 2）排污阀	1）自动清洗 2）清洁状态显示

3. 浓缩控制策略设计　浓缩生产，系统自动由上一工序导入药品生产批次信息，如药品名称、规格、批号、生产日期等，操作人员确认后，系统提示开始生产。控制系统按照工艺规程，从浓缩器抽真空开始，进料、浓缩、出液、清洗，整个过程实现自动化控制。工艺主要控制策略设计如下：

（1）系统自检：正式启动前，生产系统进行自检。对公用系统进行自检；对浓缩系统进行设备状态自检，以及浓缩系统设备状态的初始化，确保生产前各个阀门均处于正确状态。自检不通过时，系统会发出提示预警信息，人工排除；自检通过后，提示开始浓缩。

（2）进料及补料：系统自检通过后，系统自动开启真空阀（自动模式下，真空阀与真空泵启动联动），待真空度到达-0.06MPa后，开启提取液储罐的罐底出液阀及一效、二效进料阀，开始进料，药液达到一效、二效蒸发室设定的高液位时，停止进料。在浓缩过程中，蒸发室液位降至设定低液位处时，自动开始进料至高液位处。如此重复进液，直至提取液储罐无液体且进料管液位开关检测不到液体时，判定进液完毕。

（3）真空控制：通过真空调节阀自动调节阀门开度，使一效、二效蒸发室真空度达到工艺设定值，控制真空度稳定在工艺允许范围内，防止真空度波动较大致使药液出现爆沸、跑料现象。

（4）温度控制：进料完毕且真空度稳定在设定范围内后，开始升温。开启蒸汽调节阀调节加热蒸汽压力，对浓缩液升温至设定值，开始蒸发浓缩。在开始升温阶段时，由于设备和药液温度较低，蒸汽加热时会产生较多的冷凝水，如果疏水阀不能及时疏水，可适时开启旁通阀排冷凝水，待温度升至某个设定值时关闭旁通阀。在浓缩过程中，通过控制加热蒸汽压力，保证浓缩过程中温度的稳定控制。

（5）浓缩控制：真空度和温度达到设定值时，蒸发室内药液开始蒸发浓缩。在浓缩过程中，对真空度和温度进行稳定控制，使药液处于最佳蒸发状态。当蒸发室内药液蒸发至低液位时，进行自动补料。浓缩过程中，温度、真空度及液位控制超出设定范围值时，系统进行预警。

（6）消泡控制：浓缩过程中，系统通过多点式泡沫电极检测罐内药液泡沫。当泡沫上升至设定高位置处时，开启排空阀，降低蒸发室内真空度，进行消泡。

（7）受液器出液控制：蒸发过程中，溶剂经过冷凝器冷却后变成冷凝液，进入受液器。受液器配有液位计，当液位达到设定的高液位时，关闭受液器内上下隔断阀，开启排空阀和底阀，排放冷凝液。受液器液位降至设定的低液位时，关闭排空阀和底阀，开启隔断阀，开始接受冷凝液。

（8）并料控制：提取药液进液完毕后，二效浓缩至设定比重后，开始二效转入一效，进行收膏浓缩。关闭二效真空，打开二效排空阀，打开二效、一效底阀，通过一效真空，将二效蒸发器内药液抽入到一效内，继续浓缩至工艺要求的药液比重。

（9）浓缩终点控制：在线比重计实时对药液比重进行检测，当药液浓缩至设定比重范围时，关闭真空阀、打开排空阀，停止浓缩。系统记录药液比重和体积等关键参数。

（10）药液出液控制：开启浓缩液储罐真空阀，真空度达到–0.06MPa后，打开浓缩器底阀，将浓缩药液抽入储罐。储罐配有液位计，达到高液位时，停止进液，并预警提示，防止溢料。

（11）清洗控制：出液结束后，开启对浓缩器的清洗，开启浓缩器的饮用水阀、排污阀。清洗计时到设定的清洗时间，自动关闭清洗阀，延时等待排尽后，关闭排污阀。再开启饮用水阀，加至设定水位，开始抽真空、升温至设定范围，进行设备动态运行，清洗一定时间后排污。可根据实际情况，设置动态运行清洗次数。清洗完毕后，系统浓缩器状态变为"已清洗"，并开始清洁有效期倒计时。

（12）安全联锁：浓缩器加热室设置压力检测点，当夹套压力大于最高工作压力值时，系统自动关闭蒸汽进气阀，同时打开旁通阀泄压，系统同步预警。消除安全隐患后，系统重新开启蒸汽系统；浓缩完成后所有执行机构恢复到安全位置。

通过浓缩自控设计实现浓缩生产工序全过程自动化，具有浓缩效率高、自动消泡、防冲料、温控准确、蒸汽节能、浓缩终点判断准确等优势，可提高浓缩效率，降低生产成本。

（三）醇（水）沉自控设计

1. 醇（水）沉工艺流程设计 常见醇（水）工艺流程图见图 5-26。

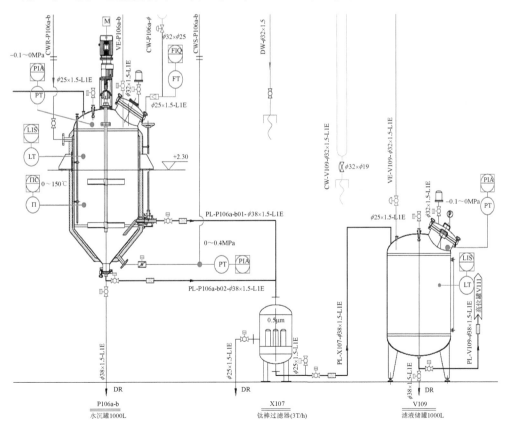

图 5-26 醇（水）沉自控工艺流程图

2. 醇（水）沉控制点设计 醇（水）沉主要控制点设计见表 5-9。

表 5-9 醇（水）沉主要控制点

控制项	主要控制点	主要控制功能说明
进料控制	1) 水沉罐真空阀 2) 放空阀 3) 进料阀 4) 真空度检测	通过真空自动进药液
加水控制	1) 纯化水进阀 2) 搅拌电机 3) 流量计	按照设定流速和流量，自动加纯水
降温静置控制	1) 冷却水进阀 2) 温度变送器 3) 搅拌电机	1) 按照设定降温曲线降温 2) 静置恒温控制、计时
上清液出液控制	1) 水沉罐出液阀 2) 过滤器进出阀 3) 真空调节阀 4) 滤液罐液位计	1) 自动出液控制 2) 真空出料 3) 液位界面由人工介入判断 4) 滤液罐液位监测
滤液罐控制	1) 真空控制 2) 液位控制	1) 真空进料，将水沉罐水液抽入罐内 2) 液位监测与预警，防溢料
清洗控制	1) 清洗球控制 2) 排污阀（带反馈）	1) 自动清洗 2) 清洁状态显示

3. 醇（水）沉控制策略设计 系统自动由上一工序导入药品生产批次信息，如药品名称、规格、批号、生产日期等；浓缩液进入醇（水）沉罐后，系统提示可开始醇（水）沉生产。系统按照工艺规程，从乙醇溶液（纯水）加入量、添加速率、电机搅拌、冷却水降温、静置冷藏、静置时间、上清液出液、醇（水）沉罐及过滤器、滤液储罐清洗，整个过程实现自动化控制，但分液需要人工介入操作完成。工艺主要控制策略设计如下：

（1）系统自检：正式启动前，系统进行自检。对公用系统、醇（水）沉设备及阀门状态进行自检，自检不通过时，系统会发出提示预警信息，人工排除；自检通过后，提示操作员开始醇（水）沉操作。

（2）进料控制：讲浓缩液，醇（水）沉罐自动开启真空，达到设定值 0.06MPa 时，开启进料阀，将浓缩药液抽入罐中。系统根据药液的加入量，自动计算需加醇（水）的量，开始搅拌，开启阀门，按照预先设定的进料速率加醇（水），加到计算量的醇（水）量时关闭阀门。

（3）搅拌降温：醇（水）加完后，系统自动开启冷却水进阀，开始搅拌降温，按照设定的降温曲线进行降温，对罐内物料进行温度监测。当药液温度达到工艺要求的温度时，系统自动停止搅拌电机，启动静置计时功能，开始静置恒温冷藏。

（4）静置：静置冷藏阶段，系统自动计时，计时误差±1min，冷却水根据罐内温度设定值自适应调节，确保药液温度在工艺要求范围内。

（5）出液控制：静置结束，系统提示人工出液。待人工确认后，系统开启相应设备阀门和过滤系统，控制滤液储罐的真空度。人工控制出液界面，分出上清液至上清液储罐。在出液过程中，固液界面的位置，由人工介入操作。

（6）清洗控制：通过点击"清洗"按钮，进行纯化水清洗，喷洗参数设定<设备清洗时间>，开启搅拌电机至设定时间后，开始排污。排污排净后，自动关闭阀门。状态检测排污阀已处于关闭状态后，设备状态自动由"待清洗"变为"已清洗"，并开始清洁有效期倒计时。

（7）安全联锁控制：罐内设有压力检测点，当罐内压力达到设定值时，系统自动开启自放空，消除隐患，并发出报警信息。上清液储罐设置液位上限报警，当罐内液位达到预警线，系统自动关闭当前进液阀门，同时发出报警信息。

醇（水）沉生产工序，从进料、加醇（水）、流速控制、搅拌降温、静置沉降、出液、清洗等全过程，实现自动化生产作业。相比传统人工作业方式，加水量及流速、降温及恒温控制精确，醇（水）沉效果好，批次质量控制稳定。

（四）公用系统自控设计

为保障生产的顺利进行，首先必须确保公用系统正常供应和运行。公用系统主要包括真空系统、压缩空气系统、蒸汽系统、冷却水系统、饮用水系统等。

1. 公用系统控制点设计　公用系统的控制点设计见表 5-10。

表 5-10　公用系统控制点

控制项	主要控制点	主要控制功能说明
蒸汽	1）压力检测 2）温度检测 3）流量计	1）车间蒸汽总管压力监测 2）异常预警 3）蒸汽使用计量
真空系统	1）真空度压力检测 2）泵机变频控制	1）车间真空总管压力监测 2）异常预警 3）真空机组变频控制
压缩空气	1）压力检测 2）泵机变频控制	1）车间空压总管及支管压力监测 2）异常预警 3）空压机组变频控制
冷却水	1）压力检测 2）温度检测 3）冷却塔控制	1）冷却水总管及支管压力监测 2）冷却总管及支管温度监测 3）冷却塔变频控制
饮用水	1）压力检测 2）流量计	1）饮用水总管及支管压力监测 2）异常预警 3）使用计量

2. 公用系统控制策略设计　对公用系统进行实时监测、预警、控制，并进行能耗计量和管理，控制策略如下：

（1）蒸汽供应系统：对蒸汽总管进行压力监测，确保对生产线上每台设备的蒸汽供应在要求范围内。如蒸汽供应出现压力偏高或偏低，系统实时预警，提示人工介入，排除故障。同时，对蒸汽使用进行计量和统计分析，指导合理使用，节约能源。

（2）真空系统：对真空总管进行压力监测，确保对生产线上每台设备的真空供应在要求范围内。如真空供应出现压力偏高或偏低，系统实时预警，提示人工介入，排除故障。车间真空需求与真空泵机组联动控制，根据真空度的需求，对真空泵进行变频控制，节约能源。

（3）压缩系统：对空压总管进行压力监测，确保对生产线上每台设备的空压供应在要求范围内。如真空供应出现压力偏高或偏低，系统实时预警，同时对危险操作进行安全联锁，同时提示人工介入，排除故障。车间空压需求与空压机组联动控制，对空压机进行变频控制，稳定输出压力，节约能源。

（4）冷却水系统：对冷却水总管进行压力和温度监测，确保生产设备的正常运行。如压力或温度供应出现偏高或偏低，系统实时预警，提示人工介入，排除故障。冷却水的进水温度与冷却塔机组联动，对冷却泵进行变频控制，稳定输出冷却水的压力和温度，节约能源。

（5）饮用水系统：对饮用水总管进行压力监测，确保生产供应。如供应出现压力偏高或偏低，系统实时预警，提示人工介入，排除故障。同时，对饮用水使用进行计量和统计分析，指导合理使用，节约能源。

思 考 题

1. 质量源于设计主要包括哪些基本内容？

2. 请对正交试验设计和均匀试验设计在制药工艺的应用进行比较。

3. 分析中药提取中试工艺验证基本要求和主要内容。

4. 中药提取工艺的浓缩过程中，关键控制点有哪些？

5. 指纹图谱/特征图谱法相比于单一指标成分含量测定法在中药提取物质量控制中的应用具有哪些优势？

6. 中药浸膏粉的密度参数有哪些，如何测定？

7. 简述近红外光谱分析技术在中药提取工艺过程在线监测中的应用。

8. 常见集散控制系统 DCS 的构架如何分布？

9. 如何选择控制系统以满足中药提取自动化设计要求？

10. 中药提取自动化中的提取控制策略主要包含哪几个步骤？相比传统提取工艺具有哪些优点？

参 考 文 献

曹光明，2009.中药浸提物生产工艺学.北京：化学工业出版社（第一版）

陈平，2009.中药制药工艺与设计.北京：化学工业出版社（第一版）

高慧敏，宋宗华，王智民，等，2012.适合中药特点的质量评价模式——QAMS 研究概述.中国中药杂志，37（4）：405～416

国家药典委员会，2015.中华人民共和国药典（四部）.北京：中国医药科技出版社

杭太俊，2011.药物分析（第7版）.北京：人民卫生出版社，143～169

黄潇，陈瑶，2012.自动控制技术在中药制药生产过程中的应用.中国医药科学，2（10）：61～62

李先允，2010.自动控制系统（第2版）.北京：高等教育出版社，1～7

李小芳，2014.中药提取工艺学.北京：人民卫生出版社

李洋，吴志生，潘晓宁，等，2014.在线近红外光谱在我国中药研究和生产中应用现状与展望.光谱学与光谱分析，34（10）：2632～2638

李远辉，伍振峰，杨明，等，2016.制备工艺对中药浸膏物理性质影响的研究现状.中国医药工业杂志，47（9）：1143～1150

刘昌孝，陈士林，肖小河，等，2016.中药质量标志物（Q-Marker）：中药产品质量控制的新概念.中草药，47（9）：1443～1457

吴婉莹，果德安，2014.中药整体质量控制标准体系构建的思路与方法.中国中药杂志，39（3）：351～356

杨明，伍振峰，王芳，等，2016.中药制药实现绿色、智能制造的策略与建议.中国医药工业杂志，47（9）：1205～1210

元英进，2017.制药工艺学.北京：化学工业出版社（第二版）

臧振中，管咏梅，杨明，等，2017.传感器技术在中药智能制造中的应用研究.中国医药工业杂志，48（10）：1534～1538

曾丽华，伍振峰，王芳，等，2017.中药制剂质量均一性的现状问题及保证策略研究.中国中药杂志，42（19）：3826～3830

战皓，柳梦婷，方婧，等，2015.近红外分析技术在中药鉴定和含量测定中的应用研究进展.中国实验方剂学杂志，21（12）：231～235

张珩，2018.制药工程工艺设计.北京：化学工业出版社，276~285

张贻昌，王明耿，2012.中药产品质量过程控制的重要性.中成药，34（8）：1581~1585

张志君，2007.现代检测与控制技术.北京：化学工业出版社，6~62

祝明，陈碧莲，石上梅，2016.中药指纹图谱技术在中国药典 2015 年版一部中的应用.中国现代应用药学，33（5）：611~614

第六章 中药提取物制备案例分析

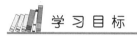 学习目标

学习目的

本章通过对中药有效成分、有效部位、中间提取物制备的案例学习，掌握中药提取物制备的研究思路，综合应用各种提取与分离纯化方法，在实验室研究基础上，通过中试放大，建立适合工业化生产的中药提取物制备方法。

学习要求

掌握中药提取物的类别、提取与分离纯化方法、制备工艺流程与关键工艺条件。

熟悉中国药典的相关要求、中药提取物制备主要技术手段的优缺点及合理应用。

了解中药提取物工业化生产的主要设备、工艺特点和关键技术指标。

第一节 有效成分制备工艺案例分析

一、青　蒿　素

青蒿素（Artemisinin）是我国科研工作者于 1972 年首次从菊科植物黄花蒿（*Artemisia annua* L.）即中药青蒿中分离到的一种无色针状晶体，分子式为 $C_{15}H_{22}O_5$，分子量为 282.34，是一种新型倍半萜内酯，具有过氧键和 δ-内酯环，有一个包括过氧化物在内的 1, 2, 4-三噁烷结构单元，分子中含有 7 个手性中心。其生源关系属于阿莫烷（amorphane）类型，结构特征是 A、B 环顺联，异丙基与桥头氢呈反式关系，青蒿素中 A 环碳架被一个氧原子打断（图 6-1）。因其具有特殊的过氧基团，对热不稳定，易受湿、热和还原性物质的影响而分解。青蒿素结构独特、高效低毒，具有清热解毒、抗肿瘤、抗菌、抗疟疾、增强免疫等药理作用，对脑型疟和恶性疟等有特效，是我国唯一获得国际认可的抗疟新药，已成为世界卫生组织推荐的治疗疟疾的理想药物。

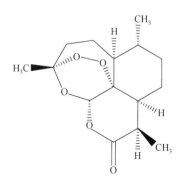

图 6-1 青蒿素的化学结构

至今已有 5 个抗疟类药物（青蒿素、蒿甲醚、复方蒿甲醚、青蒿琥酯和双氢青蒿素）的 9 种剂型在世界各国销售。青蒿素类药物价格低廉，还具有广谱的抗癌性和其他药理作用，毒副作用少。

目前除黄花蒿外，尚未发现含有青蒿素的其他天然植物资源。黄花蒿虽然系世界广布种，但青蒿素含量随产地不同差异极大。迄今的研究结果表明，除我国重庆东部、四川、福建、云南、广西和海南部分地区外，世界绝大多数地区生产的黄花蒿中青蒿素含量都很低，无生产价值。因此，我国具有明显的资源优势。

青蒿素在黄花蒿中含量较低。受地理环境、气温、施肥、采集时间、采集部位和干燥方法等因素的影响，不同产地黄花蒿中青蒿素含量差异较大，含量最高可达干重的 1%～2%，通常为 0.7% 左右。根据有关文献报道，青蒿素含量达 2mg/g（即 0.2%）以上的黄花蒿才有提取青蒿素的价值。

《中国药典》2015 年版一部规定青蒿药材来源为菊科植物黄花蒿的干燥地上部分，于秋季花盛开时采割，除去老茎并阴干。要求水分不得超过 14.0%，总灰分不得超过 8.0%，无水乙醇冷浸后的浸出物不得少于 1.9%。《中国药典》2015 年版二部对青蒿素的性状描述为：本品为无色针状结晶，在丙酮、乙酸乙酯、三氯甲烷和冰醋酸中易溶，在甲醇、乙醇、稀乙醇溶液、乙醚及石油醚中溶解，在水中几乎不溶。

（一）青蒿素的提取方法

青蒿素的传统提取方法包括冷浸法、回流法、渗漉法等，这些方法操作简单、设备要求不高，但是提取效率低、后处理麻烦。新型提取技术包括超临界 CO_2 萃取、超声波辅助提取、微波辅助提取、酶解辅助提取、减压内部沸腾法提取、浊点萃取、快速溶剂萃取及连续逆流提取等，提高了青蒿素的提取效率。这些提取方法中有的仅适合于实验室使用，有的根据设备类型的不同，既可用于实验室，也可用于中试规模和工业化生产。

提取溶剂对青蒿素的提取率和提取物（提取液或浸膏）纯度有很大影响。常用的提取溶剂包括醚类（石油醚和乙醚）、醇类（甲醇和乙醇）、丙酮、烷类（环己烷、正己烷、氯仿和二氯甲烷），其中正己烷、石油醚和氯仿是最常用的青蒿素的提取溶剂，虽然正己烷对青蒿素的溶解度较小，但却有较高的选择性。

根据提取方法不同，影响青蒿素提取产率和提取物中青蒿素含量的因素有所不同。使用有机溶剂的提取方法一般涉及原料粒度、料液比、提取温度、提取时间和提取次数这些参数。使用石油醚作提取溶剂时，需要考虑其沸程对提取效果的影响。使用乙醇溶液或甲醇溶液作提取溶剂时，其浓度对青蒿素提取效果有较明显的影响。搅拌提取的速率、超声波辅助提取的超声频率和时间、微波辅助提取的处理时间和功率是除其他因素外需要重点考虑的参数。超临界 CO_2 萃取的效果受青蒿粉末粒径、萃取釜温度和压力、分离器温度和压力、CO_2 流量、萃取时间的影响较大，是否使用夹带剂也会对提取效果产生影响。应用酶水解辅助提取时，酶反应时间、酶用量、反应温度、pH 是需要考虑的重要参数。

此外，近年来关于青蒿素的提取方式还报道了减压内部蒸腾法、四氟乙烷溶剂萃取法、浊点萃取法等方法。

有研究者以 6 号溶剂油（主要成分为正己烷）和 120 号溶剂油作提取溶剂，同时比较了冷浸提取、回流提取、索氏提取、超声波提取和温浸提取五种方法对有效成分青蒿素的转移率。发现 6 号溶剂油比 120 号溶剂油的提取转移率高，五种提取方法以温浸提取的转移率较好。这个研究结果提示，工业生产中若采用溶剂加热提取，只要提取温度、提取时间和提取次数控制得当，通常情况下比冷浸提取效率高。

减压内部沸腾提取技术的工作原理是采用真空减压，使提取罐内部压力降低，从而降低溶液沸点，使物料在低温沸腾下进行快速有效的提取，可避免有效成分受热分解、氧化或聚合，特别适用于热敏性、不稳定和易氧化等有效成分的提取，在中药多糖、生物碱和黄酮类成分提取方面已有不少应用。影响减压内部沸腾提取青蒿素效率的因素包括解吸时间、解吸浓度、提取压力、提取溶剂浓度、提取温度、提取溶剂用量等。该方法具有安全、高效、廉价、简便等特点，与常规提取方法比较优势明显，有应用于工业化大生产的开发前景。

四氟乙烷化学性质稳定，具有无毒、无色、不燃、热稳定性好等特点，对青蒿素有较好的选择性，提取物中蜡质和分子量高的挥发油成分含量很少。已有英国 Ineos Fluor 公司与 Bath 大学将四氟乙烷溶剂萃取法应用于青蒿素的大规模分离和提取，是一种极具潜力的可规模化应用的青蒿素提取分离技术。

浊点萃取技术（cloud point extraction）以水代替有机溶剂作为萃取剂，通过加入少量表面活性剂（如 Genapol-X80）产生浊点现象，从而实现高效提取。其原理是表面活性剂结构上的亲水基团与疏水基团分别与水和待提取的有效成分结合，形成疏水基团在内亲水基团在外的胶束，从而显著提高水溶性不佳的有机物水提时的溶解度。表面活性剂水溶液加热到一定温度（浊点温度）后，溶液变浑浊并出现分相，通过改变一些参数（如溶液的离子强度、温度等）引发相分离，最终实现溶质的高效富集和分离。用浊点萃取法提取青蒿素，具有操作简单、绿色环保、避免高温破坏和提取率高等优点，提取效果涉及液固比、平衡时间、盐溶液离子强度、表面活性剂浓度等因素。

（二）青蒿素的分离纯化方法

对青蒿素提取液进行分离纯化的常用方法包括溶剂萃取、膜分离、柱层析分离等。硅胶柱色谱分离的产品纯度较高，但硅胶用量大，使用后回收率低，会增大成本。青蒿素提取物经初步分离后一般采用结晶和重结晶方式提纯，获得高纯度青蒿素制品。在结晶过程中，往往也配合采用活性炭处理脱色，结晶和重结晶所用溶剂包括甲醇水溶液、乙醇水溶液、氯仿、乙酸乙酯、环己烷以及丙酮-己烷、乙酸乙酯-正己烷等混合溶剂。重结晶的优点是操作简单、不需昂贵的设备、可以批量生产，缺点是步骤烦琐，得到较高纯度的青蒿素需要反复重结晶，而青蒿素容易分解变质，反复重结晶会导致产量下降。

（三）青蒿素提取分离与纯化工艺案例及分析

　　案例 6-1　　　　　　溶剂浸提法提取青蒿素
　　1. 案例摘要　1977 年，中国科研人员首次公布了青蒿素的提取分离过程，即采用乙醚从黄花蒿中冷浸提取青蒿素，提取液经活性炭脱色之后，通过硅胶柱层析和重结晶等方法分离得到精制的青蒿素。采用溶剂浸提法提取青蒿素的常见工艺流程见图 6-2。
　　2. 案例问题　溶剂浸提法提取青蒿素有哪些优缺点？如何在溶剂浸提法的基础上进行改进，提高青蒿素提取效率？

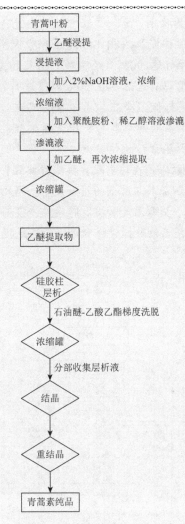

图 6-2 青蒿素乙醚提取硅胶柱层析分离法工艺流程

3. 案例分析

（1）20 世纪 70～90 年代，生产上多以乙醚、石油醚、低沸点汽油或溶剂油为溶剂，采用浸渍法提取青蒿素，一般要求原料中青蒿素的含量在 0.4%以上，需经多次萃取浓缩，能耗大、时间长。

回流提取法可以提高浸提效率，为了避免青蒿素受热被破坏，回流温度以不超过 60℃ 为宜，工业生产一般采用循环回流方式。循环回流包括两个方面，一是浸提罐中溶剂的回流，青蒿原料在浸提罐中加入溶剂浸泡一段时间后加热浸提，蒸发的溶剂被冷凝后回流至浸提罐；二是浓缩罐中溶剂的回流，即在第一次浸提结束后，将浸提罐中青蒿提取液放入到浓缩罐，浓缩时蒸发的溶剂经冷凝回流到浸提罐，同时根据工艺要求在浸提罐中补充新的溶剂，进行第二次回流提取。循环回流提取法具有使用溶剂少、提取率高和提取周期短的特点。

采用有机溶剂浸提法得到的提取物蜡状物杂质含量高，致使后续精制难度加大，且溶剂挥发易造成环境污染。

（2）为了提高青蒿素的提取效率，研究人员采用多种辅助提取技术对传统的溶剂浸提法加以改进。

1）通过搅拌提取提高青蒿素收率。提取过程中对料液进行搅拌，有利于青蒿素的溶出。有研究发现，在实验室条件下搅拌提取法相比冷浸法和索氏提取法具有更高的青蒿素提取率，最优条件下青蒿素的提取率可达 90%，经除蜡、结晶和重结晶后，青蒿素的提取回收率仍在 80% 以上。有研究者采用甲醇作溶剂在 50℃ 以下进行搅拌提取，操作安全性大大提高，对甲醇提取液适当浓缩后进行低温冷冻，离心除去沉淀，所得青蒿素提取率为 82.5%，青蒿素含量达 99.3%，离心液用石油醚萃取可析出青蒿素粗晶，再以 95% 乙醇溶液反复重结晶后可得到含量 99% 以上的青蒿素针状结晶。

　　工业生产上常用的搅拌式提取罐是在罐内配置机械搅拌装置，使原料在提取过程中能产生一定的运动，得到充分混合后增加原料与溶剂的接触效率。因此，在用搅拌式提取罐进行小试和中试条件研究时，除了料液比、提取温度和提取时间外，投料量、原料粒度和搅拌速率也是必须考虑的重要因素。图 6-3 是用石油醚搅拌提取再经活性炭脱色获得青蒿素的工艺流程。

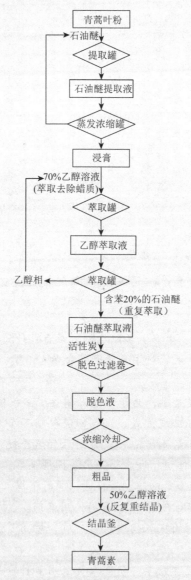

图 6-3　青蒿素石油醚搅拌提取活性炭脱色工艺流程

　　搅拌提取获得的提取液除了按图 6-3 的工艺流程处理外，还可先用活性炭脱色后再经硅胶柱层析或氧化铝柱层析分离。如石油醚搅拌提取后，提取液用活性炭脱色后过滤，浓缩蒸去石油醚得浓缩浸膏，浓缩浸膏用石油醚-异丙醚（70∶30）混合溶剂溶解，过氧化铝柱层析分离，分离后产物的青蒿素含量可提高到 85% 以上，回收率达 90%，再经过 50% 乙醇溶液重结晶，青蒿素纯度可达到 99.5%。

　　2）超声波辅助提取青蒿素。超声波辅助提取青蒿素具有提取效率高、操作方便快捷等优势，但目前该技术主要用于实验室。用石油醚、乙醇或甲醇作溶剂在特定工艺条件（原料粒度、料液比、超声波频率、超声处理时间、超声处理次数、提取温度、提取时间等）下进行提取，将提取液浓缩成浸膏，浸膏溶解后用活性炭脱色再用硅胶柱层析分离，或不经活性炭处理直接将提取液浸膏溶解后上硅胶柱层析分离，收集过柱液浓缩后析出青蒿素粗晶，再用重结晶方法精制。

　　例如，将青蒿叶粉用 10 倍量工业乙醇在 40℃、频率为 80kHz 下超声提取 3 次，每次 40min，合并三次提取滤液，减压回收溶剂得浸膏；浸膏按 10L/kg 比例用二氯甲烷-甲醇（1∶10）溶解，在常压下过 200 目活性炭柱，以 4BV/h 流速，用二氯甲烷-甲醇（1∶10）洗脱 5BV，除去一些极性较大的油状物质，再用二氯甲烷-甲醇（2∶5）洗脱 4BV，可得到收率和纯度均较高的青蒿素产品。

　　除了在溶剂提取过程中用超声波处理，有研究报道了提取前对青蒿原料进行超声处理对提取效果的影响，如将青蒿叶粉末用 80W 的超声波处理 20min，再于 50℃下 800 r/min 搅拌提取 2h，可得到 95% 的青蒿素提取率。还有报道利用亲水性咪唑类离子液体（溴化-1-乙基-3-甲基咪唑）并结合超声强化从黄花蒿中提取青蒿素，在 30min 内提取率达到了 97%，而传统石油醚超声提取率仅为 80%~90%。采用其他一些对青蒿素溶解度很高的非挥发性的室温离子液体结合超声波辅助手段，可解决青蒿素提取过程中使用易燃、易爆、强挥发性溶剂存在的安全性问题。

　　有研究将超声波技术与连续逆流提取技术联合应用于青蒿素提取，并采用复合溶剂和沉淀剂去除青蒿素提取中的杂质，结果表明联用方法可以加速青蒿素提取速率，提高青蒿素的提取率。目前已有可用于工业生产的管道式连续逆流超声波中药提取成套设备，单套设备日提取饮片可达 1 吨。

　　3）微波辅助提取青蒿素。微波辅助提取青蒿素有两种方式，一是提取前对黄花蒿粉末进行微波处理，二是在溶剂提取过程中用微波处理。

　　有研究报道在溶剂提取前先对黄花蒿粉末进行微波预处理，再用索氏提取法提取青蒿素，经活性炭脱色和加碱液沉淀后获得青蒿素浸膏。研究发现，黄花蒿粉末经微波预处理后，不同溶剂的青蒿素提取率和产率均优于非微波处理，其中以 120 号溶剂油提取的效果最好。微波预处理时间对提取效果也有较大的影响，以 120 号溶剂油作溶剂提取，发现微波预处理时间从 40s 增大到 240s 时，青蒿素提取率和产率明显增大，但继续增加微波预处理时间却导致提取率和产率下降。

　　有报道在提取过程中用微波进行处理，通过比较 8 种溶剂（乙醇、三氯甲烷、正己烷、环己烷、60~90℃石油醚、30~60℃石油醚、6 号溶剂油和 120 号溶剂油）在相同微波处理条件下的提取效果，发现 6 号溶剂油提取率最高；无水乙醇和三氯甲烷虽然能提取出大量浸膏，但绝大部分是杂质，青蒿素含量极低。此外，青蒿素提取率随物料粉碎度的增加而提高，以 120 目黄花蒿粉末为原料的青蒿素提取率最高。从微波处理时间看，以处理 10~12min

为宜。料液比对青蒿素的提取率也有明显的影响，料液比以 1∶10～1∶12 为宜。

微波辅助提取青蒿素具有不存在热惯性、过程易于控制、试剂用量少、节能、污染小和提取率高等优点，但目前该技术仅适合实验室使用，即使已有微波超声波中药提取机、微波中药萃取机和快速微波提取设备等开发出来，但处理量均较小，不合适规模化工业生产。

4）酶解辅助法提取青蒿素。青蒿素被纤维素构成的细胞壁所包围，传统的提取方法无法使细胞壁破裂，因此存在巨大的传质阻力，致使提取效果受到很大的限制。可用于辅助提取的酶的种类很多，纤维素酶是最常用的酶类之一。纤维素酶处理能够水解纤维素的 α-1,4-糖苷键，破坏细胞壁的致密结构，使细胞壁疏松、破裂，减小传质阻力，可有效提高提取效率。酶解辅助提取利用了青蒿素在水中几乎不溶的特点，酶解反应选择在水溶液中进行，并在萃取过程中用蒸馏水进行洗涤，可除去样品中的水溶性成分。影响纤维素酶水解植物细胞壁反应的主要因素包括酶用量、酶反应温度和酶反应时间等。工业生产若要采用酶解辅助提取，因为增加了处理工序，虽能提高青蒿素的提取效率，但要从生产成本和提取效率上进行整体考虑。

案例 6-2　　　　　　　　　　超临界 CO_2 萃取法提取青蒿素

1. 案例摘要　将粉碎至 60～80 目的青蒿粉末放入萃取釜，萃取釜温度设定于 40～50℃、压力设定于 18～30MPa，CO_2 流量为 0.5～2.5kg/h 下萃取 2～4h；同时设定分离器 I 的温度为 60℃、压力 14MPa，分离器 II 的温度为 50℃、压力 4～5MPa。经过超临界萃取，萃取物中青蒿素含量可达 15%～20%，收率达到 90% 左右。

2. 案例问题

（1）超临界 CO_2 萃取法在生产成本上和产品质量上是否具有优势？

（2）影响超临界 CO_2 萃取青蒿素效率的因素有哪些？

3. 案例分析　超临界 CO_2 萃取能显著提高青蒿素萃取率，萃取率一般在 90% 以上，并且对原料的要求不高，原料中青蒿素含量在 0.1% 以上即可。作为溶剂的 CO_2 价格低，无毒不燃，可以循环使用，生产不会造成环境污染，具有提取时间短、操作接近常温、青蒿素几乎不发生热裂解等化学变化、安全环保、节能等特点。超临界 CO_2 萃取选择性好，萃取物中杂质蜡状物含量低，产品质量高。但超临界流体萃取设备属高压设备，一次性投入大，因此这一技术在青蒿素工业生产中目前仍较难普及。

采用超临界 CO_2 萃取，原料颗粒度和含水量对萃取过程有较大影响，在进行萃取前，原料黄花蒿需要进行粉碎，粉碎度以 60～80 目为宜。黄花蒿经过自然晒干后，含水量约 11% 左右，萃取前不需要进一步烘干处理。青蒿素超临界萃取的提取率较传统工业生产中的溶剂法（汽油及稀乙醇溶液）提高了 11%～59%，较传统汽油法提高 2 倍以上，提取时间大大缩短，成本降低。

有研究者研究了在超临界 CO_2 萃取过程中添加夹带剂（甲醇、甲醇水溶液、乙醇和甲苯）对青蒿素率的影响，发现添加 3% 甲醇作为夹带剂，在温度 50℃、压力 15MPa、萃取剂流量 2ml/min 下，20min 内青蒿素就可被提取出来。

在青蒿素工业化生产中为了增加生产能力，发挥共用设备的潜力，可采取多个萃取釜串并联组合，作交替切换，对每一个萃取釜是一种间歇操作，但对整个萃取装置而言则可实现连续生产。

超临界萃取物可以采用多种方式进行分离纯化，经活性炭脱色和稀乙醇溶液结晶得到的青蒿素纯品，其纯度可达 99% 以上。

有人总结了一个批次处理 320kg 青蒿需要的工业生产设备，包括超临界 CO_2 萃取设备（300L×2）1 台，酒精配制罐、溶解罐、结晶罐、母液储罐等各 2 个（规格均为 1000L），650 L 浓缩结晶罐 1 个，板式过滤器 3 个，平板式离心机（3000r/min）1 台，真空干燥箱 1 台。生产过程包括称量和配料、拣选和粉碎、超临界萃取、精制、干燥、内包装和外包装等，生产全程仅需 1.5 天即可完成。

将超临界 CO_2 萃取、超声辅助提取和膜过滤三种技术联用，用于青蒿素提取和分离，可以发挥各种提取分离技术的优势。主要工艺条件为：以石油醚或 50% 乙醇溶液作溶剂采用超声辅助提取（超声频率 26kHz，功率 400W，浸提时间 45min），提取液先用 30nm 孔径无机陶瓷微滤膜为一级膜初步除杂，再用 8KUF 膜为二级膜深度除杂，膜滤液真空浓缩后采用超临界 CO_2 优化工艺条件进行萃取，萃取压力 20MPa，萃取温度 50℃，CO_2 流量 1kg/h，萃取时间 4h。工艺流程见图 6-4。

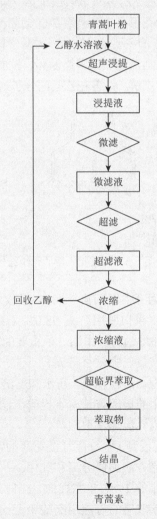

图 6-4　青蒿素生产联用技术工艺流程

超声提取后通过微滤和超滤二级膜过滤先除去部分杂质，再采用超临界工艺进一步萃取，青蒿素收率和纯度可大大提高。单独采用超声辅助提取，所提取的青蒿素粗品纯度仅为 48%；超声提取后用 30nm 无机陶瓷微滤膜除杂，粗品纯度提高到 73%；若超声提取后经过微滤和超滤除杂，则粗品纯度可进一步提高到 86%。此联用工艺大大提高了青蒿素的收率和纯度，减少了其他提取分离方法的操作工序及污染，为青蒿素的工业化清洁生产提供了思路。该工艺使用 50%乙醇溶液代替石油醚、汽油等溶剂提取青蒿素，降低了操作危险等级，提高了青蒿素粗品的品质，使试剂易回收，且乙醇溶液对膜的损伤较小，有利于此联合技术的工业化推广。

二、灯盏花素

灯盏花素是从菊科植物短葶飞蓬 *Erigeron breviscapus*（Vant.）Hand.-Mazz.全草中提取分离所得的提取物。灯盏花素中包括灯盏花甲素（芹菜素-7-O-葡萄糖醛酸苷）和灯盏花乙素（又名野黄芩苷），其中灯盏花乙素是灯盏花素的主要活性物质，占其含量的 90%以上。灯盏花乙素具有扩张脑血管、降低脑血管阻力、增加脑血流量、改善微循环、抗血小板聚集等多种药理作用，目前已广泛用于临床治疗各种心、脑血管疾病。灯盏花乙素的分子式为 $C_{21}H_{18}O_{12}$，结构式见图 6-5。

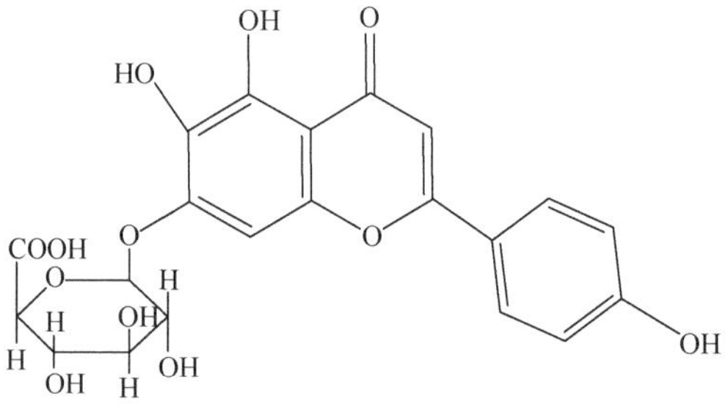

图 6-5　灯盏花乙素的化学结构

灯盏花素和注射用灯盏花素为《中国药典》2015 版收录品种，按干燥品计算，含野黄芩苷（$C_{21}H_{18}O_{12}$）不得低于 90.0%（供口服用）或 98.0%（供注射用）。全国有近百家制药企业生产灯盏花素制剂，产量呈逐年递增趋势。作为一种重要的植物药中间体，其提取物也用于出口，灯盏花素的原料与制剂的年产值已突破百亿元。

灯盏花素主要成分野黄芩苷为弱酸性物质，在水和脂溶性溶剂中的溶解度均较低，提取溶剂多为不同比例的醇水溶液。常用的提取方法有水提醇沉法、乙醇溶液回流法、索氏提取法、微波提取法、超声波提取法和超临界流体萃取法等。

从灯盏细辛粗提物（提取液或浸膏）中分离灯盏花素的常规方法是液-液萃取或固-液萃取，萃取后再采用各种色谱方法和结晶方法加以分离和纯化。

灯盏花素首次分离是由张人伟于 1987 年完成的，当时采用的方法是乙醇溶液提取后以氯仿、乙醚、乙酸乙酯依次萃取，萃取后的母液用醋酸铅沉淀粗提，最后用聚酰胺柱层析分离。第二军医大学的张卫东于 2000 年全面分离灯盏花化学成分时，依次过大孔吸附树脂柱、葡聚糖凝胶柱和硅胶柱，同样分离得到了灯盏花乙素含量高的灯盏花素。然而，这些工作都是在研究灯盏花化学成分的基础上完成的，虽然得到的灯盏花素中灯盏花乙素含量高，但从提取效率及提取工艺本身而言，并不能直接套用于工业化生产。

（一）灯盏花素的提取方法

《中国药典》中收载的灯盏花素是将灯盏细辛粗粉以 75%乙醇溶液为溶剂加热回流提取后精制得到。有多名研究者选用不同浓度乙醇溶液作溶剂，比较了浸渍、渗漉、回流等方法的灯盏花素提取率，结果均表明回流法提取效果最好。应用回流提取法，影响灯盏花素提取效果的因素主要有乙醇溶液浓度、原料粗细度、料液比、提取温度、提取时间、回流次数等，应通过不同试验方法予以优化确定最佳工艺条件，工业生产还要结合设备类型、后续分离纯化、生产成本和工期等考虑中试放大和实际运行问题。

超声波及微波辅助提取技术也被应用于灯盏花素提取工艺的研究中。在乙醇溶液回流提取法的基础上采用这些辅助提取技术，可提高灯盏花素的提取率。有研究表明，用 75%乙醇溶液作溶剂，虽然微波提取比超声提取效率高，但微波提取液颜色较深，增加了后续纯化工艺的难度。

（二）灯盏花素的分离纯化方法

灯盏花素提取液浓缩至无醇味，经过碱溶酸沉、柱层析分离、结晶（或重结晶）等方法分离纯化后可制得不同纯度的灯盏花素提取物。《中国药典》中收载了以下两种灯盏花素的分离纯化方法。

方法 1：将灯盏细辛 75%乙醇溶液回流提取液浓缩至无醇味，加等体积水搅匀，静置过夜，滤过；滤液通过大孔吸附树脂（聚苯乙烯型）柱，用水洗脱，收集洗脱液；浓缩洗脱液，沉淀，滤过；沉淀用 10%硫酸溶液调 pH 至 2.0～2.5，静置过夜，滤过；沉淀用乙醇溶液洗涤，再用水洗至中性，干燥；干燥品用乙醇溶液精制，重结晶；结晶用乙醇溶液、丙酮洗涤，干燥，粉碎，混合。按此方法纯化后，终产品的野黄芩苷含量可达 90%以上。

方法 2：将灯盏细辛 75%乙醇溶液回流提取物浸膏加水适量，搅匀，加热至 80℃，用 5%氢氧化钠溶液调节 pH 至 8，搅拌使溶解，静置 24h，滤过；滤液用 10%硫酸溶液调节 pH 至 1～3，搅拌，静置 48h，抽滤；沉淀用水洗至中性，或先用 3～4 倍量乙醇溶液洗 2～3 次，再用水洗涤至中性；加入 20 倍量 85%～95%乙醇溶液及 1%量的活性炭，或加入适量甲醇溶解后，加 0.1%量的活性炭，加热回流 1h，滤过；滤液浓缩至原体积的 60%～80%，静置使析出结晶，滤过；将所得结晶用 45%乙醇溶液洗涤 5 次，于 50～80℃减压真空干燥；取结晶物，加水适量，用 30%精氨酸溶液或 10%碳酸氢钠溶液调节 pH 至 7.0～7.5，加热使溶解，离心，取上清液，滤过；滤液通过大孔吸附树脂（聚苯乙烯型）柱，用水洗脱，收集洗脱液，滤过，或用 5%盐酸调节 pH 至 1～3，静置，滤过，沉淀用水洗至中性；取沉淀，加入适量的水搅匀，加热，用 20%～30%磷酸氢二钠溶液调节 pH 至 6.5～7.0，煮沸，冷却至 35～55℃；减压浓缩，加入 8～10 倍量的丙酮，搅匀，静置，抽滤，用丙酮洗涤沉淀；取沉淀，加入适量 50%～70%丙酮溶液使之成混悬液，用 10%盐酸溶液调节 pH 至 1～2，静置，抽滤；取沉淀，用注射用水洗至中性，再用 90%乙醇溶液洗涤，烘干。此方法虽然分离纯化步骤烦琐，但最终所得产品可满足注射用制剂野黄芩苷含量不低于 98%的纯度要求。

目前灯盏花素的纯化多采用大孔树脂柱层析方法，可供选择的大孔吸附树脂类型也较多。灯盏花乙素和灯盏花甲素结构极其相似，单靠疏水作用力的商业化大孔吸附树脂无法实现完全分离。较灯盏花甲素而言，灯盏花乙素中两个酚羟基处于邻位，更易于形成分子内氢键，这将大大削弱其形成分子间氢键的能力。因此，有人设计合成了具有弱疏水骨架的并带有酰胺功能基的大孔吸附树脂，利用灯盏花乙素和灯盏花甲素形成分子间氢键能力的不同，协同调控树脂的疏水作用和氢键作用，提高树脂对灯盏花乙素和灯盏花甲素的吸附选择性，仅通过"吸附-解吸"简单生产操作，就能达到灯盏花乙素与灯盏花甲素的完全分离。如将灯盏花乙素质量分数为89.8%的提取物经AC-3树脂分离后，可得到灯盏花乙素质量分数为99.4%的灯盏花乙素纯品，实现了其与灯盏花甲素的完全分离。该工艺操作简单、成本低、环境友好、适于工业化生产。

（三）灯盏花素提取分离与纯化工艺案例及分析

案例6-3 "动态超声逆流提取→大孔吸附树脂层析→工业制备色谱→喷雾干燥"工艺制备灯盏花素

1. 案例摘要　将灯盏细辛粉碎至10~20目，加6~20倍体积水或50%~80%乙醇溶液，动态超声逆流提取（或回流提取）2~3次，每次0.5~2h，过滤，合并提取液，减压回收溶剂，将提取液浓缩至浓度为0.4~2.0g生药/ml，离心或过滤去除不溶物；离心液或过滤液用稀盐酸调pH至2~5作为上柱液；上柱液以一定流速过大孔吸附树脂柱，先用蒸馏水洗柱，弃去水洗液，再用50%~80%乙醇溶液洗脱，合并洗脱液，减压回收乙醇，浓缩至溶液相对密度为1.05~1.30；浓缩液拌入200~300目柱层析硅胶填料，加甲醇拌匀后烘干；烘干料用工业制备色谱（或高速逆流色谱）分离，用二氯甲烷-甲醇（或氯仿-甲醇、甲醇-水等）不同比例混合溶剂进行梯度洗脱，分部收集含灯盏花素含量高的主要部分，合并后减压浓缩，加入10倍量二氯甲烷-甲醇（5：1~8：1）进行重结晶，过滤后减压回收溶剂，喷雾干燥（或冷冻干燥），可得高纯度灯盏花素。基本工艺流程见图6-6。

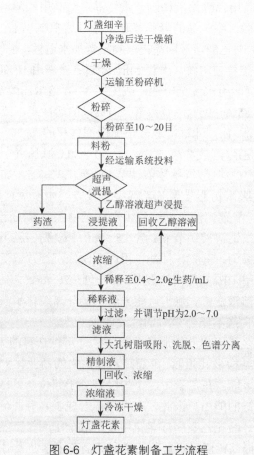

图6-6　灯盏花素制备工艺流程

2. 案例问题 如何确定工艺中的关键参数? 该工艺的限制性瓶颈是什么?

3. 案例分析 本案例工艺应用了超声波辅助提取、动态逆流提取、大孔吸附树脂层析、工业制备色谱分离、喷雾干燥、重结晶等技术手段,工艺体现了一定的先进性,应用该工艺在优化条件下,可获得灯盏花素纯度达 95%以上的提取物产品。该工艺不一定适合所有生产企业,但对成熟企业或已有一定规模的企业适合采用。本案例中仅给出了部分参数的选择范围,需要通过小试和中试进行确定并优化。其中,大孔吸附树脂可供选择的类型较多,生产厂家也多,要根据实际情况进行选择。影响提取和分离纯化效果的重要参数包括超声处理频率和时间、动态逆流提取时料与液的流动速率、大孔吸附树脂柱层析洗脱溶剂组合及其配比以及工业制备色谱条件。

案例 6-4 **"乙醇溶液超声提取→大孔吸附树脂洗脱→碱溶酸沉精制"**
工艺制备灯盏花素

1. 案例摘要 称取 100g 灯盏细辛,用 70%乙醇溶液浸泡 24h,超声波提取 3 次,每次 1h,每次提取溶剂量为 10 倍饮片量。提取液过滤后合并,经减压浓缩得浸膏;称取 HP-20 型大孔树脂 350g,用无水乙醇湿法装柱,将灯盏花素浸膏干法拌样上柱,依次用水、20%、50%、80%乙醇溶液洗脱,收集乙醇溶液洗脱部位并减压浓缩得到浸膏;将大孔树脂柱乙醇溶液洗脱的 3 个部位浓缩浸膏加沸蒸馏水使溶解,加氢氧化钠溶液调节 pH 至 8,趁热过滤,滤液加热,缓慢加入 10%硫酸溶液调节 pH 至 3,在 50~55℃保温 15min,4000r/min 离心收集沉淀,母液静置过夜再离心,合并沉淀,蒸馏水洗涤至中性,50℃真空干燥。

2. 案例问题 本工艺精制工序采用碱溶酸沉法,相比其他方法有何优缺点?

3. 案例分析 采用超声波法提取灯盏细辛后,经 HP-20 大孔树脂柱洗脱,灯盏花素主要集中在 20%和 50%的乙醇溶液洗脱部位段,灯盏花乙素(野黄芩苷)含量分别为 29.6%和 58.1%,从乙醇溶液提取物浸膏中分离灯盏花乙素的得率分别为 2.92%和 12.14%。20%和 50%的乙醇溶液洗脱部位经碱溶酸沉法纯化后,灯盏花乙素含量分别为 98%和 79.8%。该工艺方法比《中国药典》灯盏花素制备工艺相对简单,但参数条件尚不能直接应用于工业生产,特别是大孔树脂过柱洗脱流程,需考虑合适的洗脱条件,除了收集含灯盏花素主要洗脱部分用于下一工艺步骤外,从成本和效率出发,大孔吸附树脂柱非主要洗脱部分也要收集并另行处理。

在乙醇溶液超声提取后,也可采用溶剂萃取、水层静置沉淀和重结晶相结合的工艺制备获得较高纯度的灯盏花素。超声提取参数的优化可以灯盏乙素提取率和浸膏中灯盏乙素含量作为指标,相比回流提取和索氏提取,在原料粗细度、料液比和乙醇溶液浓度相同仅提取时间不同的情况下,乙醇溶液超声提取的灯盏花素提取率以及浸膏中灯盏花素含量均较高。基于提取物中灯盏乙素极性较大和在水中溶解度较小的性质,浸膏可用石油醚、氯仿、乙酸乙酯或正丁醇萃取,经过萃取,低极性组分化合物逐步转移至有机相被除去,而水溶液中灯盏花素含量逐步升高,最终过饱和析出,析出的灯盏花素粗品经两次甲醇重结晶后,含量可达 96%。

第二节　有效部位制备工艺案例分析

一、三七总皂苷

三七总皂苷是五加科植物三七 *Panax notoginseng*（Burk.）F.H.Chen 的主根或根茎中提取的有效部位，含有多种皂苷成分，包括人参皂苷 Rb_1、Rb_2、Rc、Rd、Re、Rf、Rg_1、Rg_2、Rh，三七皂苷 R_1、R_2、R_3、R_4、R_5、R_6 等 70 多种单体皂苷，以三七皂苷 R_1、人参皂苷 Rb_1 和人参皂苷 Rg_1 含量最高，特征化合物为四环三萜类化合物三七皂苷 R_1。《中国药典》2015 年版一部规定：三七总皂苷为类白色至淡黄色的无定形粉末；味苦、微甘。按干燥品计算，含三七皂苷 R_1（$C_{47}H_{80}O_{18}$）不得少于 5.0%、人参皂苷 Rg_1（$C_{42}H_{72}O_{14}$）不得少于 25.0%、人参皂苷 Re（$C_{48}H_{82}O_{18}$）不得少于 2.5%、人参皂苷 Rb_1（$C_{54}H_{92}O_{23}$）不得少于 30.0%、人参皂苷 Rd（$C_{48}H_{82}O_{18}$）不得少于 5.0%，且三七皂苷 R_1、人参皂苷 Rg_1、人参皂苷 Re、人参皂苷 Rb_1 和人参皂苷 Rd 总量不得低于 75%（供口服用）或 85%（供注射用）。

三七所含化学成分复杂，除三萜皂苷外，还含有挥发油、蛋白质、糖、维生素及微量黄酮苷等，而其主要有效成分三七皂苷含量约为 10%，所以三七总皂苷的分离、富集、纯化存在一定的难度。

（一）三七总皂苷的提取方法

《中国药典》2015 年版收载的三七总皂苷的制备方法中规定以 70%乙醇溶液为提取溶剂，但未明确具体的提取方法，因此浸渍、渗漉或回流提取法都可以采用，但不同方法的提取效果显然不一样，工业生产所需的设备类型和生产成本也有差异，应结合实际选择适宜的提取方法。

超声波提取法与生物酶提取法为现代中药有效成分提取的新方法，已被应用于三七总皂苷的提取，此外，也有采用加压溶剂提取法、微波提取法、发酵辅助提取法、超临界 CO_2 萃取法、闪式提取法、减压内部沸腾提取法、双水相提取法、双水相超声耦合提取法、湿式超微粉碎法、罐组逆流提取法等方式提取三七总皂苷的报道或应用。这些方法中有些方法如减压内部沸腾提取法、闪式提取法和双水相提取法等因受设备限制仅适合于实验室使用。超临界流体萃取、超声波提取、微波辅助提取和罐组逆流提取随着工业设备开发的逐渐成熟，具有较好的工业应用前景。

发酵辅助提取与酶解辅助提取类似，都是用水作溶剂，通过酶的作用催化分解，促进三七有效成分的释放，同时控制非目标物如蛋白质、鞣质、色素和胶体等的释放，也能使淀粉类糊化分子链断裂利于液固分离，不同之处是发酵辅助提取时，通过接种一些产酶菌种到提取罐中起到酶促发酵作用，适合在用水提取的工艺中作为辅助手段使用。

湿式超微粉碎法是把溶剂与三七饮片一起加入超微粉碎机，使粉碎与提取同步完成，可极大地提高提取效率，但显然其应用受到设备条件的限制。

（二）三七总皂苷的分离纯化方法

要获得高纯度的三七总皂苷产品，需在优化提取工艺的基础上，对提取液或浓缩浸膏进行分离纯化。三七总皂苷粗提物的分离纯化方法包括碱液沉淀法、膜分离法、双水相萃取法、离子交换法、大孔树脂吸附法、活性炭吸附脱色、氧化铝层析除杂等。单独采用某一种分离纯化方法往往难以达到满意的效果，目前生产厂家多采用70%乙醇溶液提取，大孔树脂吸附结合其他技术手段分离纯化三七总皂苷。

1. 大孔树脂吸附分离法　《中国药典》2015年版中收载的三七总皂苷提取液的分离纯化方法为将三七70%乙醇溶液的提取浓缩液过苯乙烯型非极性或弱极性共聚体大孔吸附树脂柱，用水洗涤，水洗液弃去，以80%的乙醇溶液洗脱，洗脱液减压浓缩，脱色，精制，减压浓缩至浸膏。

可选用的苯乙烯型非极性或弱极性共聚体大孔吸附树脂柱有D101、AB-8、ADS-2、X-5、HP20、HPD100、HPD300等多种型号，需要对树脂进行预处理后，通过静态吸附和动态吸附试验搞清树脂的基本性能参数和洗脱条件，建立大孔树脂分离的最适工艺条件，工艺条件一般应包括上样量、上样浓度、吸附流速、洗脱液浓度、洗脱流速和洗脱终点等。

依据《中国药典》2015年版中收载的纯化方法，具体操作方法主要有以下两种：

方法1：大孔吸附树脂联合氧化铝柱分离。将提取液以2BV/h的吸附速率上D101大孔吸附树脂柱，按2倍柱体积上样，依次用3BV的水和30%乙醇溶液洗脱除杂，再用5BV的50%～80%乙醇溶液以2BV/h的速率洗脱，将洗脱液浓缩至相对密度1.05～1.10，上样过氧化铝柱（氧化铝用量按0.5g生药/g计算），吸附杂质成分，收集氧化铝柱流出液，减压浓缩至浸膏，干燥。

方法2：大孔吸附树脂联合阴离子交换树脂柱分离。将提取液过D-101大孔吸附树脂柱，水洗除糖类等杂质至Molish反应呈阴性，然后用70%乙醇溶液洗脱，收集洗脱液，减压浓缩，真空干燥，得三七总皂苷粗品；D-101树脂过柱后的70%乙醇溶液洗脱液上D-941树脂柱，收集过柱液，然后用70%乙醇溶液洗脱至醋酐-浓硫酸反应呈阴性，合并过柱液和洗脱液，减压浓缩，真空干燥，得脱色后三七总皂苷。

方法1中，按优化的工艺条件经过D101大孔树脂分离后，洗脱液浓缩后的浸膏得率可达10%，浸膏中的三七总皂苷含量可达76%，大孔吸附树脂能有效去除提取液中的糖类、鞣质和淀粉等杂质，但对色素的去除不理想，对那些和皂苷极性相似的物质也不易除去。因此，采用大孔树脂联合氧化铝分离，经过氧化铝柱进一步精制后，提取物浸膏中三七总皂苷纯度可达85%以上。药液经过氧化铝柱后，颜色明显变浅，固形物也明显减少，除杂率接近30%。

为了除去大孔吸附树脂分离后洗脱液中的水溶性色素等物质，有人在用氧化铝柱精制前增加了活性炭吸附分离色素步骤，研究了活性炭用量、脱色溶剂、温度、处理时间和处理方法（搅拌或回流）等对脱色效果的影响，建立了活性炭脱色的适宜工艺条件。虽然活性炭脱色的乙醇提取液经氧化铝柱精制后三七总皂苷的收率会有所下降，但最终产品的纯度可得到提高。提取液采用大孔树脂分离-活性炭脱色-氧化铝柱层析精制这种方式，可除去糖类等水溶性杂质及大部分脂溶性杂质，降低提取物的吸潮性，具有产品色泽好、纯度高和质量稳定的特点。

方法2是在经过大孔吸附树脂后采用D941型大孔弱碱性阴离子交换树脂脱色，类似可使用的阴离子交换树脂型号包括D301、D301SC、D311、D314、D315、D708等。大孔吸附树脂纯化后总固物呈深褐色，三七总皂苷的纯度也不高，经离子交换树脂柱脱色，脱色后总固物呈白色，脱色效果良好，且脱色后总固物中的有效成分含量能提高10%左右。Molish反应是糖在浓硫酸或浓盐酸的作用下脱水形成糠醛及其衍生物，再与α-萘酚作用形成紫红色复合物，在糖液和浓硫酸的液面间形成紫环，可用于快速检测提取液过D-101大孔吸附树脂柱后对糖类物质的吸附情况。醋酐-浓硫酸反应是快速检测阴离子交换柱洗脱液中是否还存在三萜皂苷的方法，醋酐-浓硫酸与三萜皂苷反应后呈红色或紫色。

2. 膜分离法　膜分离法是利用膜对不同分子量的物质进行截留而除去大分子等杂质的一种方法。分离三七总皂苷可采用微滤和超滤结合，也可采用超滤和纳滤膜组合技术进行分离、纯化和浓缩。有研究发现三七提取液经过超滤和纳滤处理，虽然出膏率平均下降了约 18%，但指标成分的收率可达 90% 以上。有研究表明三七提取液微滤前为浑浊液体，陶瓷膜微滤后为澄明液体，固体去除率达 30% 以上，有效成分转移率接近 85%，有效成分含量提高 20% 以上。经微滤后，部分颗粒杂质被除去，虽有效成分有所损失，但其含量提高。陶瓷膜微滤法是去除固体微粒的新技术，有很好的应用前景。三七经醇提、大孔树脂纯化、氧化铝层析和活性炭吸附精制以及用 0.45μm 板框过滤器滤过后，在浓缩干燥前增加超滤工艺，用截留分子量为 100kDa 的聚醚砜卷式超滤膜处理，发现能去除部分大分子物质，降低滤液中可见异物，提高澄明度及含量，该技术能除去一定热原、蛋白质和内毒素等大分子物质，可用于注射剂生产，降低药物的不良反应发生率。

为了提高膜过滤的效果，避免三七提取液中杂质对膜的堵塞，增大膜的使用寿命，在超滤前对三七醇提液进行离心预处理非常有必要。经过合适孔径的超滤膜组件的分离，可把大分子的悬浮颗粒、蛋白、多糖和果胶等截留在浓缩液侧，而有效成分都是分子量小于 1500 以下的成分，可透过膜孔富集在透析液中。此外，为了达到更高的有效成分收率，对截留的浓缩液侧加一定比例的溶剂进行洗涤，可把更多的有效成分收集到透析液中。超滤后的透析液，经过高效节能的纳滤膜再进行浓缩和脱盐。经过纳滤膜的浓缩后，有效成分的浓度可以提高 10~15 倍，这种方式可大大降低蒸发浓缩所需的能耗，同时纳滤膜还可透过一价离子，可降低成品灰分，从而全面提高产品纯度。

超滤或纳滤过程中，膜通量受操作温度和压力的影响较大，可经过小试、中试反复试验后建立合适的工艺参数条件。膜过滤方式虽然可除去三七提取液中的某些无用成分，但经过膜滤处理后，不可避免地会导致一些有效成分的损失，因此选择合适的膜以及膜处理工艺显得非常重要。

3. 碱液沉淀结合阴离子交换树脂纯化法　三七乙醇溶液回流提取液减压回收溶剂至无醇味；用浓度为 5% 的氢氧化钠溶液调节 pH 至 9，静置分层，抽滤得滤液；滤液上 D301 型阴离子树脂柱，吸附时间 15min，洗脱流速 30ml/min，加水 5BV 洗脱杂质，加 60% 乙醇溶液 4BV 对目标成分进行洗脱，收集洗脱液，回收溶剂，干燥，得到纯化后三七总皂苷固体粉末。

该工艺简化了三七总皂苷的纯化步骤，但应用到工业化生产时，需考虑醇提后的设备连接问题，工业用沉淀罐有各种类型，需要根据工艺要求从材质、大小、控制手段等各方面综合考虑后进行选择。阴离子交换树脂纯化后的三七总皂苷纯度在实验室条件下可达 85% 以上，但工业生产用离子交换设备要考虑工艺放大问题，需要通过中试建立最适的工艺条件，还要考虑离子交换树脂的使用寿命等生产成本问题。目前可供选择的阴离子交换树脂类型较多，在市场上便宜易得，在工业上也已广泛应用，因此经过中试建立的优化工艺可保证较好的重复性。

4. 醇沉法　醇沉法是在三七的水提液或稀乙醇溶液提取液中加入高浓度乙醇溶液，使多糖、蛋白质、树胶、氨基酸、黏液质等大分子沉淀后除去，从而达到分离纯化目的的方法。有人用三七 70% 乙醇溶液提取液适当浓缩，再用 90% 乙醇溶液进行醇沉，发现相比未经过醇沉处理的工艺，三七总皂苷的纯化率更高，处理耗时短，成本低，可被广泛应用于大规模生产。

5. 双水相萃取法　双水相萃取（aqueous two phase extraction）是指亲水性聚合物水溶液在一定条件下可以形成双水相，利用被分离物在两相中分配的不同而实现分离的技术。双水相萃取条件温和、分相快速、处理容量大、回收率高、能耗低、萃取后处理简便、设备投资费用少、操作简单，且无有机溶剂残留，目前已在中药提取与分离纯化领域得以应用。有研究者以 PEG-K_2HPO_4 为萃取体系处理三七热水浸提后的浓缩液，建立了双水相萃取的最佳条件，即 PEG 分子量为 4000，pH4.2～5.0，三七水提液与萃取剂比例为 1∶2，PEG 与 K_2HPO_4 的质量比为 1∶1，发现三七总皂苷的回收率达 96%。该法萃取率高、操作简单、耗时短、耗能低、经济成本低，有较好的工业化应用前景。

6. 离子交换纤维法　离子交换纤维（ion exchange fiber，IEF）是一种纤维状离子交换材料，离子交换纤维作为新型功能高分子材料，具有独特的化学及物理吸附和分离功能。早期的离子交换纤维是以纤维素为基体制备的，也称离子交换纤维素。迄今，用于离子交换纤维的化纤基体主要有聚烯烃、聚丙烯腈、聚乙烯醇、聚氯乙烯、氯乙烯-丙烯腈共聚物等纤维，也有用天然纤维或其他化纤为基体的。有人用强碱性阴离子交换纤维处理三七热浸提乙醇溶液，发现提取液（浓度为 1.15mg/ml）在 65℃，pH 为 8，浸提液与纤维用量比为 250∶1（ml/g），静态吸附率可达 90%；用 60%乙醇溶液作解吸剂，在 pH 为 1，温度为 60℃，解吸剂与饱和纤维用量之比为 900∶1（ml/g），解吸率可达 92%以上。该技术操作简便，但目前在研究与应用方面都相对较少。

7. 提取液脱色方法　三七总皂苷分离纯化过程中普遍采用的脱色方法包括活性炭脱色法和离子交换树脂脱色法。活性炭比表面积大，吸附力强，但脱色时需要升温到一定温度以减小溶液的黏度以利吸附及过滤，用过的活性炭很难再生回收。活性炭吸附色素的同时也较多地吸附皂苷，使皂苷的损失较大，且污染环境。因此是否使用活性炭脱色要综合考虑，既要考虑提取效率，也要考虑生产成本。

离子交换树脂法的脱色能力较大，而三七总皂苷的损失小得多，用于脱色的树脂主要是带胺基的阴离子交换树脂。

一些大孔吸附树脂也具有较好的脱色效果。高选择性的树脂可以在吸附或洗脱工段去除一部分色素和其他杂质，但仍会残留下少量杂质，并在后续的浓缩、干燥阶段产生一些焦糖化的色素，直接影响产品的外观。结晶提纯时，皂苷成分的结晶析出困难，难以获得更高纯度的产品。

除上述方法外，对三七总皂苷的分离纯化还用到硅胶柱色谱、半制备色谱、葡聚糖凝胶色谱等方法，但这些方法目前尚不适合工业化生产采用。

（三）三七总皂苷提取分离与纯化工艺案例及分析

案例 6-5　　"酶水解辅助提取→絮凝→大孔树脂吸附→浓缩→喷雾干燥"
工艺制备三七总皂苷

1. 案例摘要　本案例以水为溶剂，应用生物酶发酵，组合大孔吸附树脂、脱色树脂和离子交换树脂等技术手段从三七中提取、分离、精制、纯化三七总皂苷。

方法 1： 三七拣选后粉碎至 60 目，投入反应罐后加清水至适量，通入蒸汽加热到合适温度，加入酶制剂后进行催化煮提，一定时间后进行液固分离，药渣进行二次酶解提取，两次提取液合并后进行絮凝沉淀，过滤去沉淀，滤液上大孔吸附树脂吸附、洗脱、分离脱色，再用离子交换树脂纯化精制，洗脱液回收浓缩，浓缩液经真空干燥或喷雾干燥得到产品。工艺基本流程图见图 6-7。

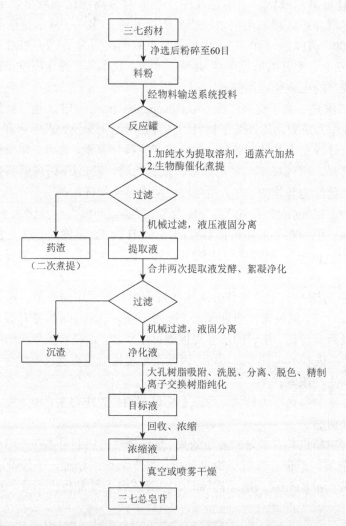

图 6-7　三七总皂苷的酶水解提取分离工艺流程

方法 2：取三七粗粉 1kg 加 10L 蒸馏水，加入一定量的酶，按优化条件于 80℃下提取。提取液过滤，合并滤液。滤液用絮凝剂澄清后过 D101 大孔树脂柱，滴速 2BV/h，水洗至流出液无色后，用 75% 的乙醇溶液洗脱皂苷，收集洗脱液。将洗脱液再次过大孔树脂柱，滴速 2BV/h，用 75% 的乙醇溶液洗脱并收集洗脱液，洗脱液浓缩至干得三七总皂苷粗品。

2. 案例问题

（1）本工艺应用酶水解辅助提取三七总皂苷，可选择使用的酶类有哪些？

（2）本工艺涉及五大工序，相比而言，哪个工序更为关键？

3. 案例分析　根据文献报道，酶水解工艺可用的酶包括纤维素酶、果胶酶、α-淀粉酶及复合酶等。酶水解提取较传统渗漉法可大大降低溶剂用量、能耗、提取时间及成本，还具有提取条件温和、不污染环境、对药效成分保存率高等优点。

方法 1 以酶水解辅助方式提取三七总皂苷，该生产工艺传承了中医药理论指导思想，以水为溶剂整体性提取中药的有效部位，其关键技术是上层析柱前的处理，将生物酶技术、发酵技术和絮凝技术等有机整合，有效地除去了三七中游离态重金属离子和农残以及外源污染物，解决了中药有效物质提取和精制过程中难过滤、难脱色和易吸湿等共性技术瓶颈，以三七总皂苷提取率和总皂苷含量作为工艺控制指标，具有质量稳定和重现性好的优势。该工艺曾于 2005 年在云南的企业建成日处理 3000kg 三七饮片的生产线，三七总皂苷提取率达 8%，含量达 95%以上，这种方法高效、环保，产品质优、稳定，适合于工业化大生产。

方法 2 同样采用生物酶工程技术、絮凝剂处理提取液，再两次通过大孔吸附树脂柱进行纯化，发现三七总皂苷提取率与用 95%乙醇溶液的提取率相当，均在 97%以上，产品色泽好，质量稳定，表明该提取工艺具有潜在的生产应用可行性。

水提工艺的前处理阶段（酶催化、发酵、沉淀、过滤）是关键，水提液经过前处理后，通过组合弱极性 D101 型系列专用大孔吸附树脂进行吸附、分离和脱色，纯化后可得到三七总皂苷含量高达 95%以上的有效部位。

案例 6-6 **"乙醇溶液回流提取→大孔吸附树脂分离→活性炭吸附→氧化铝柱层析分离→干燥"工艺制备三七总皂苷**

1. 案例摘要 三七饮片加 6 倍量 75%乙醇溶液，回流提取 3 次，每次提取 1h，合并滤液，减压回收乙醇至无醇味，加水调整至 0.5g 生药/ml，过滤；采用 D101 大孔吸附树脂湿法装柱，加入三七提取液上样，控制吸附流速为 1BV/h，用 50%乙醇溶液洗脱，收集流出液；按 2%加入活性炭，在 60℃下加热脱色 30min；将含生药 0.5g/ml 的脱色液过中性氧化铝柱（100～200 目），以 1BV/h 动态吸附，用 50%乙醇溶液洗脱，过柱液重复过柱一次，收集过柱液，浓缩回收乙醇，干燥得成品。工艺流程见图 6-8。

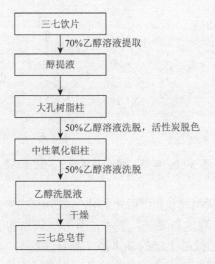

图 6-8 三七总皂苷醇提、大孔树脂和氧化铝柱分离工艺流程

2. 案例问题

（1）本工艺中采用大孔吸附树脂进行分离，主要分离什么物质？

（2）活性炭吸附分离工序是为了解决什么问题？

3. 案例分析　本案例采用 75% 乙醇溶液回流提取 3 次获得提取液，浓缩回收乙醇后依次采用大孔吸附树脂去杂质，活性炭脱色和中性氧化铝柱层析分离，建立了三七中三种主要成分（三七皂苷 R_1、人参皂苷 Rg_1 和 Rb_1）转移率高达 95% 以上的工艺条件。大孔吸附树脂能吸附去除糖类、蛋白和鞣质等物质，影响吸附效果的因素包括洗脱溶剂及其浓度、上柱液浓度和过柱流速。活性炭脱色可分离除去脂溶性色素等物质，影响脱色效果的因素包括活性炭用量、脱色溶剂、脱色温度和处理时间等，而用中性氧化铝层析分离时，需考虑的因素包括上样药液浓度、层析柱径高比、洗脱溶剂及浓度、洗脱速率等。

二、莪 术 油

莪术油收载于《中国药典》2015 年版中，系莪术（温莪术）经水蒸气蒸馏提取的挥发油，为浅棕色或深棕色的澄清液体；气特异，味微苦而辛；在甲醇、乙醇、丙酮、乙酸乙酯、三氯甲烷、乙醚、甲苯或石油醚中易溶，几乎不溶于水；含牻牛儿酮（$C_{15}H_{22}O$）不得少于 7.5%，含呋喃二烯（$C_{15}H_{20}O$）不得少于 10.0%。

牻牛儿酮和呋喃二烯的化学结构式分别见图 6-9 和图 6-10。

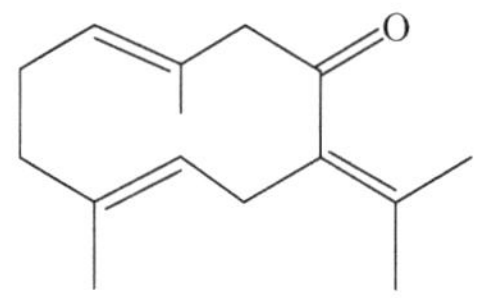

图 6-9　牻牛儿酮（吉马酮）的化学结构

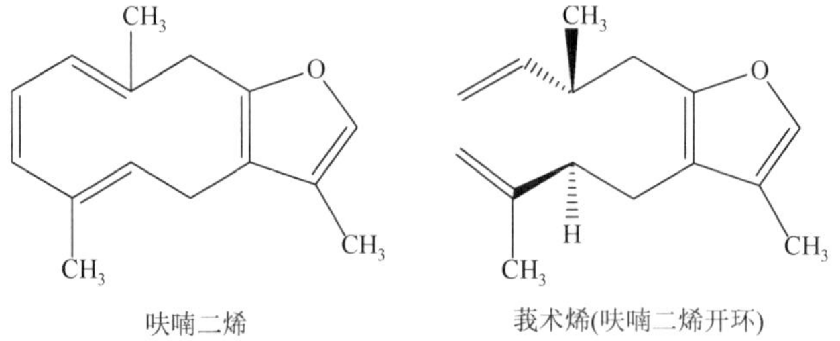

呋喃二烯　　　　　莪术烯(呋喃二烯开环)

图 6-10　呋喃二烯（莪术烯）的化学结构

莪术油中主要含有倍半萜类物质，已确定的化学成分有牻牛儿酮（吉马酮）、呋喃二烯（莪术烯）、莪术醇、莪术二酮、莪术内酯等，莪术油有行气破血和消积止痛的功效，同时具有一定的抗肿瘤效果。目前国内已批准上市的莪术油产品有注射剂、滴眼液、栓剂、软胶囊和喷雾剂等，其中莪术油葡萄糖注射液临床应用最为广泛，主要用于治疗呼吸系统疾病、消化系统疾病、癌症、心脑血管疾病、生殖系统疾病和皮肤病，临床上常用于病毒性感染及癌症的治疗。

（一）莪术油常用提取方法工艺案例及分析

工业生产中莪术油的提取方法以水蒸气蒸馏法和超临界 CO_2 流体萃取法应用较多。

案例 6-7　　　　　　　　　**水蒸气蒸馏法提取莪术油**

1. 案例摘要　水蒸气蒸馏法为传统的莪术油提取方法，也是《中国药典》2015 年版收载的莪术油提取方法。

方法 1：共水蒸馏法。将粉碎过 20 目筛的温莪术粗粉置于水蒸气蒸馏装置中，加 8 倍体积水，共水蒸馏 8h；馏出液用乙醚萃取，除去乙醚得黏稠状黄色产品，产率为 2.5%。

方法 2：隔水蒸馏法（水上蒸馏法）。将挥发油提取罐内加入适量的水，莪术饮片适当粉碎后装入提取篮吊装入提取罐内（或置于提取罐内筛板上），使饮片和水不接触，加热使水沸腾产生水蒸气，也可以采取直接从外部将蒸汽通入提取罐内的方式；蒸馏提取一定时间后，通过油水分离器获得莪术油。

2. 案例问题

（1）共水蒸馏法和隔水蒸馏法的主要区别是什么？

（2）采用水蒸气蒸馏法提取莪术油，影响莪术油提取率和质量的因素有哪些？

3. 案例分析　影响莪术油提取率的因素包括饮片粒度、加水量、浸泡时间、提取时间和提取温度。莪术中含有较多的淀粉粒，在长时间加热蒸馏过程中易与水蒸气和挥发油一起被蒸馏出，造成提取的莪术挥发油中含有大量的泡沫，油水混合易形成乳浊液，难于分层，给莪术挥发油的精制带来不便，因此，采用与水共沸蒸馏时，控制蒸馏温度和时间非常重要。已有研究指出，莪术挥发油中部分成分在加热条件下容易分解，水蒸气蒸馏提取法即使加热至微沸都有可能对其中的挥发性成分造成破坏。

有报道在实验室条件下研究，将莪术饮片粉碎粒径为 $0.2 \pm 0.1cm$，加 5 倍量水，浸泡 6h 后蒸馏提取 8h，所获得的莪术油中含吉马酮 9.58%、含呋喃二烯 12.18%，均达到《中国药典》的规定。莪术挥发油中主要有效成分是倍半萜衍生物，加热时间过长可能引起其发生分解与转化，如莪术油有效成分吉马酮在高温下会转化为 β-榄烯酮，因此，工艺操作条件中控制好蒸馏温度和时间显得比较重要，可避免莪术油中有效成分受到破坏。

有研究表明，莪术饮片粉碎后提取莪术油的效果较好。还有研究比较了温莪术粗粉和微纳米粉体提取挥发油的收率，发现采用微纳米粉体并没有获得好的提取效果，认为可能与微纳米粉体的表面积太大，吸附作用增强及饮片中的淀粉等成分溶出过多，使水提取液黏稠、糊化成胶状液有关。然而，另有研究表明，若在增加饮片粉碎度的同时也适当增加水的用量，则可提高莪术油出油率和出油速率，并有利于提高挥发油的质量。但在实际生产中不宜使用过细的药粉，因为不仅易堵塞管道使后续药液放出困难，而且因药粉通透性差而影响挥发油的提取率。

水蒸气蒸馏法有不同方式，包括共水蒸馏法、通水蒸气蒸馏法、水上蒸馏法（隔水蒸馏）和动态（真空）蒸馏法等。工业提取成套设备包括蒸馏罐（提取罐、蒸馏锅）、高压水泵、吊篮（提取篮）、冷凝器、缓冲器、油水分离器、配套连接管路、温度传感器和数显控制器等。整机一般采用不锈钢材质，便于清洗、干燥和设备维护。工业生产提取莪术油时，除了上述影响提取效率和莪术油质量的因素外，投料量也很重要，需要根据设备情况综合考虑，在中试基础上建立合适的工艺条件。

共水蒸馏法及隔水蒸馏法提取的莪术油在出油率和质量上存在一定差异。莪术油生产中，与水共沸生产出的莪术油虽然各项指标都能达到药典标准，但生产出的注射剂的澄明度比纯蒸汽蒸馏工艺生产出来的差，这种差异出现的原因可能是杂质的含量不同。用纯蒸汽蒸馏提取的出油率比案例所列两种方式要高一些，主要原因是纯蒸汽蒸馏时蒸汽可以穿过更多的饮片，以达到挥发油在一定温度下蒸发所需的饱和蒸汽压。纯蒸汽蒸馏因为不用水，提取罐可以装更多饮片，因而相同产能设备的投资小，因不需要将大量水加热沸腾，能耗也较低。在药渣处理上面，纯蒸汽蒸馏得到的是干渣，处理也很方便。

从工业生产角度考虑，除了提取过程涉及的影响因素外，油水分离器结构的合理性、加热方式和功率、饮片粉碎度和冷凝温度可能更为关键，既影响莪术油的收率也影响其质量。

案例6-8　　　　　　　　　　**超临界 CO_2 流体萃取法提取莪术油**

1. 案例摘要　将粉碎过 20 目筛的温莪术粗粉 300g 置于萃取釜中，用 CO_2 超临界流体（含用量 10%的 95%乙醇溶液夹带剂）在 18～20MPa 和 50℃条件下连续萃取 1.5h，解析压力 7.5MPa，解析温度 50℃，从分离釜中分离出淡黄色产品，产率为 4%～5%。

2. 案例问题

（1）超临界 CO_2 流体萃取法制备莪术油有什么优点和缺点？

（2）超临界 CO_2 流体萃取法制备莪术油需要控制哪些关键参数？

3. 案例分析　在超临界萃取条件下，液体 CO_2 既能有效地将莪术油溶解出来，又能比较完好地确保其有效成分不被破坏或发生化学反应，适合工业化大生产的需要。

除了基本工艺条件参数外，莪术饮片的粉碎度对挥发油的提取效果有一定影响，如过 50 目筛和过 325 目筛的温莪术的平均挥发油收率分别为 3.69%和 4.05%。有研究发现莪术饮片粉碎至 40 目时，其挥发油的萃取率最高。物料较细时，增大了传质面积，减少了传质距离，有利于萃取，但若物料过细，高压下粉料被压实，导致传质阻力增大，反而不利于萃取。

有研究报道了水蒸气蒸馏法和超临界 CO_2 萃取技术提取莪术挥发油的差异，结果表明水蒸气蒸馏法的挥发油提取率仅为 1.8%，而超临界 CO_2 萃取法的提取率为 2.8%。但需要注意的是，超临界 CO_2 萃取的挥发油成分与水蒸气蒸馏法提取的挥发油成分有较大区别，应根据提取目标的不同（提取率、提取量、药典指标性成分含量、其他有效成分含量等）建立最适工艺条件。

■（二）莪术油的其他提取方法

除了水蒸气蒸馏法和超临界 CO_2 萃取外，莪术油的其他提取方法包括回流提取、索氏提取、超声波辅助提取、微波辅助提取、酶解辅助提取和直接压榨法提取等。这些方法中，索氏提取仅适合于实验室采用，直接压榨法的提取率相对较低，其他方法在具备适合的设备条件下也可以应用于工业生产。

1. 直接压榨法　该法通常以莪术鲜品为原料，将莪术鲜品洗净，直接放入压榨机内压榨提取挥发油。虽然粗提油率可达 5%以上，但粗油中含有莪术组织碎片及水分等杂质，若要得到纯净的挥发油还需对粗油采用水蒸气蒸馏法进一步精制。该法的优点一是省去了由鲜莪术加工成饮片干品的时间和成本，二是缩短了水蒸气蒸馏的时间，减少了热敏物质的变化。

2. 回流法　回流法提取莪术油在实验室条件下通常采用索氏提取器，常用的提取溶剂为石油醚，影响莪术油提取产率的因素包括饮片粉碎度、料液比、回流温度、提取时间和提取次数等。相比水蒸气蒸馏法，回流法因操作温度低，可避免热敏物质的变化。有研究发现经索氏提取器得到的莪术挥发油成分与水蒸气蒸馏法所得基本一致，索氏提取所得挥发油中成分含量较高的有莪术烯、莪术二酮、β-榄香烯、吉马酮、桉叶油醇、樟脑、γ-榄香烯、普梅雷尔酮等。

3. 超声波辅助提取法　因莪术饮片质地较硬，利用超声波的空化作用及其次级效应如机械振动、乳化和扩散等，有助于莪术中挥发油的提取。有研究以莪术挥发油得率和吉马酮含量为指标，采用正交设计优选莪术挥发油的提取条件。结果表明，最佳提取条件为莪术粉碎至100目，超声功率80W，超声时间40min。在确定的最佳工艺条件下，所得的莪术挥发油得率和吉马酮含量都较高，分别为2.1%和0.18%。

4. 微波辅助提取法　莪术粉碎过30目筛，按一定料液比加入乙醚，放入微波炉中低火处理30s后，取出，用冷水冷却至室温，然后倒出大部分溶剂，重新加入50ml乙醚，放入微波炉中低火处理 30s，冷却，收集溶剂，重复以上步骤直至总处理时间累积到120s，溶剂用量200ml，最后用50ml乙醚洗涤残渣，合并所有提取溶剂，10 000r/min离心5min。倾出上清液，用无水硫酸钠干燥24h，旋蒸除去乙醚，得到具有特殊香味的黄色透明液体，挥发油得率达3%以上。

微波提取利用了微波的内加热特性，具有快速、高效、低能耗等优点。然而，微波作为电磁波，在加热提取过程中存在使挥发油成分发生变化的可能性。因此微波处理的功率和时间是应用该法的关键。工业生产应用微波辅助提取时，应充分考虑微波处理功率和处理时间对莪术油中有效成分（吉马酮和莪术烯）含量的影响。

与传统的水蒸气蒸馏、索氏抽提等技术相比较，微波萃取技术可以缩短试验和生产时间、降低能耗、减少溶剂用量以及废物的产生，同时可以提高收率和提取物纯度。其优越性不仅在于可降低操作费用和生产成本，更重要的是这种技术更符合绿色环保的要求。

5. 酶解辅助提取法　莪术粉末加入适量纤维素酶液，调节pH为4.8，在50℃反应。酶解作用一定时间后，离心，取上清液用石油醚萃取，萃取液用旋转蒸发器在常压下浓缩，将石油醚蒸出，当冷凝管口无液滴滴下时即为浓缩终点，得莪术挥发油。

应用纤维素酶解辅助提取莪术挥发油，影响莪术挥发油产率的因素包括粉末粒径、纤维素酶用量、酶解时间等。有人通过正交试验发现，在细粉粒径100目、纤维素酶用量20FPIU/g温莪术、酶解时间40min这种优化工艺条件下，温莪术挥发油提取得率为2.7%，与未添加纤维素酶提取工艺相比，温莪术挥发油提取得率大幅度增加，显示了纤维素酶解辅助提取挥发油良好的促进作用。

在莪术挥发油提取过程中，由于细胞壁的束缚作用，挥发油不易溶出。莪术细胞壁主要由纤维素、半纤维素和木质素等物质组成。使用纤维素酶和木聚糖酶等复合酶，能将组成细胞壁的纤维素骨架降解，破坏细胞壁骨架结构，增加细胞内活性成分的溶出度。

第三节　中间提取物制备工艺案例分析

一、中药制剂中间提取物制备工艺设计思路

中药成分非常复杂，由多味药组成的复方成分就更加复杂。中药所含成分包括有效成分、辅助成分和无效成分，在拟定合理的提取工艺路线时，应根据临床疗效的需要、处方中各组成药物的性质、拟制备的剂型，并结合生产设备条件、经济技术的合理性等进行选定，最大程度保留有效成分和辅助成分，同时尽量减少无效成分甚至有害物质，以减少药物服用量，增加制剂的稳定性，提高临床疗效，最终获得能够保持原方疗效和安全性的中间提取物的制备工艺设计思路。

（一）根据中药及中药复方组成药物的性质设计提取分离方法

分析处方中药物所含活性成分的溶解性（亲脂性、亲水性）、稳定性（挥发性、热稳定、湿稳定），选择适宜的溶剂和提取、分离方法，以活性成分的转移率为指标，优化提取分离工艺参数，最终获得适宜的中间体制备工艺。

例如在复方丹参片的提取工艺研究中，由于丹参酮II_A为脂溶性成分，丹酚酸 B 为水溶性成分，因此依次采用乙醇溶液和水为溶剂，分别以丹参酮II_A和丹酚酸 B 的转移率为指标优化提取工艺条件。在含有当归的复方中，当归中既含有以藁本内酯为代表的挥发性成分，又含有以阿魏酸为代表的有机酸类成分。挥发性成分极性较小，易于采用超临界CO_2法提取；而以阿魏酸为代表的有机酸类成分极性较大，因此针对当归的不同成分要采用不同的提取工艺。

（二）根据中药及中药复方主辅药理活性设计提取分离方法

中药复方制剂功效的多元性、复杂性是基于其活性成分的复杂性；中药复方所含成分包括主要成分群、辅助成分群。因此，在提取工艺路线设计过程中，应该优先考虑主要成分群，兼顾辅助成分群的提取分离与精制。

例如六味地黄丸广泛用于治疗肝肾阴虚、腰膝酸软、盗汗遗精等疾病，现代药理研究表明，该方还具有抗衰老、抗肿瘤及治疗老年痴呆的显著效果。丹皮酚具有免疫调节作用，为六味地黄丸辅助药理活性的指标成分之一，而总多糖是六味地黄丸复方治疗肝肾阴虚及老年痴呆、抗衰老、抗肿瘤的主要有效物质之一。因此，在提取工艺优化过程中设定总多糖含量的权重系数为主要权重，以辅助成分丹皮酚含量的权重系数为次要权重，建立综合考察指标，通过正交试验设计、均匀试验设计或星点设计等优化方法选择最佳提取方法、提取溶剂以及提取工艺参数。

（三）根据组方功效分类设计提取分离方法

在提取工艺路线设计时，可考虑根据不同组方功效药物所含有活性成分的性质，分别设计提取分离方法，最后将不同功效药物的提取物合并作为中药复方制剂的中间提取物。

例如在小儿金宁口服液提取工艺路线设计中将处方组成药物按照功效进行分类，将全方分为 3 组，即疏风解表药组（金银花、连翘、薄荷、荆芥）、清热解毒药组（绵马贯众、重楼、野菊花）和宣肺利咽药（桔梗），分别设计提取分离工艺，以 3 类功效（解热、抗病毒、止咳

化痰）为指标，分离富集各自活性成分群，制备获得 3 种功能提取物，将 3 种功能混合物作为后续剂型设计的基础。

（四）根据组方药物化学成分性质分类设计提取分离方法

设计思路系先按组方药物所含的活性成分的物理化学性质分类，然后用不同的提取方法对每一个类别进行提取，最后将不同类别的提取物合并即为复方制剂中间提取物。

例如越鞠丸是由苍术、香附、川芎、神曲、栀子五种中药组成的复方，具有理气解郁、宽中除满之功；苍术、香附、川芎此 3 味中药活性成分均为挥发油类，栀子活性成分（栀子苷）为水溶性，神曲主要为酵母菌和酶类；因此，将三类成分分别按照三种提取方法进行提取分离，制备三种中间提取物，最后混合从而形成复方的有效成分组方。黄连解毒汤由黄连、黄柏、黄芩、栀子等组成，是治疗火热毒盛、充斥三焦的常用方，临床上除用于治疗细菌性感染性疾病外，还用于防治心脑血管疾病、老年性痴呆等症。此汤剂的传统煎煮方法为合煎，按经验掌握煎煮时间与加水量，但在煎煮过程中黄连、黄柏中的生物碱与黄芩中的黄芩苷发生反应生成沉淀，从而影响药效。故有研究将方中 4 味药分成 2 组，黄连黄柏组和黄芩栀子组，分别提取，因黄连、黄柏中的小檗碱水溶性差，为最大程度保留该类成分，采用乙醇溶液提取；黄芩栀子组采用水提醇沉法，去除醇不溶性杂质，保留有效成分。

二、银杏叶提取物的制备

（一）概述

银杏叶是银杏科植物银杏 *Ginkgo biloba* L.的干燥叶，秋季叶尚绿时采收，及时干燥即得。银杏叶作为药用始于何时，至今不详，据《品汇精要》记载："为末和面作饼，喂熟食之，止泻痢"，可见早在古代，我国劳动人民已将银杏叶作为药膳。银杏叶具有活血化瘀、通络止痛、敛肺平喘、化浊降脂的功能，临床用于瘀血阻络、胸痹心痛、中风偏瘫、肺虚咳喘、高脂血症。

1966 年，德国科学家 Willarnar Schwabe 首先发现银杏叶提取物（Ginkgo biloba extract，GBE）可用于治疗心脑血管疾病和神经系统疾病，且毒副作用小。之后，对银杏叶提取物的研究日趋深入。研究发现其具有改善心脑血管循环、抗过敏、抗病毒、抗癌、抗衰老及降低胆固醇等作用。

（二）银杏叶提取物的组成

银杏叶提取物的成分比较复杂，目前已发现的成分有 160 多种，其组成包括黄酮类、萜类内酯类、有机酸类、糖类、氨基酸类、矿物质类与维生素类等，其有效成分主要为黄酮醇苷和萜类内酯两大类。

1. 黄酮类 黄酮类物质是银杏叶中的主要成分，占银杏叶提取物的 5.9%，也是治疗心脑血管疾病的主要活性物质。银杏叶提取物中黄酮类有 40 余种，按化学结构可分为三类：黄酮及其苷类 32 种、双黄酮类 6 种、儿茶素类 4 种，其中黄酮及苷类主要是由槲皮素、山柰素、异鼠李素、杨梅皮素、木犀草素、洋芹素及其单、双、三糖苷组成。

2. 萜类内酯类 萜内酯化合物虽然在银杏叶内含量很低，根据地域及时间不同在 0.1%～

0.6%，但萜内酯化合物是银杏叶中另一类重要的生物活性化合物，目前已分离出 6 种萜内酯，统称为银杏内酯。银杏萜内酯类分为银杏内酯（Ginkgolide）与白果内酯（Hilobalide），前者具有二萜结构，后者具有倍半萜结构。其中，二萜类主要包括银杏内酯 A、B、C、M、J 等。银杏萜内酯分子结构复杂，具有独特的二十碳骨架结构，嵌有 1 个叔丁基和 6 个五元环，包括 1 个螺[4,4]壬烷、1 个四氢呋喃环和 3 个内酯环，是一类罕见的天然化合物，迄今尚未发现存在于其他植物中，为银杏这一物种特有的成分。

3. 有机酸类　银杏叶中主要含有脂肪酸、羟基酸、氨基酸、糖质酸（glucaric acid）、莽草酸（shikimic acid）和 6-羟基犬尿喹啉酸（6-hydroxykynurenic acid，简称 6-HKA）。有机酸中的 6-羟基犬尿喹啉酸是广谱中枢神经氨基酸拮抗剂，可能具有增强脑细胞耐缺氧能力、改善脑代谢的作用。

4. 氨基酸、糖、维生素和矿物质　银杏叶提取物中含有 17 种氨基酸。有研究人员用 HPLC 法测定银杏叶中氨基酸总量达 92.26mg/g。银杏叶提取物中包含单糖类和多糖类物质，其中单糖类共有 4 种，多糖类有银杏叶多糖-A 和银杏叶多糖-B 两种。银杏叶提取物中还至少含有 25 种矿物质，其中铜、锌、铁、镁的含量较丰富。

5. 有害成分　目前所说的有害成分主要是指银杏酸，包括白果酸、氢化白果酸、银杏酚、白果酚等，这些成分可能与致过敏、致突变有关，是银杏叶提取物中的毒副作用成分。

（三）银杏叶提取物的制备方法

1. 溶剂提取法　溶剂提取法是最为传统的天然产物有效成分提取方法之一，也是目前国内外使用最广泛的提取方法。常用的溶剂有水、甲醇、乙醇、丙酮、乙醚等。水提取成本低，没有任何环境污染，产品安全性高，但是水对有效成分的选择性差，提取率低。有机溶剂具有残留量大、污染大等缺点。而乙醇具有绿色无毒、可回收等诸多优点，近年来多用于银杏酮酯的提取工艺研究中。银杏黄酮、银杏黄酮醇等多为平面型分子，因分子与分子间排列紧密，分子间引力较大，故难溶于水。而黄酮类化合物的羟基苷化后，水溶性增加，脂溶性降低。银杏内酯和白果内酯易溶于极性、中等极性的溶剂中，如低浓度乙醇溶液、丙酮和乙酸乙酯。所以银杏叶提取物提取时，可根据提取成分极性的不同来选择具体的提取溶剂。

2. 超临界流体萃取法　超临界流体萃取是一种新型的提取技术。在萃取中药成分方面的优点有：可以在接近室温下进行工作，防止某些对热不稳定成分被破坏或逸散；萃取过程中几乎不用有机溶剂，萃取物中无有机溶剂残留，对环境无公害；提取效率高，节约能耗等。由于各种物质的超临界温度、压力不同，目前超临界二氧化碳是最适宜应用于天然产物提取的流体。在提取银杏叶有效成分方面，由于 CO_2 的极性较低，使得其对银杏酮酯的提取效果不佳。因此，选择合适的夹带剂提高提取率，是实现超临界流体萃取技术在银杏酮酯提取方面应用的关键。

3. 微波辅助提取法　微波能利用物质介电常数的不同，对天然产物中不同组分进行选择性作用，使植物组织中的不同组分以不同速率从基体分离。将微波提取技术应用于银杏叶酮酯的提取，不仅可以提高提取率，还可以缩短提取时间、减少溶剂使用量。

4. 酶解辅助提取法　由于银杏叶黄酮与萜内酯类有效成分主要包裹在以纤维素为主的细胞壁内，而传统溶剂提取法无法使包围活性成分的细胞壁破裂，使萃取过程存在较大的传质阻力，致使提取效果受到很大限制，资源浪费。而采用纤维素酶却能使细胞壁疏松、破裂，减小传质阻力，从而提高提取效率。将溶剂提取法与酶法联合使用，也可起到协同作用，从而最大限度地提取出有效成分银杏叶黄酮。但是，由于杂质成分也会较多地溶出，加大了后续纯化工艺的难度，所以酶解辅助提取法还需进一步深入研究。

（四）银杏叶提取物制备工艺案例及分析

案例6-9　　　　　　　　**银杏叶提取物的制备**

1. 案例摘要　银杏叶提取物是治疗高血压、心脏病、脑血管和心血管动脉硬化、老年性痴呆、糖尿病、恶性肿瘤等疾病的常用药物，同时又是保健食品、保健饮料、美容化妆品的重要原料。本案例采用乙醇溶液回流提取结合大孔树脂吸附分离法制备银杏叶提取物。

2. 案例问题　银杏叶的主要有效成分为银杏黄酮和银杏萜类内酯，常用大孔树脂吸附分离法对这两种有效成分进行纯化，影响纯化效果的因素有哪些？

3. 案例分析

（1）提取方法的筛选与工艺优化：目前银杏叶提取物工业化生产中通常用乙醇溶液为提取溶剂，本案例首先对回流提取法与超声提取法分别进行工艺条件优化，并根据提取效果进行了提取方法筛选。

1）回流提取法工艺考察：在单因素试验基础上，确定用乙醇溶液为溶剂回流提取3次，以乙醇溶液浓度、乙醇溶液用量、提取时间、提取温度为考察因素，以银杏总黄酮醇苷和银杏萜类内酯含量为评价指标，采用 $L_9(3^4)$ 正交试验，筛选最佳提取工艺条件。试验设计及结果如表6-1和表6-2所示。

表6-1　回流提取正交试验因素水平表

水平＼因素	乙醇溶液浓度（%） A	乙醇溶液用量（倍） B	提取时间（h） C	提取温度（℃） D
1	50	20	1	80
2	70	30	1.5	90
3	90	40	2	100

表6-2　回流提取正交试验结果

编号	A	B	C	D	总黄酮醇苷（mg/g）	萜类内酯（mg/g）
1	1	1	1	1	6.077	1.915
2	1	2	2	2	6.396	1.851
3	1	3	3	3	6.475	1.762
4	2	1	2	3	6.620	1.547
5	2	2	3	1	5.867	1.728
6	2	3	1	2	6.725	2.608
7	3	1	3	2	6.254	2.352
8	3	2	1	3	6.201	2.856
9	3	3	2	1	4.884	2.330

续表

编号	A	B	C	D	总黄酮醇苷（mg/g）	萜类内酯（mg/g）
总黄酮醇苷						
$\bar{I}_1$	6.316	6.317	6.334	5.609		
$\bar{II}_2$	6.404	6.155	5.967	6.458		
$\bar{III}_3$	5.780	6.028	6.199	6.423		
R_i	0.624	0.289	0.367	0.849		
萜类内酯						
$\bar{I}_1$	1.843	1.938	2.460	1.991		
$\bar{II}_2$	1.961	2.145	1.909	2.270		
$\bar{III}_3$	2.513	2.233	1.947	2.055		
R_i	0.670	0.295	0.551	0.279		

试验结果表明，影响总黄酮醇苷提取效率的因素大小顺序为 $D>A>C>B$，经直观分析，较佳提取工艺为 $A_2B_1C_1D_2$。影响萜类内酯提取效率的因素大小顺序为 $A>C>B>D$，经直观分析，较佳提取工艺为 $A_3B_3C_1D_2$。兼顾两类成分的提取效率，并从节约能源方面考虑，最佳提取工艺条件为：$A_2B_1C_1D_2$，即 70% 乙醇溶液 20 倍量（第一次加 8 倍量，第二、三次分别加 6 倍量）90℃ 加热回流提取 3 次，每次 1h。

2）超声提取法工艺考察：在单因素试验的基础上，选择乙醇溶液浓度、提取时间、提取次数、超声提取功率为考察因素，以总黄酮醇苷和萜类内酯含量的综合评分为评价指标，选择 $L_9(3^4)$ 正交设计试验优化银杏叶的超声提取工艺。试验设计及结果如表 6-3、表 6-4 和表 6-5 所示。

表 6-3 超声提取正交试验因素水平表

水平 \ 因素	乙醇溶液浓度（%）A	提取时间（min）B	提取次数（次）C	超声功率（W）D
1	60	20	1	100
2	70	30	2	150
3	80	40	3	200

表 6-4 超声提取正交试验结果

编号	A	B	C	D	综合评分
1	1	1	1	1	76.34
2	1	2	2	2	82.51
3	1	3	3	3	79.20
4	2	1	2	3	92.71
5	2	2	3	1	95.01
6	2	3	1	2	93.93
7	3	1	3	2	82.49

续表

编号	A	B	C	D	综合评分
8	3	2	1	3	81.68
9	3	3	2	1	74.29
I_1	238.05	251.54	251.95	245.64	
II_2	281.65	259.20	249.51	258.93	
III_3	238.46	247.42	256.70	253.59	
SS_i	418.50	23.82	8.91	29.82	

表 6-5　方差分析

方差来源	离均差平方和	自由度	F 值	P
A	418.50	2	46.959	<0.05
B	23.82	2	2.673	
D	29.82	2	3.346	
误差（C）	8.91	2	1.000	

$F_{0.05 (2, 2)} = 19.00$，$F_{0.01 (2, 2)} = 99.00$

试验结果经方差分析，各因素影响大小顺序为 A＞D＞B＞C，其中乙醇溶液浓度（A）对银杏叶的提取有显著性影响。较佳的提取工艺为 $A_2B_2C_3D_2$，但要考虑试验成本和节省时间，故将工艺优化为 $A_2B_1C_1D_2$。本试验最佳提取工艺条件为 70% 乙醇溶液超声提取 1 次，每次 20min，超声提取功率为 150W。以最优工艺进行验证试验，结果表明工艺稳定可行。

3）两种提取方法的比较：研究结果见表 6-6。结果表明，乙醇溶液回流提取法对银杏叶总黄酮醇苷的提取率远远大于超声提取法；超声提取法对银杏叶萜类内酯的提取率相对来说较高，但超声提取法成本较高，综合考虑，采用乙醇溶液回流提取法进行银杏叶的提取。

表 6-6　两种不同提取方法比较

提取方法	总黄酮醇苷（mg/g）	萜类内酯（mg/g）
回流	6.62	2.85
超声	1.30	4.15

（2）纯化工艺研究：本案例采用大孔树脂纯化银杏叶提取物。大孔树脂有多种型号，例如 HP-20、AB-8、DA-201、D101，这几种大孔树脂在银杏叶提取物的应用方面都比较普遍，本案例这对四种型号的树脂进行优选。四种型号的树脂对银杏叶成分的吸附量见表 6-7，解吸率见表 6-8、表 6-9。

表 6-7　不同型号树脂对银杏叶成分的吸附量

树脂型号	黄酮类（mg/g）	内酯类（mg/g）
AB-8	126.7	72.3
DA-201	152.0	84.2
HP-20	166.6	92.1
D101	153.4	83.2

表 6-8　不同型号树脂对银杏叶中黄酮类成分的解吸率　　　　　　　　（%）

洗脱剂　树脂型号	70%乙醇溶液	80%乙醇溶液	90%乙醇溶液
AB-8	61.5	62.0	63.9
HP-20	84.7	95.2	94.9
DA-201	83.8	94.7	95.1
D101	79.4	89.2	90.4

表 6-9　不同型号树脂对银杏叶中内酯类成分的解吸率　　　　　　　　（%）

洗脱剂　树脂型号	70%乙醇溶液	80%乙醇溶液	90%乙醇溶液
AB-8	68.8	72.8	74.0
HP-20	75.2	85.2	85.3
DA-201	73.8	86.5	87.4
D101	77.5	79.0	82.6

结果表明，4 种树脂中，解吸率较好的为 HP-20 及 DA-201，用 80%和 90%乙醇溶液均易将吸附于树脂上的黄酮解吸出来，综合以上工艺筛选，选用 DA-201 大孔吸附树脂，80%乙醇溶液作为洗脱剂。

（3）银杏酸的处理：银杏叶中含有大量的银杏酸，银杏酸有毒，对银杏酸的去除一般采用树脂吸附、溶剂精制等方法，本研究在洗脱液浓缩到一定相对密度时，采用活性炭吸附的方法去除银杏酸，结果见表 6-10。

表 6-10　脱银杏酸效果

试验号	活性炭用量（%）	银杏酸含量（μg/g）
1	0	148.7
2	0.1	9.6
3	0.2	3.01
4	0.4	2.85

结果表明，0.2%和 0.4%活性炭脱银杏酸的效果基本相同，综合考虑生产成本，选用 0.2%活性炭在 80℃保温 30min，过滤；真空干燥或喷雾干燥，即得。

根据以上研究结果，确定银杏叶提取物的制法为：取银杏叶，粉碎成粗粉，用 20 倍量 70%乙醇溶液（第一次加 8 倍量，第二、三次分别加 6 倍量）90℃加热回流提取 3 次，每次 1h，合并提取液；提取液静置 8h 后，上清液回收乙醇并减压浓缩至相对密度 1.10（65～75℃），过 DA-201 型大孔吸附树脂柱，以 80%乙醇溶液洗脱，洗脱液减压浓缩，用活性炭脱银杏酸，干燥，即得。

三、越鞠丸（浓缩丸）中间提取物的制备

（一）概述

越鞠丸又名芎术丸，具有理气解郁、宽中除满之功，用于治疗胸脘痞闷，腹中胀满，饮食停滞，嗳气吞酸。始载于元代著名医家朱震亨《丹溪心法·卷三六郁》中："越鞠丸，解诸郁"。抑郁症与中医所说的"郁证"关系密切。关于越鞠丸在此方面的研究日趋活跃，各方面研究显示，越鞠丸有明显的抗抑郁作用。

本方由苍术、香附、川芎、神曲、栀子五味药组成，其中香附、川芎、苍术三药组成了越鞠丸的核心部分，主导行气解郁的作用。方中香附行气解郁消滞，以治气郁、胸闷、脘腹胀满疼痛，为主药；苍术燥湿健脾，以治湿郁、水谷不化；川芎活血行气，以治血郁诸痛。三药组合可达到通治气、血、痰、火、湿、食六郁之功效，但凡六郁所致的胸膈痞闷，脘胀疼痛，吞酸呕吐，饮食不化之症，均可施治。

（二）越鞠丸处方药味的组分分析

香附主要成分为挥发油类，分为单萜和倍半萜类。现代药理研究证明，香附有解热镇痛、抗抑郁等作用。

川芎作为一味常用的活血化瘀中药，主要含挥发油（以苯酞及其二聚体类化合物为主）、生物碱、有机酸和多糖等多种类型的化学成分。川芎挥发油具有解热、镇痛镇静、改善血流变、保护神经细胞、抗炎、降压等多种药效作用。

苍术亦含挥发油（由一系列的倍半萜、聚乙炔类及少量的酚类、有机酸类成分组成），另外还含有倍半萜内酯、倍半萜糖苷、多聚糖以及少量的黄酮类成分，其中主要活性成分为倍半萜类和聚乙炔类。

栀子的有效成分栀子苷属于环烯醚萜类化合物，有研究发现栀子苷能剂量依赖性地延长大鼠群体接触时间，具有抗焦虑活性。

神曲，最早收载于《药性论》，味甘、辛，性温，归脾、胃经，是由面粉、赤小豆、苦杏仁等按一定比例混匀后经发酵而成的曲剂。有研究发现，神曲是一种酵母制品，因含有多种消化酶，如果经过高温炒焦会使酶失去活性，导致消食和胃的功效丧失。

（三）越鞠丸中间提取物制备工艺案例及分析

> **案例 6-10　　　越鞠丸（浓缩丸）中间提取物的制备**
> **1. 案例摘要**　本案例研究了越鞠丸（浓缩丸）制备工艺中的提取、纯化工艺。以水蒸气蒸馏法提取香附、川芎、苍术中的挥发油，最佳工艺参数为饮片加 10 倍量水，浸泡 0.5h 后蒸馏 8h，收集馏出液。水蒸气蒸馏后的药渣与栀子加水煎煮，煎煮工艺参数为加 6 倍量水，浸泡 0.5h，煎煮 3 次。水煎液采用醇沉法进行纯化，最佳醇沉条件为醇沉浓度 70%，药液初始相对密度 1.10，搅拌速率 200r/min，醇沉时间 8h。
> **2. 案例问题**　怎样根据越鞠丸复方中药效成分的理化性质设计提取工艺？
> **3. 案例分析**　越鞠丸的组成药物中，既含有以挥发油为主要成分的香附、川芎和苍术，

又含有以水溶性成分为药效成分的栀子，因此，为了充分发挥疗效，应进一步对越鞠丸复方制剂的提取工艺进行优选。香附、川芎和苍术含有挥发油，先用水蒸气蒸馏法提取挥发油，留液存渣；栀子有效成分为栀子苷，为水溶性成分，采用水提法。

（1）香附、川芎、苍术挥发油提取工艺的优选：在前期单因素试验基础上，以出油量为评价指标，采用 $L_9(3^4)$ 正交试验，考察加水量（A）、浸泡时间（B）、蒸馏时间（C）对挥发油提取效果的影响。试验设计及结果如表6-11～表6-13所示。

表6-11　香附、川芎和苍术挥发油提取工艺正交试验因素水平

水平 \ 因素	加水量（倍） A	浸泡时间（h） B	蒸馏时间（h） C
1	6	0.5	4
2	8	1.0	6
3	10	2.0	8

表6-12　挥发油提取工艺 $L_9(3^4)$ 正交试验结果

编号	A	B	C	D	出油量（ml）
1	1	1	1	1	0.65
2	1	2	2	2	1.02
3	1	3	3	3	1.35
4	2	1	2	3	1.25
5	2	2	3	1	1.40
6	2	3	1	2	0.80
7	3	1	3	2	1.50
8	3	2	1	3	0.85
9	3	3	2	1	1.30
$\overline{I}_1$	1.01	1.13	0.77	1.12	
$\overline{II}_2$	1.15	1.09	1.19	1.11	
$\overline{III}_3$	1.22	1.15	1.42	1.15	
R_i	0.21	0.06	0.65	0.04	

表6-13　方差分析表

方差来源	离均差平方和	自由度	方差	F值	P值
A	0.0691	2	0.0349	21.5938	<0.05
B	0.0058	2	0.0029	1.8125	>0.05
C	0.6531	2	0.3266	204.0938	<0.01
误差	0.0031	2	0.0016		

$F_{0.05(2,2)} = 19.00$，$F_{0.01(2,2)} = 99.00$

　　试验结果表明，加水量及蒸馏时间对试验结果有显著性影响，结合极差分析结果，挥发油最佳提取工艺组合为 $A_3B_1C_3$，即加 10 倍量水，浸泡 0.5h，蒸馏 8h。并按此最佳工艺进行验证试验，挥发油平均出油量为 1.45ml。

　　（2）栀子水提工艺的优选：栀子（炒）捣碎外壳，粉碎成粗粉，以栀子苷提取量和干膏率为考察指标，采用 $L_9(3^4)$ 正交试验，对浸泡时间、加水量、提取时间、提取次数进行探讨。试验设计及结果如表 6-14～表 6-16 所示。

表 6-14　栀子水提工艺正交试验因素水平

水平＼因素	加水量（倍）A	提取时间（h）B	提取次数（次）C	浸泡时间（h）D
1	6	0.5	1	0.5
2	8	1.0	2	1.0
3	10	2.0	3	1.5

表 6-15　栀子水提工艺 $L_9(3^4)$ 正交试验结果

序号	A	B	C	D	栀子苷提取量 X_1（g）	干膏率 X_2（%）	综合评分 Y
1	1	1	1	1	0.1423	17.08	55.95
2	1	2	2	2	0.2768	20.55	86.00
3	1	3	3	3	0.2981	21.58	91.63
4	2	1	2	3	0.1736	18.36	63.80
5	2	2	3	1	0.3391	21.15	98.11
6	2	3	1	2	0.2903	20.90	89.02
7	3	1	3	2	0.2236	19.15	74.07
8	3	2	1	3	0.2953	20.80	88.43
9	3	3	2	1	0.2900	22.20	91.31
K_1	77.860	64.607	77.800	81.790			
K_2	83.643	90.847	80.370	83.030			
K_3	84.603	90.653	87.937	81.287			
R	6.743	26.240	10.137	1.743			
SS_i	79.841	1367.004	166.671	4.830			

$Y_i = X_{1i}/X_{1max} \times 60 + X_{2i}/X_{2max} \times 40$

表 6-16　方差分析表

方差来源	离均差平方和	自由度	方差	F 值	P 值
A	79.841	2	39.853	16.530	>0.05
B	1367.004	2	682.979	283.024	<0.01
C	166.671	2	83.204	34.495	<0.05
误差（D）	4.830	2	2.403		

$F_{0.05(2, 2)} = 19.00$，$F_{0.01(2, 2)} = 99.00$

试验结果表明，影响综合评分的主要因素依次为 B＞C＞A＞D，按最优水平组合应为加 6 倍量水，浸泡 0.5h，提取 3 次，每次 1h。按此工艺重复试验 3 次，平均收膏率为 21.15%。栀子提取量为 0.345，综合评分为 99.15 分，高于正交试验中最高值。

（3）栀子水提液纯化工艺的优选：栀子水提液中除了栀子有效成分外，还有大量的杂质，在栀子水提液中加入适量乙醇，某些杂质在乙醇溶液中溶解度降低析出沉淀，从而使栀子水提液得到精制。

在单因素试验的基础上，选择提取液相对密度（A）、醇沉浓度（B）、搅拌速率（C）、醇沉时间（D）为考察因素，以栀子苷峰面积和 HPLC 指纹图谱的特征峰面积总和为评价指标，选择 $L_9(3^4)$ 正交设计试验优化栀子醇沉工艺。试验设计及结果如表 6-17～表 6-20所示。

表 6-17　醇沉工艺正交试验因素水平

因素 水平	提取液相对密度 A	醇沉浓度（%） B	搅拌速率（r/min） C	醇沉时间（h） D
1	1.05	50	100	8
2	1.10	60	200	10
3	1.15	70	300	12

表 6-18　醇沉工艺 $L_9(3^4)$ 正交试验结果

序号	A	B	C	D	栀子苷峰面积	特征峰面积总和
1	1	1	1	1	71.083	156.022
2	1	2	2	2	69.145	157.012
3	1	3	3	3	82.035	174.120
4	2	1	2	3	105.288	240.285
5	2	2	3	1	119.003	266.098
6	2	3	1	2	124.121	272.109
7	3	1	3	2	102.153	248.026
8	3	2	1	3	109.069	246.361
9	3	3	2	1	118.013	260.210
栀子苷峰面积						
K_1	222.26	278.52	304.27	308.10		
K_2	348.41	297.22	292.45	295.42		
K_3	329.23	324.17	303.19	296.39		
R	126.15	45.64	11.83	12.68		
特征峰面积总和						
K_1	487.15	644.33	674.49	682.33		
K_2	778.49	669.47	657.51	677.15		
K_3	754.60	706.44	688.24	660.77		
R	291.34	62.11	30.74	21.56		

表 6-19 醇沉工艺栀子苷峰面积方差分析表

方差来源	离均差平方和	自由度	方差	F 值	P 值
A	3080.51	2	1540.26	99.89	<0.01
B	351.02	2	175.51	11.38	<0.05
误差（C＋D）	61.69	4	15.42	1.00	

$F_{0.05 (2, 4)} = 6.94$，$F_{0.01 (2, 4)} = 18.00$

表 6-20 醇沉工艺 HPLC 指纹图谱特征峰面积总和方差分析表

方差来源	离均差平方和	自由度	方差	F 值	P 值
A	17441.57	2	8720.78	206.48	<0.01
B	650.66	2	325.33	7.70	>0.05
C	158.03	2	79.02	1.87	>0.05
误差	84.47	2	42.23	1.00	

$F_{0.05 (2, 2)} = 19.00$，$F_{0.01 (2, 2)} = 99.00$

试验结果表明，以栀子苷峰面积为考察指标，方差分析表明因素 A、B 具有显著性影响，因素 C、D 无显著影响，以 $A_2B_3C_1D_1$ 组合为佳。以共有峰面积总和为考察指标，方差分析表明因素 A 具有显著性影响，因素 B、C、D 无显著影响，以 $A_2B_3C_3D_1$ 组合为佳，结合实际生产工艺，确定栀子水提液的最佳醇沉条件为 $A_2B_3C_2D_1$，即醇沉浓度 70%，药液初始相对密度 1.10，搅拌速率 200r/min，醇沉时间 8h。

（4）六神曲提取工艺：神曲的活性成分为酵母菌、淀粉酶及蛋白酶等，用 25%乙醇溶液作溶剂，进行渗漉。低浓度的乙醇溶液不会破坏六神曲的活性，通过渗漉，不会因加热而使酵母失活。本试验中六神曲的提取工艺参照越鞠片的提取工艺，将六神曲捣成小块后，用 25%乙醇溶液适量浸泡 24h 后，进行渗漉，渗漉速率为 1～3ml/min。每 100g 神曲收集渗漉液约 500ml。

根据以上研究结果，确定越鞠丸（浓缩丸）中间提取物的制备方法为：香附、川芎、苍术饮片加 10 倍量水，浸泡 0.5h 后水蒸气蒸馏 8h 提取挥发油，并滤取药液。水蒸气蒸馏后的药渣与栀子加 6 倍量水，浸泡 0.5h，煎煮 3 次，每次 1h。合并提取液，滤过，滤液浓缩至相对密度为 1.10 时，加入适量乙醇溶液使醇沉浓度为 70%，放置 8h，滤过，滤液回收乙醇。其滤液与水蒸气蒸馏后药液合并，浓缩至一定体积；用 25%乙醇溶液作溶剂，将六神曲捣成小块后浸渍 24h 后进行渗漉，收集渗漉液，回收乙醇，与上述浓缩液合并，减压浓缩至一定相对密度后，减压干燥，即得。

四、藿朴口服液中间提取物的制备

（一）概述

藿朴方剂由广藿香、厚朴、苍术、猪苓、甘草、姜半夏、陈皮和诃子等八味药成。具有理气和中，健脾化湿等功能，临床主要用于脾胃不和引起的吐泻、不思饮食等。

广藿香，引热下行，芳香化油，开胃止呕；厚朴性燥主降，下气除满；苍术性燥主升，使湿从内化；猪苓甘淡而善渗湿，使湿从下走；陈皮行气疏肝、燥湿化痰；姜半夏降逆止呕，助君药健脾、止吐、止泻；诃子酸涩收敛、涩肠止泻为治标之用；甘草补脾益气、调和诸药以解毒。

（二）藿朴方剂的组分分析

广藿香中含有挥发油有效成分，广藿香油主要由单萜、倍半萜或其含氧衍生物组成，其中广藿香醇占52%～57%。挥发油中广藿香醇和广藿香酮是广藿香抗菌、促进肠胃吸收等药理作用的功效化合物。

陈皮中含有挥发油及陈皮苷、新陈皮苷、川陈皮素、甲氧基黄酮等多种成分，陈皮的挥发油及水提物能抑制肠平滑肌的收缩，可排除肠内积气。

苍术的主要活性成分是挥发油，其含量较低。由于挥发油性质不稳定，很容易变质而失效。

厚朴的主要成分为厚朴酚、和厚朴酚、异厚朴酚等，其次是生物碱和挥发油成分。厚朴有多种药理活性，具有影响胃肠活动、抗菌、抗病毒、肌肉松弛、中枢抑制等作用。

猪苓菌核含有β-猪苓聚糖、三萜类化合物以及蛋白质等；甘草为豆科植物的干燥根及根茎，主含三萜皂苷类和黄酮类化合物等；半夏为天南星科植物半夏的干燥块茎，块茎含β-谷甾醇及其葡萄糖苷及多种氨基酸；诃子富含鞣质，诃子的水煎剂对痢疾杆菌、绿脓杆菌等抑制作用较强。猪苓、甘草、姜半夏、诃子中的主要成分均为水溶性成分。

（三）藿朴口服液中间提取物制备工艺案例及分析

案例6-11　　　　　藿朴口服液中间提取物的制备

1. 案例摘要　本案例研究藿朴口服液中间提取物的最佳生产工艺。采用正交试验，以厚朴中厚朴酚与和厚朴酚的含量及干膏得率为指标，考察厚朴的最佳提取工艺；以甘草中甘草酸单铵盐的含量及干膏得率为指标，考察猪苓、甘草、姜半夏等水溶性成分的最佳水提取工艺。研究结果表明，厚朴的最佳提取工艺为8倍量60%乙醇溶液加热回流提取2次，每次1h；水提取最佳工艺为浸泡1h，加10倍量水，提取3次，每次1h。

2. 案例问题　怎样根据复方中药效成分的理化性质设计提取工艺？

3. 案例分析　广藿香、陈皮和苍术中有效成分中挥发油含量较高，故采用水蒸气蒸馏法提取。厚朴中有效成分为厚朴酚、和厚朴酚，同时还含有挥发油；酚类成分为三羟基酚，呈酸性且溶于醇，因此厚朴常见的提取方法有碱溶酸沉法、水蒸气蒸馏法和有机溶剂提取法。碱溶酸沉法虽适用于厚朴的提取，但由于其酸碱液对设备的腐蚀及有效成分稳定性的影响，在实际应用上有所限制而不被使用。猪苓、甘草、姜半夏、诃子中的主要成分均为水溶性成分，故采用煎煮法进行提取。

（1）厚朴提取方法的筛选：以藿朴复方中厚朴的有效成分厚朴酚与和厚朴酚的含量为评价指标，对水蒸气蒸馏法和乙醇溶液回流两种提取方法进行评价。试验结果如表6-21所示。

表6-21　厚朴提取方法的考察

提取方法	厚朴酚含量（μg/ml）	和厚朴酚含量（μg/ml）
水蒸气蒸馏法	211.58	98.16
乙醇溶液回流法	962.68	396.57

试验结果表明，乙醇溶液回流提取法得到的厚朴酚与和厚朴酚的含量远远大于水蒸气蒸馏法，故选择乙醇溶液回流提取法作为厚朴的提取方法。

（2）厚朴提取工艺的优选：以乙醇溶液浓度、乙醇溶液用量、提取时间、提取次数为影响因素，以干膏量、厚朴酚与和厚朴酚总量为评价指标，采用 $L_9（3^4）$ 正交试验，筛选最佳提取工艺条件。试验设计及结果如表 6-22～表 6-25 所示。

表 6-22 厚朴醇提工艺正交试验因素水平

因素\水平	乙醇溶液浓度（%）A	乙醇溶液用量（倍）B	提取时间（h）C	提取次数（次）D
1	50	8	1	1
2	60	10	2	2
3	70	12	3	3

表 6-23 厚朴醇提工艺 $L_9（3^4）$ 正交试验结果

序号	A	B	C	D	干膏量（g）	厚朴酚与和厚朴酚总量（mg/g）
1	1	1	1	1	3.833	10.978
2	1	2	2	2	3.982	12.970
3	1	3	3	3	4.108	13.017
4	2	1	2	3	5.251	19.766
5	2	2	3	1	4.976	16.646
6	2	3	1	2	8.131	18.937
7	3	1	3	2	4.352	15.152
8	3	2	1	3	4.939	15.424
9	3	3	2	1	4.112	14.960
干膏量						
$\overline{X}_{11}$	3.974	4.479	4.634	4.307		
$\overline{X}_{12}$	5.119	4.632	4.448	4.488		
$\overline{X}_{13}$	4.468	4.450	4.479	4.766		
R_1	1.145	0.182	0.186	0.459		
SS_1	7.572	1.637	2.743	2.128		
厚朴酚与和厚朴酚总量						
$\overline{X}_{21}$	12.322	15.299	15.116	14.195		
$\overline{X}_{22}$	18.453	15.013	16.899	15.690		
$\overline{X}_{23}$	15.179	15.641	14.938	16.069		
R_2	6.131	0.628	0.961	1.874		
SS_2	56.477	0.593	1.566	5.892		

表 6-24　干膏量方差分析表

方差来源	离均差平方和	自由度	方差	F 值	P 值
A	7.572	2	3.786	4.623	>0.05
C	2.743	2	1.372	1.675	>0.05
D	2.128	2	1.064	1.299	>0.05
误差（B）	1.637	2	0.819	—	—

$F_{0.05 (2, 2)} = 19.00$，$F_{0.01 (2, 2)} = 99.00$

表 6-25　厚朴酚、和厚朴酚总量方差分析表

方差来源	离均差平方和	自由度	方差	F 值	P 值
A	56.477	2	28.239	95.081	<0.05
C	1.566	2	0.783	2.636	>0.05
D	5.892	2	2.946	9.919	>0.05
误差（B）	0.593	2	0.297	—	—

$F_{0.05 (2, 2)} = 19.00$，$F_{0.01 (2, 2)} = 99.00$

　　试验结果表明，只有乙醇溶液浓度对提取液中厚朴酚与和厚朴酚总量有显著影响。以干膏得率为评价指标，最佳的提取工艺为 $A_2B_2C_1D_3$，即加 10 倍量 60%乙醇溶液，提取 3 次，每次 1h；以厚朴酚与和厚朴酚的量为评价指标，最佳的提取工艺为 $A_2B_3C_2D_3$，即加 12 倍量 60%的乙醇溶液，提取 3 次，每次 2h。根据方差分析结果，综合考虑生产成本与效率，最终确定厚朴的提取工艺为加 8 倍量 60%的乙醇溶液加热回流提取 2 次，每次 1h。

　　（3）厚朴提取液纯化工艺的优选：应用大孔吸附树脂对厚朴提取液进行纯化。大孔吸附树脂是一种不溶于酸、碱及各种有机溶剂的有机高分子化合物，广泛应用于天然产物的分离。大孔树脂有多种型号，洗脱剂对纯化效果影响较大，因此要对纯化工艺进行考察。选择不同浓度的乙醇溶液为洗脱剂洗脱，收集洗脱液，测定干膏量与厚朴酚含量，结果如表 6-26、表 6-27 所示。

表 6-26　不同浓度乙醇溶液洗脱对厚朴酚含量的影响　　　　（%）

乙醇溶液浓度 / 树脂类型	95%	80%	60%	40%	20%
D-101	1.101	8.925	0.048	0.041	0.113
DA-201	1.238	11.771	1.191	—	—
DM-301	2.108	12.277	5.426		

表 6-27　上吸附柱前和经三种大孔吸附树脂纯化后厚朴酚的含量

树脂类型	干膏收率（%）	厚朴酚含量（%）
上柱前	—	7.56
D-101	58.52	10.69
DA-201	58.31	12.72
DM-301	67.60	15.26

由表 6-26 结果表明，以 80% 乙醇溶液洗脱，厚朴酚含量最高，纯化效果相对较好。由表 6-27 结果表明，三种树脂中，DM-301 型树脂所得干膏量最多，厚朴酚含量最高，优于 D-101、DA-201 型树脂。因此选用 DM-301 大孔吸附树脂，用 80% 乙醇溶液作为洗脱剂进行洗脱纯化。

（4）广藿香、陈皮、苍术挥发油提取工艺的优选：采用单因素试验，以出油量为评价指标，考察蒸馏时间对挥发油提取效果的影响。试验结果表明，饮片加 12 倍量水，浸泡 1h 后水蒸气蒸馏提取 8h，挥发油基本提尽，因此，确定挥发油的提取时间为 8h。

（5）猪苓、甘草、姜半夏等煎煮工艺的优选：以干膏量、甘草酸单铵盐的含量为考察指标，采用 $L_9(3^4)$ 正交试验，对浸泡时间、加水量、煎煮时间、煎煮次数进行工艺参数优化。试验设计及结果如表 6-28～表 6-31 所示。

表 6-28　煎煮工艺正交试验因素水平

水平＼因素	浸泡时间（h） A	加水量（倍） B	煎煮时间（h） C	煎煮次数（次） D
1	1	8	1	1
2	2	10	2	2
3	3	12	3	3

表 6-29　煎煮工艺 $L_9(3^4)$ 正交试验结果

序号	A	B	C	D	干膏量（g）	甘草酸单铵盐（mg/ml）
1	1	1	1	1	1.396	0.070
2	1	2	2	2	1.738	0.087
3	1	3	3	3	2.742	0.125
4	2	1	2	3	2.856	0.111
5	2	2	3	1	1.383	0.058
6	2	3	1	2	2.434	0.101
7	3	1	3	2	1.790	0.082
8	3	2	1	3	2.820	0.116
9	3	3	2	1	1.717	0.072
干膏量						
$\bar{X}_{11}$	1.959	2.014	2.217	1.499		
$\bar{X}_{12}$	2.224	1.980	2.104	1.987		
$\bar{X}_{13}$	2.109	2.298	1.972	2.806		
R_1	0.265	0.318	0.245	1.307		
SS_1	0.106	0.182	0.090	2.618		
甘草酸单铵盐						
$\bar{X}_{21}$	0.094	0.088	0.096	0.067		
$\bar{X}_{22}$	0.090	0.087	0.090	0.090		
$\bar{X}_{23}$	0.090	0.099	0.088	0.117		
R_2	0.004	0.012	0.008	0.050		
SS_2	3.20×10^{-5}	2.29×10^{-4}	8.87×10^{-5}	3.86×10^{-3}		

表 6-30　干膏量方差分析表

方差来源	离均差平方和	自由度	方差	F 值	P 值
A	0.106	2	0.053	1.178	>0.05
B	0.182	2	0.091	2.022	>0.05
D	2.618	2	1.309	29.089	<0.05
误差（C）	0.090	2	0.045		

$F_{0.05\,(2,\,2)} = 19.00$，$F_{0.01\,(2,\,2)} = 99.00$

表 6-31　甘草酸单铵盐量方差分析表

方差来源	离均差平方和	自由度	方差	F 值	P 值
B	2.29×10^{-4}	2	1.15×10^{-4}	7.19	>0.05
C	8.87×10^{-5}	2	4.44×10^{-5}	2.78	>0.05
D	3.86×10^{-3}	2	1.93×10^{-3}	120.63	<0.01
误差（A）	3.20×10^{-5}	2	1.60×10^{-5}		

$F_{0.05\,(2,\,2)} = 19.00$，$F_{0.01\,(2,\,2)} = 99.00$

试验结果表明，四个影响因素（浸泡时间、加水量、煎煮时间、煎煮次数）中，以干膏得率为评价指标，最佳的提取工艺为 $A_2B_3C_1D_3$，即浸泡 2h，加 12 倍量的水，煎煮 3 次，每次 1h；以干膏中甘草酸单铵盐的含量为评价指标，最佳的提取工艺为 $A_1B_3C_1D_3$，即浸泡 1h，加 12 倍量的水，煎煮 3 次，每次 1h；由方差分析知只有 D 因素（煎煮次数）对干膏得率及甘草酸单铵盐的含量有显著性影响，综合考虑生产实际，最终确定水煎的提取工艺为 $A_1B_2C_1D_3$，即浸泡 1h，加 10 倍量的水，提取 3 次，每次 1h。

根据以上研究结果，藿朴口服液中间提取物的制备方法为：广藿香、陈皮、苍术加 12 倍量水，浸泡 1h 后水蒸气蒸馏 8h 提取挥发油，收集蒸馏液，蒸馏后的水溶液滤过，备用；药渣与猪苓、甘草、半夏、诃子加水浸泡 1h 后煎煮 3 次，每次加水量为饮片的 10 倍量、煎煮时间为 1h，合并煎煮液，滤过。厚朴用 8 倍量 60% 乙醇溶液加热回流 2 次，每次 1h，将提取液滤过，滤液通过 DM-301 大孔吸附树脂，以 80% 乙醇溶液作为洗脱剂洗脱，收集洗脱液，回收乙醇后，将上述滤液合并，减压浓缩，即得。

五、复方丹参片中间提取物的制备

（一）概述

复方丹参片由丹参、三七、冰片三味药组成，具有活血化瘀，理气止痛之功。现代研究表明其具有扩张冠状动脉，增加冠状动脉血流量，减慢心率，改善心肌缺氧的功效；还可抑制血小板凝集及其释放反应，降低血脂，是临床治疗冠心病、胸闷、心绞痛等心脑血管疾病首选中成药。

在本方中，丹参作为君药，味苦，性微寒，专入血分，清而兼补，主要作用是活血化瘀，通经活络，养血安神；三七作为臣药，味苦甘，性温，主要有止血祛瘀，活血镇痛的作用；冰片性寒凉，有芳香走窜，引药上行的作用，在方中作为佐使药。三药组方，丹参活血定痛，三七活血补气，冰片引经报使，相辅相成，对心血管疾病有很好的强心、活血调脂、降压、止痛等多靶点的功效。

（二）复方丹参片的组分分析

丹参在有效化学成分上可分为脂溶性和水溶性两大类，其中脂溶性成分主要有三种：丹参酮Ⅰ、丹参酮ⅡA和隐丹参酮；水溶性成分主要有：丹酚酸B、原儿茶酸和丹参素。脂溶性丹参酮类成分具有抗菌、促进血液循环及消炎等作用；水溶性丹酚酸类成分具有抗血栓形成、抗凝血、抗氧化及保护细胞作用。

三七中含有皂苷类、多糖类、氨基酸和蛋白质、黄酮类、有机酸类、甾醇类等多种成分；皂苷类物质为三七主要有效药用成分。三七总皂苷中含有人参皂苷、三七皂苷和七叶胆皂苷等，其中人参皂苷Rg_1、Rb_1和三七皂苷R_1在维持血液循环、改善心肌缺血、抗心律失常、抗休克、镇静、提高智力、抗衰老、抗氧化、抗细胞增殖和抗肿瘤等方面均显示出一定的药理作用。

冰片是我国传统中药，分为天然冰片和合成冰片。天然冰片的主要成分为右旋龙脑，此外还含有葎草烯、石竹烯等在内的多种倍半萜，以及齐墩果酸、麦珠子酸等三萜化合物。合成冰片的主要化学成分除龙脑以外，还含有大量的异龙脑等。现代药理学研究表明，冰片具有抗细菌、真菌，消炎镇痛等药理作用，对中枢神经系统及循环系统具有保护作用。

知识链接　　　　　　　　丹参及其制剂所致不良反应事件

在检索1950～2019年文献时，发现复方丹参制剂的不良反应在不同年限中均有报道，其中复方丹参制剂不良反应病案报道多集中于1997～2009年。其中45岁以上患者的不良反应发生率较高（占比77.0%），不良反应患者其原发疾病以冠心病、脑病、高血压为主，其中有过敏史及过敏体质者较易发生不良反应，不良反应的主要临床表现是过敏反应及过敏性休克，且发生时间多集中在给药30min内（占比62.8%）。因此复方丹参片服用时要谨遵医嘱，合理用药。

临床合理用药建议：（1）丹参可以引起患者过敏，用药前一定要详细询问患者过敏史，尤其是丹参过敏史，包括丹参注射液或口服制剂过敏史。（2）丹参饮片发生不良反应的发病时间大多是在2h以内，因而在临床用药时，尤其是对初次用药或有过敏史的患者，可以留心观察患者用药后的反应，出现过敏或其他不良反应时，及时采取措施。（3）处方饮片时，需注意丹参的用量不要过大；且不能长期服用，避免患者发生肝损害。

（三）复方丹参片中间提取物制备工艺案例及分析

案例6-12　　　　　　　　复方丹参片中间提取物的制备

1. 案例摘要　本案例研究复方丹参片中间提取物的最佳生产工艺。对丹参的乙醇溶液回流提取法和双提法进行比较；对丹参的两种纯化方法，大孔吸附树脂法和醇沉法进行比较；并对三七的乙醇溶液回流提取法和超声提取法进行比较。结果表明，双提法的提取效率远远大于醇提法；大孔吸附树脂纯化效果远远大于醇沉法；乙醇溶液回流提取法对三七总皂苷的提取率大于超声提取法。

2. 案例问题　怎样根据复方中药效成分的理化性质设计提取工艺？

3. 案例分析　丹参既含有脂溶性成分，又含有水溶性成分。单用水或不同浓度的乙醇溶液回流提取，不能较好地同时提取丹参酮和丹参酚酸两类有效成分。因此丹参一般采取醇提与水提取相结合的方法。三七在现行药典中，以打粉入药，不能全面提高制剂水平，无法提高制剂起效时间及生物利用度。因此要对三七的提取方法进行研究与改进。冰片属于易挥发的中药，因此直接打粉入药。

（1）丹参提取工艺研究：丹参常见的提取方法有水提、醇提和双提法。丹参中脂溶性成分易溶于乙醇溶液，在水中溶解度很低；而水溶性成分在一定浓度的乙醇溶液中可被提取出来。因此，只对醇提和双提法进行比较研究。

1）丹参双提法的考察：首先对提取先后顺序进行考察。以丹酚酸 B、丹参素、丹参酮 II_A、隐丹参酮的含量为评价指标，对方法 1（先提取脂溶性化合物后提取水溶性化合物）和方法 2（先提取水溶性化合物后提取脂溶性合物）进行比较，脂溶性化合物的提取溶剂为二氯甲烷。结果如表 6-32 所示。

表 6-32　两种水醇提取方法提取物有效成分的质量分数　　　　　　　　（mg/g）

提取方法	丹酚酸 B	丹参素	丹参酮 II_A	隐丹参酮
方法 1 脂溶性提取物	—	—	2.34	1.67
方法 1 水溶性提取物	16.81	1.72	—	—
方法 2 水溶性提取物	17.62	1.76	—	—
方法 2 脂溶性提取物	—	—	0.80	0.63

注："—"为未检出

试验结果表明，与方法 1 相比，方法 2 中所提取出的脂溶性化合物明显少于方法 1 中脂溶性化合物的含量，而提取顺序对水溶性物质的影响并不是很大。因此丹参中活性物质的综合提取应选择先提取脂溶性化合物再提取水溶性化合物的顺序。

在前期单因素试验基础上，依次选用 95% 乙醇溶液、50% 乙醇溶液、水作为三次提取的溶剂，提取时间分别为 1.5h、1.5h、2h。采用正交试验设计，优化双提法工艺参数。以提取液中丹参有效成分丹参酮 II_A（脂溶性成分）与丹参素（水溶性成分）含量为评价指标，对双提法的溶剂用量进行优选。因素水平表见表 6-33。

表 6-33　正交试验因素水平表

水平 因素	95%乙醇溶液用量（倍） A	50%乙醇溶液用量（倍） B	水用量（倍） C
1	3.5	3	3
2	5	5	5
3	7	7	7

试验结果表明，三因素各水平对试验结果均无显著影响，结合极差分析结果，丹参最

佳提取工艺组合为 $A_1B_2C_2$，即第一次加 3.5 倍量 95% 乙醇溶液回流提取 1.5h，第二次加 5 倍量 50% 乙醇溶液回流提取 1.5h，第三次加 5 倍量水回流提取 2h。

2）丹参醇提法的考察：在单因素试验的基础上，选择乙醇溶液浓度（A）、乙醇溶液用量（B）、提取时间（C）、提取次数（D）为考察因素，以丹参酮 II_A、丹酚酸 B 含量为评价指标，运用加权评分法，选择 $L_9(3^4)$ 正交设计试验优化丹参回流提取工艺。因素水平表见表 6-34。

表 6-34　正交试验因素水平表

水平 \ 因素	乙醇溶液浓度（%） A	乙醇溶液用量（倍） B	提取时间（h） C	提取次数（次） D
1	80	8	2.0	2
2	60	6	2.5	1
3	70	10	1.0	3

试验结果表明，各因素对提取效果影响大小顺序为 D＞A＞C＞B。提取次数（D）对丹参的提取影响较大；较佳提取工艺为 $A_3B_2C_2D_3$，故醇法提取丹参的最佳工艺条件为：6 倍量 70% 乙醇溶液回流提取 3 次，每次 2.5h。按最佳工艺条件进行验证试验，结果表明，提取液中丹参 II_A 的含量为 2.55mg/g，丹酚酸 B 的含量为 4.30mg/g。

3）醇提法与双提法工艺比较：结果如表 6-35 所示。双提法的提取效率远远大于醇提法。所以对于性质不同成分的提取，如果仅以一种成分作为控制指标，势必会影响药物的疗效。只有选择合适的工艺，将药物有效成分全部提取，才能充分发挥治疗效果。

表 6-35　两种提取方法比较

提取方法	丹参 II_A 含量（mg/g）	丹参素含量（mg/g）	丹酚酸 B 含量（mg/g）
醇提法	2.55	—	4.30
双提法	9.2	9.7	—

注："—"为未检出

（2）丹参提取物纯化工艺研究：考察醇沉工艺及醇提水沉-大孔树脂纯化工艺的纯化效果，选择适宜的纯化方法。

1）醇沉工艺的考察：以丹参酮 II_A 的含量和丹参素的含量为评价指标，采用 $L_9(3^4)$ 正交试验，对浸膏的相对密度、醇沉浓度、醇沉时间进行考察。试验设计见表 6-36。

表 6-36　试验因素水平表

水平 \ 因素	浸膏相对密度 A	醇沉浓度（%） B	醇沉时间（h） C
1	1.0	60	6
2	1.1	75	9
3	1.2	85	12

试验结果表明，以丹参酮ⅡA 的含量和丹参素的含量为评价指标分析，各因素无显著影响。优化工艺条件为 A₃B₂C₃，即丹参的醇提取液和水提液合并减压浓缩至相对密度为 1.20 时，加入适量乙醇溶液使醇沉浓度为 75%，放置 12h，滤过，滤液回收乙醇。

2）醇提水沉-大孔树脂纯化工艺的考察：

丹参酮的纯化：丹参酮为脂溶性成分，难溶于水，故采用醇提水沉法进行纯化，同时考察了药液浓度对主要有效成分丹参酮ⅡA 的影响。取 4 份等量的丹参提取液，回收除尽乙醇，分别加水稀释至 1g、0.5g、0.2g、0.1g 生药/ml，静置过夜，滤过，滤渣干燥，即得丹参酮提取物。测定丹参酮ⅡA 的含量，结果表明 4 份丹参酮提取物的含量和收率无明显差异。从节约溶剂用量方面考虑，选择药液浓度为 0.5g 生药/ml 沉淀分离丹参酮，滤液进一步上大孔树脂分离纯化丹参酚酸提取物。

丹参酚酸分离纯化：量取 100ml 样品溶液 5 份，分别加至装有等量湿树脂的 D101、D301、HPD100 和 HPD600 树脂层析柱上，先用等量的水洗去上样液中未吸附成分，再用等量的乙醇溶液洗脱，收集各自洗脱液，减压浓缩除去乙醇，定容，测定丹酚酸的含量，结果如表 6-37。

表 6-37　树脂类型选择的结果

树脂类型	上样量（mg）	丹酚酸 B 的量（mg）	吸附率（%）	丹酚酸 B 的量（mg）	洗脱率（%）
D101	477.15	17.65	96.32	428.0	93.25
D301	477.15	40.55	91.53	200.80	46.01
HPD100	477.15	72.99	84.71	363.69	90.21
HPD600	477.15	101.62	78.75	307.89	82.32

由表 6-37 可知，D101 型大孔吸附树脂比吸附量和洗脱率较高，故选择 D101 大孔吸附树脂。再考察 D101 树脂的最大吸附容量，取湿重 30gD101 树脂装柱（30cm×1.5cm），分别上样 25ml、30ml、75ml、100ml，然后分别用等量的水进行洗脱，收集洗脱液测定丹酚酸 B 的含量，结果如表 6-38。D101 大孔吸附树脂的最大吸附容量为 359.44mg，相当于 15g 饮片（依据 20g 丹参饮片经乙醇溶液回流提取，提取液中丹酚酸 B 的含量为 481.44mg 推算而得）。

表 6-38　不同上样量丹酚酸 B 洗脱检出结果

上样液体积（ml）	丹酚酸 B 测得量（mg）
25	未检出
30	未检出
75	1.64
100	3.78

按照上述吸附条件，考察不同浓度乙醇溶液洗脱对丹酚酸 B 含量的影响，洗脱剂用量为 20ml，结果见表 6-39。以 50% 乙醇溶液进行洗脱，出膏率高，可洗脱 93% 的丹酚酸 B，因此确定以 50% 乙醇溶液作为洗脱溶剂。

表 6-39 不同洗脱剂洗脱丹酚酸 B 试验结果

洗脱剂	出膏量（g）	丹酚酸 B 含量（%）	占总洗脱量的百分比（%）
20%乙醇溶液	0.08	12.5	6.78
30%乙醇溶液	0.45	78.2	42.40
50%乙醇溶液	0.67	82.3	44.60
70%乙醇溶液	0.58	11.4	6.18

3）两种纯化方法比较：经过大孔吸附树脂纯化，丹酚酸 B 的含量可达 85.50%，而醇沉法对丹酚酸 B 的纯化率仅为 0.64%，远远小于大孔吸附树脂纯化效果，醇沉后有效成分含量最低，可能是醇沉时乙醇浓度较高，造成溶液的极性变小，有效成分的溶解度变小而沉淀，影响丹参的药效。说明大孔树脂工艺纯化酚酸类成分效果较好，纯度较高，可行性强，适合工业放大生产。

（3）三七提取工艺研究：三七常用的提取方法有乙醇溶液回流法和超声提取法。

1）乙醇溶液回流提取工艺考察：在前期单因素试验基础上，确定影响较为显著的乙醇溶液浓度、乙醇溶液用量、提取时间、提取次数为考察因素，以三七皂苷 R_1、人参皂苷 Rg_1、Rb_1 和总固体得率为评价指标，采用 $L_9(3^4)$ 正交试验，筛选最佳提取工艺条件。试验设计及结果如表 6-40～表 6-42 所示。

表 6-40 正交试验因素水平表

因素 水平	乙醇溶液浓度（%） A	乙醇溶液用量（倍） B	提取时间（h） C	提取次数（次） D
1	50	4	1.5	1
2	70	5	2.0	2
3	90	6	2.5	3

表 6-41 正交试验设计及结果

编号	A	B	C	D	三七皂苷 R_1（mg/g）	人参皂苷 Rg_1（mg/g）	人参皂苷 Rb_1（mg/g）	总固体得率（%）	综合评分
1	1	1	1	1	3.54	14.72	14.46	12.84	51.75
2	1	2	2	2	5.10	20.60	20.39	17.63	72.62
3	1	3	3	3	7.44	30.03	29.91	20.70	100.00
4	2	1	2	3	5.89	23.61	23.59	18.87	81.94
5	2	2	3	1	5.49	22.19	22.41	12.36	70.57
6	2	3	1	2	5.03	20.67	19.33	16.22	69.85
7	3	1	3	2	4.68	19.24	19.24	13.01	63.53
8	3	2	1	3	3.04	12.35	12.36	14.61	48.48
9	3	3	2	1	2.52	10.44	10.38	11.43	39.64
I	74.79	65.74	56.70	53.99					
II	74.13	63.90	64.74	68.67					
III	50.56	69.83	78.04	76.82					
R	24.22	5.93	21.34	22.83					

表 6-42 方差分析表

方差来源	离均差平方和	自由度	F 值	P 值
A	1142.59	2	20.63	<0.05
C	696.77	2	12.61	
D	803.43	2	14.53	
误差（B）	55.28	2	1.00	

$F_{0.05(2, 2)} = 19.00$，$F_{0.01(2, 2)} = 99.00$。

试验结果表明，各因素影响大小顺序为 A＞D＞C＞B，方差分析表明，以三七皂苷 R_1、人参皂苷 Rg_1、Rb_1 含量为指标，乙醇溶液浓度（A）有显著性影响，乙醇溶液用量（B）、提取时间（C）、提取次数（D）均无显著性影响。较佳提取工艺为 $A_1B_3C_3D_3$，即本试验最佳提取工艺条件为加 6 倍饮片量 50%乙醇溶液，提取 3 次，每次 2.5h。

2）超声提取法提取工艺考察：在单因素试验的基础上，选择超声提取温度、乙醇溶液浓度、超声提取时间、固液比为考察因素，以三七总皂苷提取率为评价指标，选择 $L_9(3^4)$ 正交设计试验优化三七的超声提取工艺。试验设计及结果见表 6-43～表 6-45。

表 6-43 正交试验因素水平表

因素水平	提取温度（℃） A	乙醇溶液浓度（%） B	提取时间（min） C	固液比 D
1	30	70	20	1∶10
2	40	80	30	1∶15
3	50	90	40	1∶20

表 6-44 正交试验设计与结果

编号	A	B	C	D	三七总皂苷提取率（%）
1	1	1	1	1	5.23
2	1	2	2	2	6.15
3	1	3	3	3	4.59
4	2	1	2	3	6.87
5	2	2	3	1	5.78
6	2	3	1	2	4.98
7	3	1	3	2	5.48
8	3	2	1	3	6.25
9	3	3	2	1	4.23
K_1	15.96	17.58	16.47	15.24	
K_2	17.64	18.18	17.25	16.62	
K_3	15.96	13.80	15.84	17.70	
SS_i	0.6161	3.7592	0.3285	1.0209	

表 6-45 方差分析

方差来源	离均差平方和	自由度	F 值	P 值
A	0.6161	2	1.8755	>0.05
B	3.7592	2	11.4435	>0.05
D	1.0209	2	3.1078	>0.05
误差（C）	0.3285	2		

$F_{0.05(2,2)} = 19.00$，$F_{0.01(2,2)} = 99.00$

试验结果表明，各因素影响大小顺序为 B＞D＞A＞C，即乙醇溶液浓度＞固液比＞超声提取温度＞超声提取时间，乙醇溶液浓度的影响最大，超声提取时间的影响最小，但均无统计学意义。最终确定的最佳提取工艺为 $A_2B_2C_2D_3$，即乙醇溶液浓度为 80%，固液比为 1:20，提取温度为 40℃，提取时间为 30min。按上述确定的最优工艺进行验证试验，结果表明工艺稳定可行。

3）两种提取方法比较，结果如表 6-46 所示。

表 6-46 两种提取方法比较

提取方法	三七总皂苷提取率（%）
乙醇溶液回流提取法	10.18
超声提取法	6.65

结果表明，乙醇溶液回流提取法，对三七总皂苷的提取率大于超声提取法；超声波提取是利用超声波空化、机械、热学作用机制增大溶剂分子的运动速率及穿透力以高效提取中药有效成分的方法，具有省时、节能、提取效率高等优点，但不一定适用所有的药物，应用上有局限性。本试验从三七中提取三种皂苷总和，试验结果表明，采用乙醇溶液回流提取法进行三七的提取，提取效率最高。

（4）三七提取液纯化工艺研究：本试验采用大孔吸附树脂纯化三七提取液。大孔吸附树脂有多种型号，以三七皂苷 R_1、人参皂苷 Rg_1 和人参皂苷 Rb_1 比吸附量、洗脱率为指标，筛选 AB-8、D-101、HPD-100 和 HPD-300 四种型号树脂。结果见表 6-47。结果表明，4 种树脂中 HPD-100 型大孔吸附树脂的比吸附量和洗脱率均最高，故确定选用 HPD-100 型大孔吸附树脂。上柱药液浓度考察结果见表 6-48，洗脱溶剂用量考察结果见表 6-49。

表 6-47 不同树脂型号筛选结果

树脂型号	比吸附量（mg/ml）			洗脱率（%）		
	三七皂苷 R_1	人参皂苷 Rg_1	人参皂苷 Rb_1	三七皂苷 R_1	人参皂苷 Rg_1	人参皂苷 Rb_1
AB-8	8.53	27.90	19.23	91.78	89.58	84.60
D-101	9.09	30.11	21.32	93.87	92.49	93.75
HPD-100	10.48	40.46	37.19	92.80	91.81	93.50
HPD-300	9.86	27.06	15.19	93.30	91.66	95.14

表 6-48　上柱药液浓度考察结果

三七总皂苷质量浓度（mg/ml）	比吸附量（mg/ml）			洗脱率（%）		
	三七皂苷 R_1	人参皂苷 Rg_1	人参皂苷 Rb_1	三七皂苷 R_1	人参皂苷 Rg_1	人参皂苷 Rb_1
8.81	10.02	39.21	36.44	93.45	90.32	92.88
17.62	10.52	40.57	37.26	93.11	91.77	93.53
35.23	9.45	37.35	35.31	93.67	92.09	93.60

表 6-49　洗脱溶剂用量考察结果

洗脱溶剂用量（ml）	比吸附量（mg/ml）			洗脱率（%）		
	三七皂苷 R_1	人参皂苷 Rg_1	人参皂苷 Rb_1	三七皂苷 R_1	人参皂苷 Rg_1	人参皂苷 Rb_1
0～15	73.55	286.04	260.76	70.77	72.07	66.07
15～30	17.84	59.73	80.20	87.94	87.12	86.39
30～45	5.59	17.46	28.10	93.32	91.52	93.51
45～60	0.25	0.60	1.06	93.58	91.69	93.80
60～75	0	0	0	0	0	0

　　结果表明，当三七总皂苷质量浓度为 17.62mg/ml 时，比吸附量最高，且洗脱率在 91% 以上，故以三七总皂苷质量浓度为 17.62mg/ml 为上样溶液浓度。以 80% 乙醇溶液 4BV，流速 2.0ml/min 洗脱，三七总皂苷累计洗脱率可达到 91% 以上，洗脱效果较好。综合以上工艺筛选，确定大孔树脂精制工艺条件为：选用 HPD-100 型大孔吸附树脂，调节上样溶液浓度约 17mg/ml，以 80% 乙醇溶液作为洗脱剂，进行洗脱。

复方丹参片的制法

　　取丹参提取三次，第 1 次加 3.5 倍量 95% 乙醇溶液回流 1.5h，滤过，滤液回收乙醇，浓缩至相对密度为 1.35～1.39 的浸膏；第 2 次加 5 倍量 50% 乙醇溶液回流 1.5h，滤过；第 3 次加 5 倍量水回流 2h，滤过。合并第 2、3 次滤液，回收乙醇，浓缩至相对密度 1.20 时，加水稀释至 0.5g 生药/ml，静置过夜，滤过，滤渣干燥，即得丹参酮提取物；滤液通过 D101 大孔吸附树脂，以 50% 乙醇溶液洗脱，收集洗脱液即得丹酚酸提取物，二者混匀。取三七，加 6 倍饮片量 50% 乙醇溶液，提取 3 次，每次 2.5h，滤过，滤液回收乙醇，浓缩至一定相对密度时，选用 HPD-100 型大孔吸附树脂，调节上样溶液浓度约 17mg/ml，以 80% 乙醇溶液作为洗脱剂，进行洗脱。洗脱液回收乙醇，与丹参提取物和适量的辅料混匀制成颗粒，干燥。冰片研细，与上述颗粒混匀，压片，包衣，即得。

（四）丹参新型提取工艺研究

　　1. 闪式提取法　闪式提取器是根据组织破碎原理设计而制作的一种新型提取器，利用高速机械剪切力和搅拌力，迅速破坏植物细胞组织，同时能够产生涡流负压和较强的振动，从而有利于组织细胞内部的化学成分与溶剂充分接触并快速溶出。

2. 双提法　参照《中国药典》2015 年版中复方丹参片的提取工艺，丹参加乙醇溶液加热回流 1.5h，提取液滤过，滤液回收乙醇并浓缩至适量，备用；药渣加 50%乙醇溶液加热回流 1.5h，提取液滤过，滤液回收乙醇并浓缩至适量，备用；药渣加水煎煮 2h，煎液滤过，合并滤液。按同样方法计算转移率。

传统提取工艺一般采用双提法，即先醇提，再水提，该方法虽然有利于不同极性成分的提取，但受热时间相对较长，而丹参中的两类成分稳定性均较差。在丹参闪式提取工艺研究中，与传统的双提法进行了比较，研究发现：闪式提取方法优于传统的双提法。丹参中丹参酮 II$_A$ 和丹酚酸 B 稳定性均较差，回流法提取温度高，受热时间长，不利于有效成分稳定，在提取过程中两种成分可能存在降解，从而造成有效成分损失，提取效率低。而闪式提取法提取时间短、提取温度低，可避免对二者含量的影响，同时提取两类不同性质的有效成分并利于其稳定。闪式提取法是一种适于丹参提取的方法，随着闪式提取法的深入研究，将会给丹参提取带来一定的积极影响。

六、黄连解毒汤复方制剂中间提取物的制备

（一）概述

黄连解毒汤首载于葛洪《肘后备急方》，但未给出方名，王焘《外台秘要》始冠以黄连解毒汤之名。该方是治疗火热毒盛、充斥三焦的常用方，具有泻火解毒的功效，主治一切实热火毒、三焦热盛之证，临床上除用于细菌性感染性疾病外，还用于防治心脑血管疾病、老年性痴呆等症。近年来随着医药科学的发展，人们对黄连解毒汤药理的研究也越来越深入，其作用及临床适应证更为广泛。

本方由黄连、黄芩、黄柏、栀子 4 味中药配伍组成，其中以黄连泻心火、兼泻中焦之火为君药；黄芩清肺热、泻上焦之火为臣药；黄柏泻下焦之火，栀子通泻三焦之火，导热下行，合为佐使药，共以收泻火解毒之功，无论内服、外用，均有良好的治疗作用。

（二）黄连解毒汤复方制剂的组分分析

黄连中主要有效成分为生物碱类化合物，到目前为止，植物黄连中所发现的生物碱几乎都属异喹啉类生物碱，它们大部分化学结构母核相同，仅母核上取代基不同，结构差异极小，理化性质也极其相似。黄连中异喹啉类生物碱包括原小檗碱类、阿朴啡类、双苄基异喹啉类、苯菲啶类等；其中以小檗碱含量最高，为 5%～8%。现代研究表明，黄连主要药理作用有抗病原体、抗细菌、抗毒素、抗腹泻、抗炎、镇静催眠、抗溃疡、降血糖、抗心律失常等作用。

黄芩具有清热燥湿、泻火解毒之效，含有黄酮及其苷类、萜类化合物及挥发油等成分，主要有效成分为黄芩苷、汉黄芩苷、黄芩素和汉黄芩素等，具有解热、抗炎、抗微生物、抗肿瘤、抗氧化等药理作用，对消化系统、心血管系统、神经系统疾病具有一定的治疗作用。

黄柏的主要活性成分为生物碱，其中小檗碱是含量最高的生物碱，含量可达 1.4%～5.8%，另外药根碱、黄柏碱、掌叶防己碱以及黄柏内酯、黄柏酮等活性成分也占有一定比重。黄柏具有广泛的药理活性，如抗菌、抗病毒、镇咳、降压以及增强免疫等。临床上主要应用于治疗黄疸型肝炎、细菌性痢疾、慢性糖尿病等症。

栀子中含有大量的环烯醚萜类化合物，其中栀子苷是栀子中的主要活性成分，含量在 5% 左右。现代药理研究表明栀子具有抗炎、抗氧化、利胆、利尿、抗肿瘤、解热、镇痛、辐射防护、降血脂等多种药理活性，成为研究的热点。

黄连解毒汤

【组成】 黄连 9g　黄芩 6g　黄柏 6g　栀子 9g

【功能】 泻火解毒。

【主治】 三焦火毒热盛证。大热烦躁，口燥咽干，错语不眠；或热病吐血，衄血；或热甚发斑，身热下利，湿热黄疸；外科痈疡疔毒，小便黄赤，舌红苔黄，脉数有力。

【临床运用】

1. 用方要点　本方是治疗三焦热证的基础方，临床应用以心烦身躁，或身目发黄；或发斑；或肌肤痈疡疔毒；舌红苔黄，脉滑数为辨治要点。

2. 加减用药　若失眠明显者，加知母、远志，以清热开窍安神；若大便干结者，加大黄、芒硝，以泻热涤实；若身目黄明显者，加茵陈、大黄，以泻热退黄；若出血明显者，加生地黄、玄参，以凉血止血；若下利明显者，加白头翁、葛根，以清热止痢；若痈疡甚者，加金银花、连翘，以清热解毒愈疡等。

案例 6-13　　　　　**黄连解毒汤复方制剂中间提取物的制备**

1. 案例摘要　本案例研究黄连解毒汤复方制剂中间提取物的最佳生产工艺。采用正交试验，以盐酸小檗碱、黄芩苷、栀子苷及固含物含量为指标，考察黄连解毒汤的最佳提取工艺。结果表明，黄连黄柏组最佳提取工艺为 6 倍量 70%乙醇溶液，提取 3 次，每次 1.5h；黄芩栀子组最佳提取工艺为 12 倍量水，提取 3 次，每次 0.5h，黄芩、栀子提取液的纯化工艺为加 95%乙醇溶液使其醇沉浓度为 65%。

2. 案例问题　怎样根据复方中药效成分的理化性质设计提取工艺？

3. 案例分析　由于黄连解毒汤各药配伍的复杂性和不稳定性，在传统煎煮过程中，黄连中的季铵碱与黄芩中的黄芩苷发生反应而产生大量沉淀，因此将黄连解毒汤分为两组（黄连黄柏组、黄芩栀子组）进行分别提取。黄连黄柏组中小檗碱水溶性差，为最大程度保留该类成分，采用乙醇溶液回流提取；黄芩栀子组采用水提醇沉法，去除醇不溶性杂质，保留有效成分。

（1）黄连黄柏组提取工艺的优选：在前期单因素试验基础上，确定 70%乙醇溶液作为提取溶剂，以盐酸小檗碱含量、固含物含量的综合评分为评价指标，采用 $L_9(3^4)$ 正交试验，考察溶剂用量（A）、提取时间（B）、提取次数（C）对提取效果的影响。因素水平表见表 6-50。

表 6-50　黄连黄柏组回流提取工艺正交试验因素水平

水平＼因素	乙醇溶液用量（倍） A	提取时间（h） B	提取次数（次） C
1	6	0.5	1
2	8	1.0	2
3	10	1.5	3

试验结果经方差分析表明，因素 B 的影响具有显著性意义，因素 C 的影响具有极显著性意义，因素 A 的影响则无显著性意义，最终确定的最佳提取工艺为 $A_1B_3C_3$，即加 6 倍量 70%乙醇溶液，回流提取 3 次，每次 1.5h。按上述确定的最优工艺进行验证试验，结果表明该工艺稳定可行。

（2）黄芩栀子组提取工艺的优选：在单因素试验基础上，以黄芩苷、栀子苷含量及固含物含量的综合评分为评价指标，采用 $L_9(3^4)$ 正交试验，考察加水量（A）、提取时间（B）、提取次数（C）对煎煮提取效果的影响。因素水平表见表 6-51。

表 6-51　黄芩栀子组煎煮提取工艺正交试验因素水平

水平 \ 因素	加水量（倍）A	提取时间（h）B	提取次数（次）C
1	8	0.5	1
2	10	1.0	2
3	12	1.5	3

试验结果经方差分析表明，因素 A 的影响具有显著性意义，因素 C 的影响具有极显著性意义，因素 B 的影响则无显著性意义，最终确定的最佳提取工艺为 $A_3B_1C_3$，即加 12 倍量水，煎煮提取 3 次，每次 0.5h。按上述确定的最优工艺进行验证试验，结果表明该工艺稳定可行。

（3）黄芩栀子提取液纯化工艺研究：本试验采用醇沉法精制黄芩和栀子的水提取液，因为乙醇溶液浓度对纯化效果影响较大，所以考察了不同醇沉浓度对栀子苷、黄芩苷转移率的影响，结果如表 6-52 所示。结果表明，醇沉浓度为 65%时纯化效果较好，且节约经济，故选择 65%作为黄芩栀子提取液的醇沉浓度。

表 6-52　黄芩栀子提取液醇沉浓度考察

醇沉浓度（%）	黄芩苷转移率（%）	栀子苷转移率（%）	浸出物含量（g/ml）
65	95.98	98.36	0.0070
75	96.35	91.80	0.0069
85	92.70	92.89	0.0061

（4）黄连黄柏提取液纯化工艺研究：本试验采用大孔树脂精制黄连黄柏提取液，大孔树脂有多种型号，考察了 7 种大孔吸附树脂对总生物碱的静态解吸性能的影响。结果见表 6-53。

表 6-53　静态吸附性能考察结果

树脂类型	吸附量（mg/g）	50%乙醇溶液		70%乙醇溶液	
		解吸量（mg/g）	解析率（mg/g）	解吸量（mg/g）	解析率（mg/g）
D101	36.67	12.73	34.70	24.95	68.05
D201	15.06	4.14	27.48	4.11	27.28
HPD100	45.81	14.39	31.41	30.74	67.11
HPD300	43.80	11.20	25.57	23.89	54.54
AB-8	40.19	13.26	33.00	27.51	68.45
NRA-II	69.69	10.00	14.35	30.54	43.83
ADS-17	25.61	8.99	35.11	12.50	48.82

选用 HPD-100 型大孔吸附树脂进行纯化，上样液浓度为含原生药 0.1g/ml，将药液上样于 HPD100 大孔树脂（湿态 20ml）上。用水洗脱，依次收集每个柱体积的洗脱液，测定其生物碱含量，以考察水洗量对生物碱含量的影响。结果见表 6-54。

表 6-54　水洗量的影响

序号	水洗量（BV）	总生物碱量（mg）	干浸膏中总生物碱含量（%）
1	0.5	16.49	16.23
2	0.5	29.37	30.79
3	1	44.97	56.07
4	1	43.40	56.22
5	1	29.51	52.69
6	1	22.52	56.87

用水洗脱时，第 1 个 10ml 和第 2 个 10ml 洗脱液颜色较深，随着水洗量的增加，流出液颜色变浅。综合考虑，水洗量定为 1 柱体积，以除去吸附于树脂上的一些水溶性杂质。比较不同浓度乙醇溶液的洗脱效果，结果见表 6-55。

表 6-55　不同浓度乙醇溶液洗脱比较

乙醇溶液浓度（%）	水洗用量（BV）	洗脱液用量（BV）	浸膏中生物碱含量（mg）	转移率（%）	浸膏量（g）	生物碱含量（%）
30	1	5	930.67	75.38	1.51	59.39
40	1	5	1001.80	78.83	1.71	58.43
50	1	5	1009.24	79.57	1.80	55.97
60	1	5	1019.76	79.90	2.06	49.40

结果表明，生物碱成分主要富集在 30%、40% 和 50% 的乙醇溶液中，为使出膏率最小并保证总生物碱的量尽可能不损失，故选用 30% 乙醇溶液作洗脱剂，基本可以将吸附在大孔树脂上的生物碱洗脱完全。

综合以上工艺筛选，确定大孔树脂精制工艺条件为：选用 HPD-100 型大孔吸附树脂进行纯化，先用 1BV 水洗脱后，再用 5BV30% 乙醇溶液洗脱。

黄连解毒汤中间提取物制法

黄连、黄柏加 6 倍量 70% 乙醇溶液，回流提取 3 次，每次 1.5h，滤过，滤液回收乙醇，浓缩至一定相对密度时，用 HPD-100 型大孔吸附树脂进行纯化，先用 1BV 水洗脱后，再用 5BV30% 乙醇溶液洗脱，洗脱液回收乙醇，即得黄连黄柏提取物；黄芩栀子加 12 倍量水，煎煮提取 3 次，每次 0.5h，煎液减压浓缩至适量，加乙醇使含醇量达 65%，静置过夜，滤液滤过，回收乙醇，即得黄芩栀子提取物；将上述两种提取物合并，即得黄连解毒汤中间提取物。

思　考　题

1. 中药提取物实验室制备与工业化生产的最大区别在哪里？
2. 影响中药提取物产量和质量的因素有哪些？最关键的因素是什么？
3. 在制订中药提取物工业生产计划或方案时，应该从哪些方面进行考虑？
4. 制备中药提取物时需要从哪几个方面考虑确定最佳制备工艺？

参 考 文 献

毕宏生，郭俊国，解孝锋，2014.正交试验优选栀子的水提醇沉工艺.中国实验方剂学杂志，20（1）：19~23

曹光明，2009.中药浸提物生产工艺学.北京：化学工业出版社

陈光宇，何群，何永恒，2013.三七醇回流法与超声法提取工艺比较研究.中国药师，16（7）：975~979

陈静颖，谷燕，黄维，等，2015.微波法对银杏叶黄酮苷提取作用的研究.科技视界，（31）：34~34

陈晓梅，田丽霞，郭顺星，2017.猪苓化学成分及药理活性研究进展.菌物学报，36（1）：35~47

陈炎明，陈静，俞桂新，2006.苍术化学成分和药理活性研究进展.上海中医药大学学报，20（4）：95~98

陈阳峰，钟晓红，2015.黄柏的药理作用及其活性成分提取.作物研究，29（5）：564~568

戴余军，仇小艳，田春元，等，2014.超声波辅助酶法提取银杏叶总内酯的工艺研究.食品科技，39（12）：244~248

邓爱平，李颖，吴志涛，等，2016.苍术化学成分和药理的研究进展.中国中药杂志，41（21）：3904~3913

刁宇，陆敏灵，谭红声，等，2018.近十年间复方丹参方制剂的研究.中国处方药，16（4）：23~26

董凤彩，2015.丹参成分及其药理作用.中国药物经济学，（3）：99~100

杜旌畅，谢晓芳，熊亮，等，2016.川芎挥发油的化学成分与药理活性研究进展.中国中药杂志，41（23）：4328~4333

杜庆波，2015.黄连化学成分及药理活性研究概况.包头医学院学报，31（5）：153~156

方雪琴，2015.黄连解毒汤药理作用研究进展.中成药，37（10）：67~69

费雅君，寇自农，王妍妍，等，2009.丹参有效成分综合提取技术.大连工业大学学报，28（6）：421~424

高华荣，2010.银杏叶提取物的药理作用.中国实用医药，5（16）：168~169

高慧，贾天柱，2002.神曲的研究进展.时珍国医国药，13（8）：491~493

高雪岩，王文全，魏胜利，等，2009.甘草及其活性成分的药理活性研究进展.中国中药杂志，34（21）：2695~2700

官文芳，苏亮，2015.越鞠丸的核心药组结构之浅论.中医临床研究，7（28）：17~18

国家药典委员会，2015.中华人民共和国药典（一部）.北京：中国医药科技出版社

韩奇，蔡钟钦，蔡睿华，等，2011.正交设计法优选银杏叶有效成分提取工艺的研究.中国中医药科技，18（3）：211~212

胡栋宝，陆卓东，伍贤学，2017.中药香附子化学成分及药理活性研究进展.时珍国医国药，28（2）：430~432

贾永艳，田效志，李九席，等，2012.丹参大孔树脂纯化工艺研究.河南科学，30（4）：427~430

姜国芳，谢宗波，乐长高，2004.银杏叶黄酮类化合物的研究进展.时珍国医国药，15（5）：306~308

金玉青，洪远林，李建蕊，等，2013.川芎的化学成分及药理作用研究进展.中药与临床，4（3）：44~48

孔繁晟，贲永光，曾昭智，等，2011.三七总皂苷超声提取工艺研究.广东药学院学报，27（4）：379~381

况晓，冯年平，张永太，等，2010.大孔吸附树脂分离纯化黄连黄柏总生物碱的工艺研究.中成药，32（3）：396~399

李春龙，吴友根，林尤奋，等，2011.广藿香化学成分的研究进展.江苏农业科学，9（6）：498~500

李丹丹，江培，杨书美，等，2014.黄柏的化学成分、药理作用及临床应用研究进展.黑龙江医药，27（3）：601~605

李董，2006.丹参不同的提取工艺对有效成分提取的差异浅析.中国现代应用药学，23（8）：771~772

李小芳，2014.中药提取工艺学.北京：人民卫生出版社

李晓芳，张健康，王慧鸾，等，2014.陈皮的研究进展.江西中医药，45（3）：76~78

廖夫生，2013.中药栀子研究进展.广州化工，41（11）：12~13

林伟鑫，姚曦，李勇，等，2015.三七总皂苷提取、大孔树脂纯化工艺研究.食品与药品，17（3）：156~161

刘彬果，张新萍，刘岩，2011.银杏叶萜内酯类化合物的研究进展.药学实践杂志，29（6）：421~426

刘磊，姜鹏，窦圣姗，等，2008.黄连解毒汤的化学及药理学研究进展.中草药，39（6）：935~938

刘秀萍，臧恒昌，于洪利，2014.银杏叶提取物的研究进展与应用前景.药学研究，33（12）：721～723

刘益华，李晶，林曼婷，等，2012.栀子有效成分栀子苷的现代研究进展.中国药学杂志，47（6）：406～409

卢晓江，2004.中药提取工艺与设备.北京：化学工业出版社

罗燕，尹蓉莉，崔妮，等，2009.越鞠丸复方制剂提取工艺研究.中成药，31（7）：1124～1126

孟祥乐，李红伟，李颜，等，2011.栀子化学成分及其药理作用研究进展.中国新药杂志，20（11）：959～967

莫兰，2010.银杏叶提取物的临床应用进展.环球中医药，3（3）：237～240

欧阳娜娜，李湘洲，罗正，2009.酶解-溶剂联合提取银杏黄酮的工艺研究.中药材，32（2）：279～283

秦翠林，刘玉红，黄志芳，等，2014.丹酚酮和丹参酚酸的同步提取分离纯化工艺研究.天然产物研究与开发，26（12）：2008～2013

任荔，吴颢昕，陈刚，2016.越鞠丸抗抑郁研究进展.中国中医基础医学杂志，22（10）：1429～1431

任志会，苏会霞，柏艳柳，2009.丹参脂溶性及水溶性成分集成提取工艺研究.中国中医药信息杂志，16（3）：54～56

尚坤，李敬文，常美月，等，2018.冰片化学成分及药理作用研究.吉林中医药，38（1）：93～95

邵婷婷，2016.银杏酮酯的提取分离技术研究进展.中国现代中药，18（3）：396～400

申伟培，黄伟贞，黄振光，2016.正交设计优化银杏叶中黄酮和萜内酯类成分的提取工艺.中药材，39（12）：2833～2835

施高翔，邵菁，汪天明，等，2014.黄芩及其有效成分抗真菌作用新进展.中国中药杂志，39（19）：3713～3718

石会军，王文丰，戴余军，2014.银杏叶黄酮酶法提取工艺的优化.食品科技，39（10）：208～211

苏德辉，2012.厚朴皮中厚朴酚与和厚朴酚分离与纯化方法的研究.广西大学，4～6

童保华，夏晓晖，薛孔方，2010.大孔吸附树脂纯化银杏叶提取物的工艺研究.中国实验方剂学杂志，16（16）：5～7

汪素娟，康安，狄留庆，等，2013.银杏叶提取物主要活性成分药动学研究进展. 中草药，44（5）：626～631

王利红，唐文照，辛义周，2015.黄连中生物碱成分及药理作用研究进展.山东中医药大学学报，39（4）：389～392

王萍，王宇鹤，贺新怀，等，2016.不同纯化方法对丹参水提取液中丹酚酸B的含量影响.世界中医药，11（6）：1082～1084

王兴文，孙小玲，2006.水提三七总皂苷产业化研究.云南中医中药杂志，27（4）：14～15

王莹，褚扬，李伟，等，2015.三七中皂苷成分及其药理作用的研究进展.中草药，46（9）：1381～1392

温红平，2006.藿朴口服液的制备工艺及质量标准的研究.山西医科大学

夏鹏国，张顺仓，梁宗锁，等，2014.三七化学成分的研究历程和概况.中草药，45（17）：2564～2570

向飞军，宁瑞仪，高永坚，2008.正交试验法优选银杏叶提取物生产工艺.中药材，31（1）：149～152

向飞军，朱颖虹，郭静，2006.优选复方丹参浓缩片提取工艺.今日药学，16（5）：34～39

熊加伟，葛松兰，马磊，2017.丹参中丹参酮IIA和丹酚酸B的提取与纯化工艺研究.天然产物研究与开发，29（8）：1396～1402

徐芳，李杰，毛宇，等，2013.银杏叶提取物的研究进展.食品研究与开发，34（16）：124～128

徐艳芬，张丽娟，宋新波，2010.银杏叶提取物的研究进展.药物评价研究，33（6）：452～456

徐玉玲，谭小君，徐腾达，等，2016.黄连解毒汤最佳提取工艺研究.成都大学学报（自然科学版），35（1）：19～22

杨娟，袁一征，尉广飞，等，2017.三七植物化学成分及药理作用研究进展.世界科学技术-中医药现代化，19（10）：1641～1647

翟永松，刘树林，高子淳，等，2014.同时提取丹参中两类有效成分的闪式提取工艺研究.中国新药杂志，23（13）：1579～1583

张国芬，凌立新，2013.银杏叶提取精制工艺研究.亚太传统医药，9（12）：41～44

张淑洁，钟凌云，2013.厚朴化学成分及其现代药理研究进展.中药材，36（5）：838～843

赵春颖，毛晓霞，张梓倩，2009.大孔吸附树脂分离纯化厚朴酚的方法研究.承德医学院学报，26（4）：358～360

赵辉，王丽萍，陈琳，等，2014.多指标综合评价优选丹参提取工艺.中国医药导报，11（8）：101～104

郑雪梅，2012.复方丹参研究概况.陕西中医，33（4）：486～488

郑勇凤，王佳婧，傅超美，等，2016.黄芩的化学成分与药理作用研究进展.中成药，38（1）：141～147

周毅生，成银库，孟江，等，2009.丹参多酚酸纯化工艺研究.中国药师，12（6）：697～698

朱华旭，潘林梅，李欢，等，2010.黄连解毒汤全方与"组合-配伍"提取的比较研究.中成药，32（10）：1815～1818

朱勇，2011.采用CO_2超临界技术工业化生产青蒿素的介绍.中国石油和化工标准与质量，（6）：31